MÉTHODE

DES

TRACTIONS SOUTENUES

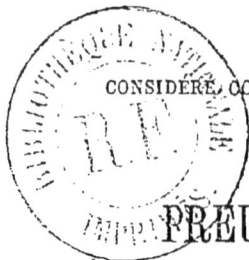

LE FORCEPS

CONSIDÉRÉ COMME AGENT DE PRÉHENSION ET DE TRACTION.

PREUVES EXPÉRIMENTALES

DE LA NON-IDENTITÉ D'ACTION DES DIVERSES VARIÉTÉS
DE FORCEPS.

PAR

LE Dr M. CHASSAGNY

DE LYON

Nocturnâ versate, manu versate diurnâ.
(HORACE.)

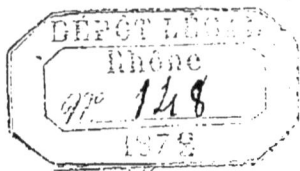

PARIS

VICTOR MASSON ET FILS,

Place de l'École-de-Médecine.

MDCCCLXXI

AVANT-PROPOS.

———

Depuis longtemps je résiste aux sollicitations de nombreux amis qui me pressent de publier un traité complet de la méthode des tractions soutenues. Avant d'aborder cette tâche j'ai dû en mesurer toutes les difficultés, j'ai dû apprécier le nombre et la valeur des hommes dont j'allais essayer d'ébranler les convictions ; car, on ne saurait se le dissimuler, comprise comme elle doit l'être, cette méthode constitue une révolution complète en obstétrique, révolution au nom de laquelle j'ai à lutter contre des traditions séculaires, et à battre en brèche des préceptes universellement acceptés et professés par les hommes les plus autorisés.

J'aurai surtout à faire cesser une confusion déplorable, créée par certains essais d'imitation qui, tentés sans méthode, sans principes, en dehors des données mathématiques les plus élémentaires, ont parfaitement légitimé ces accusations de force brutale, aveugle, inintelligente, dirigées contre une pratique qui ne consisterait plus qu'à atteler un tracteur mécanique à un forceps, comme, au pied d'une montée, on attelle un cheval de renfort à une voiture trop pesamment chargée.

Je ne pouvais entreprendre cette croisade sans avoir suppléé à mon insuffisance, à mon défaut d'autorité, par un arsenal complet de raisonnements, d'arguments, de preuves, de démonstrations, d'expériences parlant à la fois à l'intelligence et aux yeux, et ne laissant sans réponse aucune objection ; je ne le pouvais surtout avant d'avoir perfectionné la méthode, avant d'avoir fait disparaître les complications instrumentales , et rendu la manœuvre aussi accessible à tous, aussi facile, sinon plus facile, que celle du forceps ordinaire.

Aujourd'hui ce but est atteint. Après dix années de travail incessant et de persévérantes recherches, j'ai pu m'assurer que je n'avais pas fait fausse route et que je n'avais pas été le jouet d'un mirage trompeur ; loin de dissiper mes illusions et de refroidir mon enthousiasme, le temps n'a fait que m'affermir dans mes convictions ; et je croirais manquer à un devoir de conscience en ne suivant pas les conseils de mes amis, et en différant davantage de donner l'exposé complet d'une méthode qui, fondée sur les lois les plus incontestables de la statique et de la dynamique, s'appuie sur des expériences multipliées et qui, enfin, a subi victorieusement l'épreuve clinique, cet écueil contre lequel se brisent infailliblement les théories boiteuses qui ne sont pas marquées au coin d'une exacte vérité et d'une rigoureuse logique.

Jusqu'ici la méthode des tractions soutenues n'a été vulgarisée que par des communications nécessairement incomplètes comme la méthode elle-même ; plusieurs travaux, insérés dans différents journaux, ont dû être interrompus par la nécessité où je me trouvais d'entreprendre une nouvelle expérience, de faire une nouvelle démonstration, de réaliser une modification dont l'expérience et le raisonnement m'avaient démontré la nécessité (1). J'ai fait plusieurs conférences à Paris, à Montpellier, à Marseille, à Strasbourg ; d'honorables confrères, les docteurs Jacquemet, de Montpellier, Seux et Menecier, de Marseille; en ont fait des comptes-rendus d'une fidélité remarquable ; le docteur Talichet, de Roanne, a publié, sur ce sujet, une excellente thèse, et enfin, le docteur Andrei, de Florence, a fait, devant l'Académie de médecine de cette ville, une communication qu'il a publiée sous ce titre : *Considerazioni teorico-pratiche sull'uso del forcipe a trazioni sostenute e a pressione progressiva del Dott. Chassagny, di Lione.* Ce jeune et bien aimé confrère vulgarise aujourd'hui ces idées sur les bords du Sacramento, tandis qu'un fervent apôtre de la méthode nouvelle, M. Schoellamer, de Mulhouse, publie les résultats qu'elle lui a permis d'obtenir dans la nouvelle patrie que nos malheurs lui ont donnée.

Mais, je le répète, un travail complet n'était possible qu'après avoir épuisé tout ce qui se rattache à la question. Lorsqu'en 1860 je donnais, pour la première

_____

(1) Je crois avoir atteint aujourd'hui l'idéal que j'avais rêvé. L'instrument construit par les soins de MM. Galante (de Paris), réunit toutes les conditions désirables ; les simplifications apportées à son mécanisme en rendent le manuel opératoire excessivement facile et, de plus, elles ont pu permettre aux fabricants d'en réduire un peu le prix dont l'élévation constituait un obstacle sérieux à la vulgarisation de mes idées.

Quant aux instruments que mes confrères ont bien voulu acquérir d'après mes premières communications, comme ils pèchent surtout par excès de volume, il est facile de les ramener au type définitif, et les principaux fabricants de Paris qui les ont livrés, m'ont tous promis de se prêter avec complaisance à cette transformation.

fois, un corps à des idées qui m'obsédaient depuis plus de vingt ans, j'étais loin de prévoir et l'attrait que m'offrirait l'étude de cette question, et la série de travaux dans lesquels je serais entraîné par elle; c'est que, n'en déplaise à certains esprits, les problèmes même d'un ordre matériel ne se posent pas d'emblée et sans réflexion. Autour de l'idée principale viennent se grouper une foule d'idées accessoires qui peuvent paraître insignifiantes pour le plus grand nombre, mais dont l'importance ne peut être comprise que par ceux qui veulent se donner la peine de descendre dans les profondeurs du sujet.

Ne pensant d'abord qu'à simplifier les tractions à la main, et à éviter à l'accoucheur ces fatigues énormes, ce travail de porte-faix que nécessitent certaines applications du forceps, j'ai vu, après avoir inventé mon premier appareil, se dérouler une foule de questions nouvelles auxquelles n'avaient jamais songé les nombreux auteurs qui avant moi, avaient étudié et modifié l'instrument primitif de Chamberlen ou de Palfin. C'est ainsi qu'engagé dans une voie d'analyse mécanique, j'ai dû démontrer, au moyen d'appareils nouveaux et tellement inédits qu'ils sont restés longtemps incompris :

1° Quelles sont les véritables directions à donner à nos efforts pour que la tête soit réellement entraînée dans la direction des axes du bassin ;

2° Quelles erreurs avaient été commises dans cette appréciation ;

3° Quelles sont les différentes pressions que subissent les parois du bassin, suivant que les efforts de traction atteignent tel ou tel degré de puissance, suivant qu'ils sont exercés dans telle ou telle direction.

Ces premiers problèmes en amenèrent un autre d'une importance considérable, d'autant plus considérable qu'il était moins soupçonné et que les conséquences en étaient niées avec plus d'obstination ; il s'agissait pour moi de prouver théoriquement et expérimentalement combien les forceps diffèrent entre eux au point de vue de leur action sur la tête du fœtus et de leurs réactions contre le bassin de la mère ; tant il est vrai que les problèmes s'enchaînent et qu'il suffit de vouloir épuiser une question pour s'assurer des mille et une faces sous lesquelles elle peut être envisagée.

Enfin, malgré moi, pour ainsi dire, où plutôt grâce à l'attrait que m'offrait l'exploration de ce terrain, vierge de toute expérimentation sérieuse et scientifiquement exacte, j'arrivais à instituer des expériences mathématiques à l'aide desquelles j'ai démontré, je l'espère, combien est dangereux ce pittoresque et brillant paradoxe par lequel M. Joulin résume l'état actuel de la science lorsqu'il dit : « Il n'est pas de mauvais forceps pour un homme habile, il n'en est pas de bon pour une main inexpérimentée (1). »

Bien des esprits médicaux et des meilleurs n'ont pas eu la patience de me suivre dans les recherches que m'imposaient mes convictions, je ne les en blâme point; le temps est précieux dans la vie médicale, il suffit à peine à embrasser les conceptions dont on avoue la paternité; de quel droit demanderait-on de le gaspiller en étudiant les idées des autres avant qu'elles aient accompli la série de leurs métamorphoses, et qu'elles soient arrivées à leur complète maturité ?

J'espérais pouvoir faire un exposé purement didactique

(1) Joulin, *Traité complet d'accouchements*, page 1029.

de la méthode des tractions soutenues, mais j'ai reconnu que quelques-unes de mes idées ne pouvaient être bien comprises qu'avec la réfutation des objections qu'elles ont motivées ; je serai donc, à mon grand regret, forcé de faire une certaine part à la discussion.

Mais, tout en m'efforçant de la renfermer dans les plus étroites limites, j'aurai soin de la maintenir calme, digne et de la rendre exclusivement scientifique. En combattant les idées, on peut respecter les convictions, honorer le caractère d'adversaires estimables, dont quelques-uns m'inspirent les sentiments d'une sincère et profonde sympathie.

Bien loin de regretter les obstacles que j'ai pu rencontrer sur ma route, je m'en réjouis ; car, il ne faut pas l'oublier, l'opposition est d'ordre providentiel, c'est elle qui donne le baptême aux idées nouvelles, en affermissant les convictions et en provoquant le travail.

Non seulement je comprends que tous ne peuvent pas s'élever d'emblée à cette hauteur philosophique d'où l'on peut embrasser l'avenir, dominer et saisir à première vue les tendances d'un esprit désireux de mener à bonne fin la solution d'un problème scientifique, mais j'admets encore et je comprends que l'on se soit lassé, et que l'on n'ait pas vu sans une certaine impatience, les différentes phases par lesquelles, de six mois en six mois, mes études faisaient passer la question.

Est-elle résolue ?

Je n'ose l'affirmer, mais à coup sûr elle entre dans une voie dont profitera la génération future. Le présent livre, dans tous les cas, en réclamera l'idée première pour la médecine lyonnaise à laquelle je dois faire remonter la plus

large part de ce que j'ai fait; car je ne saurais sans ingra-
titude, oublier la bienveillance dont mes confrères m'ont
toujours entouré, les conseils éclairés qu'ils m'ont donnés
et les encouragements qu'ils n'ont cessé de me prodiguer.

Je ne puis les citer tous, mais qu'il me soit permis d'accorder un pieux souvenir à la mémoire de mon regretté
maître, le docteur Gubian, qui, dans un remarquable rapport, a été le premier parrain de mes idées dans le monde
scientifique ; j'offre aussi mes sincères et affectueux remer-
ciements à notre honorable confrère le docteur Diday, qui,
dans un conflit regrettable, a tenu si haut et si ferme le
drapeau de la médecine lyonnaise et de la vraie confra-
ternité, à notre cher confrère le docteur Bouchacourt qui
m'a si libéralement engagé à vulgariser mes idées devant
un auditoire dont la bienveillance du professeur m'avait
d'avance assuré les sympathies.

Je n'oublierai jamais le précieux concours que m'ont
fourni l'amitié solide, et l'active et intelligente collaboration de mon bien-aimé confrère le docteur Bourland.

Lyon, juillet 1871.

PREMIÈRE PARTIE.

—

APERÇU HISTORIQUE. — CONSIDÉRATIONS GÉNÉRALES.
DONNÉES MATHÉMATIQUES. — FORCEPS DE L'AUTEUR.

—

DU FORCEPS
AGENT DE PRÉHENSION ET DE RÉDUCTION.

DU FORCEPS.

APERÇU HISTORIQUE.

Le forceps est, sans contredit, la plus précieuse conquête de l'obstétrique ; les définitions qu'en donnent les
auteurs peuvent varier quant à la forme, mais quant au
fond elles sont toutes identiques ; tous les accoucheurs
s'accordent à le considérer comme une longue pince destinée à extraire la tête des organes maternels.

Le professeur Nægelé observe, très-judicieusement,
qu'il n'est pas de médecin qui, en présence d'un accouchement laborieux n'ait instinctivement le désir de saisir
et d'attirer avec les deux mains la tête du fœtus. Cette
manœuvre, recommandée, dans les temps les plus re-
culés, par Hippocrate, était si simple et si naturelle qu'il
est difficile de comprendre comment on a pu si long-

temps ne pas avoir la pensée de suppléer à la faiblesse des mains par une paire de mains de fer; comment, en un mot, l'obstétrique n'a pas été plustôt dotée de cette précieuse pince *fortiter capiens*, saisissant fortement la tête pour en opérer l'extraction. Cet instrument était trop bien dans la pensée de tous, il répondait à un besoin trop généralement senti pour que son apparition dans le monde scientifique n'ait pas eu lieu presque simultanément sur plusieurs points à la fois. Les communications internationales étaient à cette époque trop difficiles, les savants étaient trop isolés pour que son berceau ne soit pas plongé dans une profonde obscurité, et qu'il ne soit pas à peu près impossible de remonter à son origine.

Tout ce que l'on sait de positif c'est que le forceps se trouvait, au milieu du XVIᵉ siècle, entre les mains d'une famille anglaise du nom de Chamberlen. S'il est impossible de préciser lequel des membres de cette famille a eu le mérite de l'invention, il est au moins certain que tous ont à répondre devant la postérité du fait odieux d'avoir tenu secret un procédé à l'aide duquel ils prétendaient pouvoir éviter d'affreuses mutilations du fœtus, en sauvegardant une et souvent deux existences (1).

---

(1) En 1782, de retour de Paris où il avait vainement tenté de vendre, son secret et où il avait échoué dans l'accouchement d'une malade confiée à ses soins par Mauriceau, Hugh Chamberlen publia une traduction de l'ouvrage de Mauriceau où il fait, pour la première fois, allusion à son secret dans les termes suivants : « Mon père, mes frères et moi-même (et nul autre en Europe,

Néanmoins, malgré leurs nombreuses pérégrinations, malgré tous les efforts qu'ils tentèrent en Angleterre, en France, en Hollande pour vendre leur précieux secret, ce n'est pas par eux que le forceps est arrivé jusqu'à nous.

En effet, dans son édition de 1747, Levret s'exprime ainsi : « Il y a vingt-cinq ans que M. Palfin, chirurgien à Gand, et démonstrateur en anatomie en la même ville, vint à Paris pour y faire imprimer son anatomie ; il présenta en ce temps, à l'Académie des sciences, un instrument pour tirer par la tête les enfants enclavés au passage ; il en reçut les louanges comme en étant l'inventeur ; mais, quelque temps après, M. Gilles le Doux, chirurgien de la ville d'Ipres, le réclama, disant l'avoir inventé. » C'était donc, suivant Levret, à l'un de ces auteurs qu'il fallait faire remonter la découverte du forceps, et l'on ne peut pas dire qu'il ignorait l'existence du forceps des Chamberlen ou qu'il se taisait par esprit

---

à ma connaissance) nous avons, par la grâce de Dieu et par notre industrie, imaginé et mis depuis longtemps en pratique un moyen pour accoucher les femmes dans ce cas, sans aucun préjudice pour elles ni pour leurs enfants, tandis que tous les autres (étant obligés, à défaut d'un pareil expédient, de se servir des moyens ordinaires) sont forcés de mettre en danger, sinon de détruire l'un ou l'autre, ou tous les deux avec des crochets. » Il s'excuse ainsi de ne pas publier son secret : « Comme mon père et mes deux frères vivent encore et mettent ce moyen en usage, j'estime qu'il ne m'appartient pas d'en disposer, ni de le publier sans leur faire du tort. »

Admirable alliance de l'égoïsme et de la piété filiale.

de nationalité ou pour tout autre motif, car, quelques lignes plus loin, il dit que la fénestration des cuillers a été faite, la première fois, par Chamberleu, et il cite Boëhmer, qui, dans un ouvrage intitulé : *Disquisitio de usu et præstantia forcipis anglicanæ*, etc., fait concourir également la chirurgie des deux nations aux progrès d'un instrument si précieux.

Du reste, hâtons-nous de le dire, le forceps à ses débuts, était tellement imparfait qu'une recherche de paternité importe bien peu à la mémoire de ses inventeurs. Si l'on peut s'étonner de sa tardive apparition, il n'est pas moins extraordinaire que l'on ait pu attendre plus d'un demi-siècle la plus élémentaire des modifications; il semble vraiment que dès sa naissance il préludait à ses destinées *d'instrument incompris et livré à tous les hasards d'un aveugle empirisme.*

Lorsqu'à peu près à la même époque Levret, en France, et Smellie, en Angleterre, lui donnèrent la courbure sur champ, cette modification si importante ne fut pas le résultat d'une étude sérieuse et véritablement scientifique de la question ; ils n'y furent pas conduits par cette considération si élémentaire qu'une pince destinée à fonctionner dans un canal doit, présenter une courbure analogue à celle de ce canal.

Levret, à ce sujet, expose qu'il n'a donné cette seconde courbure au forceps que dans le but d'éviter le déchirement de la fourchette qui était si commun avec le forceps droit, et il ajoute, avec la plus admirable modestie, qu'il en a pris l'idée sur les tenettes courbes qui sont d'usage dans l'opération de la lithotomie.

Les considérations sur lesquelles s'est basé Smellie ne

sont ni plus scientifiques, ni mieux fondées sur des données géométriques positives ; lui aussi a courbé le forceps
sur champ, non pas pour approprier sa forme à celle
du bassin , mais seulement pour éviter de déchirer les
deux orifices internes et externes et pour ne pas meur-
trir la tête de l'enfant, ce qui *arrivait très-souvent et
avait fait abandonner l'usage du forceps par un grand
nombre de praticiens.*

Quoi qu'il en soit, et quelles que puissent être les raisons qui ont présidé à cette précieuse découverte, c'est
à dater de ce moment que le forceps fut sérieusement
constitué et qu'il fut réellement appelé à rendre les plus
grands services. Parallèlement à cette modification,
on avait introduit d'autres changements ; entre autres
choses, ce qui, suivant moi, constitue un progrès à rebours, on avait opéré la jonction des deux branches à
l'aide de leur croisement ; l'on eut alors en France le
type du forceps de Levret, en Angleterre celui de Smellie,
et c'est autour de ces deux instruments que viennent
graviter presque toutes les modifications qui ont été successivement proposées.

L'immense majorité des accoucheurs considéra d'abord
le forceps de Levret comme ayant atteint les dernières
limites de la perfection ; ce n'était pas cependant l'opinion du savant accoucheur. « Cet instrument, dit-il, est
actuellement en apparence au dernier degré de perfection où il peut parvenir, sans avoir encore celle
qu'on lui souhaiterait. » Mais il fait plus encore que
d'exprimer cette pensée, il construit son tire-tête à trois
branches dont il s'efforce de démontrer la supériorité.
Ce n'est pas tout, nous allons assister à l'évolution d'une

2

innombrable quantité de modifications qui, si elles ne constituent pas des perfectionnements, témoignent au moins des nombreux *desiderata* de la science et affirment des aspirations vers un idéal toujours poursuivi, mais toujours inaccessible.

Cet optimisme des uns avait la même cause que l'esprit inquiet et remuant des autres : tous ignoraient les véritables défauts du forceps, et tandis que les premiers, tournant par un peu d'adresse des difficultés insignifiantes de détail, se déclaraient pleinement satisfaits, les seconds se mettaient l'esprit à la torture pour faire disparaître des vices imaginaires.

Baudelocque seul avait mis le doigt sur la plaie et découvert, avec la plus admirable perspicacité, le côté faible des forceps de son temps. Après avoir constaté que la tête se réduit sous les efforts expulsifs de l'utérus, mais que cette réduction n'est inoffensive qu'à la condition de coïncider avec un allongement proportionnel de cet organe, il fait très-judicieusement observer que le même résultat ne saurait être obtenu par la compression du forceps, *qui s'oppose à cet allongement* (1).

Malheureusement après avoir si bien connu et si bien décrit la cause du mal, il le considère comme absolument inévitable ; par la plus étrange contradiction il déclare que le forceps est arrivé au plus haut degré de perfection, et il considère comme des rêveurs et des songe-creux tous ceux qui pourront être tentés d'y apporter quelques modifications.

Plus malheureusement encore, cet aperçu du génie est

_____

(1) Baudelocque, *l'Art des accouchements.*

resté lettre morte pour ses successeurs, et bien loin de
devenir l'objectif de tous ceux qui vont avoir la prétention de toucher au forceps, il n'en est pas un seul,
Capuron excepté, qui lui fasse les honneurs d'une
simple citation.

Aussi les prévisions du savant accoucheur se sont-
elles complètement réalisées ; s'il est difficile de citer
une seule modification qui puisse être considérée comme
un progrès réel, on peut, en revanche, signaler une tendance générale à exagérer les défauts qu'il avait si judicieusement signalés, et ce n'était pas sans raison que,
bien longtemps après Baudelocque, notre regretté maître
le professeur Velpeau accueillait avec son malin sourire
tous les nouveaux forceps et les jugeait sans examen par
cette fine et spirituelle boutade : *Quand ils ne savent pas
se servir des anciens forceps ils en inventent un nouveau.*

Je n'ai pas la prétention de citer et encore moins celle
de décrire tous les produits de l'imagination des accoucheurs depuis Levret jusqu'à nos jours, je me bornerai à
indiquer leurs principales conceptions pour montrer
combien nous nous consumons en efforts impuissants,
combien nous nous agitons dans le vide lorsque nous
procédons sans méthode, sans principes, lorsque nous
n'avons pas pour guide constant un phare éclairé par la
science. Dans l'espèce, je ne saurais trop le répéter, ce
phare ne peut être que la connaissance parfaitement raisonnée des véritables imperfections de l'instrument et
par conséquent la notion du sens exact dans lequel doivent être dirigées nos investigations ; en dehors de cette
notion il est évident qu'il ne peut y avoir que l'anarchie
la plus complète. Chacun ne voit plus la question que par

un de ses petits côtés ; on croit entrevoir une difficulté, on la corrige au point de vue de son appréciation personnelle et de ses aptitudes individuelles, on encombre l'arsenal et l'on crée la misère avec les apparences du luxe et de la richesse.

Pour mettre un peu d'ordre dans la revue rapide que je me propose de passer, j'ai dû d'abord me rendre compte des différents points sur lesquels ont pu porter les modifications et j'ai été ainsi conduit à étudier :

1° Les changements apportés au mode d'articulation et au siége de cette articulation ;

2° Ceux qu'ont dû subir les cuillers quant à leur forme et à leur dimension ;

3° Les différentes variétés de manches, considérés comme organes accessoires et comme agents de traction ;

4° Enfin j'étudierai quelques types créés tout à fait en dehors de ces conditions.

Modifications apportées au forceps par rapport à son articulation.

Le temps le plus difficile dans une application de forceps est, sans contredit, celui qui correspond à l'articulation ; ces difficultés, le plus souvent très-réelles, sont, dans certains cas, le résultat d'une manœuvre défectueuse ; mais, alors, on se garde bien de remonter à la cause et l'on cherche immédiatement le remède dans une modification.

Disons d'abord un mot du lieu d'élection de cette articulation.

Nous avons vu que depuis Levret presque tous les accoucheurs ont adopté le forceps croisé, c'est-à-dire un instrument dont chaque branche forme un point d'appui à sa congénère transformée en un levier de premier genre ; cependant, un certain nombre d'accoucheurs sont revenus aux errements de Palfin et ont adopté des forceps dont les branches restent parallèles l'une à l'autre sans croisement, l'articulation se faisant soit à l'extrémité manuelle, soit dans un point quelconque de la longueur de l'instrument dont chaque branche devient un levier interpuissant lorsque l'on articule à l'extrémité manuelle, ou continue d'être un levier du premier genre lorsque la jonction se fait entre l'extrémité manuelle et l'extrémité des cuillers.

Ce dernier mode d'articulation ne fait qu'éviter le croisement des branches, mais l'action reste exactement la même que celle du forceps croisé, seulement le rapprochement des cuillers se produit par l'écartement des manches au lieu d'être la conséquence de leur rapprochement.

On peut citer comme type de cette articulation les forceps de Mesnard, de Delpech, de Hutholff, celui d'Aitcken que l'on peut, à volonté, articuler avec et sans croisement, et enfin celui du docteur Camille Bernard.

Les forceps articulés à l'extrémité manuelle sont ceux de Thenance, d'Assalini, de Valette, de Mattei et, en dernier lieu, celui du docteur Hamon, qui présente en outre des dispositions toutes spéciales qui ne le font ressembler à aucun autre forceps et sur lesquelles j'aurai à revenir.

Certainement la jonction des branches d'un forceps à l'extrémité manuelle simplifie singulièrement le manuel opératoire ; avec cette disposition on peut indistinctement commencer par l'introduction de la branche gauche ou par celle de la droite ; la branche appliquée la première reste sur les côtés du bassin, parallèle à l'axe du corps, elle ne vient pas croiser la vulve de manière à gêner l'application de la seconde, on évite, dans tous les cas, le décroisement ; mais ce n'est, à mon avis, qu'un détail presque insignifiant, car il résulte de cette disposition des avantages bien autrement importants, constitués par la longueur des branches et par la possibilité de leur donner une forme qu'exclut complètement la brièveté des branches du forceps croisé. J'aurai à développer longuement ces considérations sur lesquelles repose toute la théorie du forceps.

Le décroisement du forceps lorsque la branche femelle a été appliquée la première est une opération facile et d'une extrême simplicité ; cependant beaucoup d'accoucheurs s'en préoccupent et quelques-uns ont construit des forceps spéciaux pour l'éviter. Tarsitani, de Naples, Tureaud, de la Nouvelle-Orléans, Bourdeau, de Montpellier, ont adopté une disposition qui permet d'opérer l'articulation dans la position qu'affecte chacune des branches au moment de l'application.

Mais, je le répète, le décroisement des branches du forceps ne constitue qu'une difficulté insignifiante que l'on tourne facilement avec un peu d'adresse, et l'articulation rencontre des obstacles bien autrement sérieux. Ils ont été très-bien étudiés par le docteur Mattei, qui, avant la création de son léniceps, avait fait un forceps dont l'articulation pouvait se faire sans que les branches aient été ramenées au parallélisme.

Ce savant accoucheur a démontré et prouvé, par une figure très-ingénieuse, qu'après l'application la mieux faite, deux lignes perpendiculaires à un point similaire de chacune des cuillers ne se rencontrent presque jamais et que, par conséquent, les branches se trouvent le plus ordinairement dans une position plus ou moins asymétrique. Certainement, rien n'est plus exact, mais je ne saurais admettre que cette position doive être conservée et que, dans aucun cas, il puisse être rationnel d'exercer des tractions sur un forceps imparfaitement articulé. Suivant moi, l'idéal d'une bonne articulation consiste à pouvoir opérer la jonction des branches quel que soit le manque de parallélisme résultant ou du renversement de ces branches dans le sens de leur axe ou d'une inégale pénétration ; puis, cette jonction étant opérée sans le moindre effort, sans la moindre violence, elles doivent être ramenées à la position symétrique par un moyen agissant avec une très-grande puissance, mais avec une excessive lenteur.

Pour réaliser plus ou moins complètement ce programme avec le forceps croisé, deux systèmes sont en présence. Dans l'un, une des branches, dite branche mâle, est munie d'une pièce saillante qui traverse une ouverture pratiquée à un point correspondant de la branche opposée, dite branche femelle, la pression d'une vis ou d'une pièce à coulisse complète le rapprochement et ramène les branches au parallélisme. C'est le système qui, pendant de longues années, a été exclusivement pratiqué pour les forceps français.

Dans l'autre système, la branche mâle entre dans une encoche pratiquée à la branche femelle. Les lèvres de cette encoche ont de l'*entrée* et permettent à la branche mâle de s'y engager facilement, en dehors des conditions de parallélisme, lequel se complète par la pénétration de la branche mâle au fond de l'encoche, au point où l'ajustage est parfait et ne peut se faire qu'avec une symétrie complète ; c'est là le système anglais, celui de Smellie, de Brünninghausen. Il est généralement adopté en Allemagne et commence à prévaloir en France.

Ce dernier mode est certainement très-séduisant, il est excessivement simple ; avec lui il n'est pas besoin de clef ou d'instrument spécial pour serrer la vis ou faire fonctionner l'organe de rapprochement, et cependant ce n'est pas à lui que je donnerais la préférence, l'action de ramener les branches au parallélisme par la pression d'une vis me paraît beaucoup plus douce et plus inoffensive.

Ce n'est pas sans un certain sentiment d'appréhension que l'on considère l'accoucheur saisissant avec chacune de ses mains l'extrémité des manches de son forceps et tordant les branches l'une sur l'autre pour les amener à leur position définitive et il faut bien compter sur la délicatesse du tact, sur la dextérité d'un homme pour être sûr qu'il opère sans danger pour les organes maternels ce mouvement de circumduction que les cuillers exécutent entre la tête et les parois du bassin.

Pour moi il est hors de doute que le plus grand nombre des fistules vésico-vaginales que l'on constate après les applications de forceps ne reconnaissent pas d'autre cause que le traumatisme exercé pendant ce premier temps de l'opération. Cependant je sais très-bien qu'il ne faut qu'une somme très-minime de tact et de délicatesse pour éviter ces lésions, mais la dextérité ne doit pas se préjuger ; il y a deux sortes d'adresse, l'adresse innée qui est le privilége de quelques-uns, et l'adresse acquise par l'habitude et la pratique ; à ce propos nous ne devons pas oublier que nous ne débutons pas par notre centième application de forceps, nous commençons par la première et nous ne devons rien négliger pour que l'éducation de ceux qui viendront après nous ne soit pas faite aux dépens de leurs malades.

Tels sont les deux principaux systèmes à l'aide desquels s'opère l'articulation des forceps. Je n'ai pas l'intention de décrire les infinies modifications de détail que peut présenter chacun d'eux ; je ne fatiguerai pas non plus mes lecteurs par la citation de tous les auteurs qui ont adopté l'un ou l'autre mode, mais je terminerai ce qui a trait à l'articulation en rappelant quelques systèmes tout à fait en dehors de ces données. C'est ainsi que Vertkarl a fait une double agrafe contournée en S qui embrasse les deux branches à des hauteurs qui peuvent varier et sans qu'elles soient dans une position symétrique ; c'est un moyen analogue qu'a employé plus tard M. Mattei. Dugès a fait aussi un forceps très-compliqué dont les cuillers tournent sur les manches, et peuvent à affecter les positions les plus variées, l'articulation peut se faire dans les conditions d'une complète asymétrie, les deux branches sont, à volonté, mâles et femelles, de manière à éviter aussi le décroisement.

Quelques auteurs, enfin, ont construit des instruments dont les différentes parties s'introduisent réunies pour se développer ensuite autour de la tête; c'est ainsi qu'agissent les tire-tête à trois branches de Levret et l'instrument analogue de Petit, mais ce ne sont pas, à proprement parler, de véritables forceps. Burton a voulu remplir cette indication en montant les deux cuillers de son forceps sur une tige commune tirée dans une gaîne qui opère le rapprochement des cuillers en faisant l'office d'un anneau coulant; je n'ai pu réussir à comprendre comment peut s'opérer le développement. Schlichting a construit un forceps dont les deux cuillers appliquées l'une sur l'autre, s'introduisent ainsi réunies en arrière de la tête, à la partie postérieure de l'excavation; puis, pivotant autour d'un axe commun placé à l'extrémité manuelle, elles se développent autour de la tête pour l'embrasser. Cet instrument est tout à fait droit.

Le docteur Camille-Bernard, d'Apt, a construit un forceps qui, à l'aide d'un mécanisme excessivement ingénieux, remplit la même indication, mais avec l'avantage de pouvoir présenter un certain degré de courbure sur champ et par conséquent d'être applicable à une certaine hauteur; malheureusement cette courbure ne peut pas être assez prononcée et les cuillers sont trop courtes de l'articulation à leur extrémité. C'est en vain que le savant accoucheur fait un excellent plaidoyer pour justifier la brièveté des branches de son forceps et la légèreté de la courbure sur champ; le plus grand nombre des accoucheurs restera convaincu que ce sont là des défauts sérieux et incontestables qui doivent limiter l'action de cet instrument aux cas où la tête n'est pas à une très-grande hauteur et où la résistance à vain-cre n'est pas très-considérable.

J'ai construit moi-même sur ces données un très petit forceps auquel j'ai donné le nom de forceps de poche dont l'application est si simple qu'elle passe inaperçue et qu'elle peut être faite sans prévenir la malade ni les assistants; mais il n'est absolument destiné qu'à agir dans les derniers temps de l'accouchement, lorsqu'il s'agit de venir en aide aux efforts expulsifs de l'utérus pour ache-ver la dilatation des parties molles.

Modifications apportées au forceps par rapport à la forme et aux dimensions des branches.

Il y a dans la construction d'un forceps une foule de détails à peu près insignifiants; mais on ne saurait cons-tater un grand défaut, ou une grande qualité sans qu'il soit possible de l'expliquer par une certaine disposition des branches considérées au point de vue de leur forme, de leur longueur, de leur épaisseur, de leur élasti-cité, etc., etc.

C'est là le point culminant de la question du forceps, et c'est certainement le moins soupçonné et le moins étu-dié; aussi a-t-on peine à comprendre comment en se mouvant dans un cercle aussi restreint on a pu entasser un nombre aussi considérable de modifications, et de nuances de modifications.

Les uns ont voulu rendre l'action des cuillers inoffen-

sive pour le fœtus; Smellie, Osborn, Pugh, les ont re-
couvertes d'une épaisseur de peau, M. Mattei les enveloppe d'une gaîne de caoutchouc.

D'autres, pour assurer la solidité de la prise, ont semé
d'aspérités la face interne de leurs cuillers, en ont terminé les bords par un bourrelet saillant; dans le principe on les faisait pleins, aujourd'hui on est généralement d'accord pour les fenêtrer et en adoucir à la meule
les faces concaves en contact avec la tête.

Leacke a placé une troisième branche, mais il n'a
pas tardé à renoncer à l'emploi de ce moyen.

Généralement l'extrémité des cuillers se termine
par une partie arrondie; quelques auteurs ont modifié
cette forme pour s'opposer au glissement, Dussé les a
terminées en forme de croissant, Kilian a fait une double fenêtre, les cuillers de son forceps se terminent
comme un cœur de carte à jouer, tandis que les extrémités du forceps de Mesnard sont tout-à-fait pointues.

C'est surtout à propos des questions de dimensions que l'on peut signaler les plus grandes différences,
et à voir les variations de largeur, de longueur, de
courbure des cuillers, on ne peut s'empêcher de reconnaître que le caprice seul a présidé à la confection de
cet instrument.

Depuis les forceps de Smellie et de Starcke, qui de
l'articulation à l'extrémité des cuillers n'ont que 108 à
128 millimètres, jusqu'à celui de Flamant qui en a 243,
il n'est aucun point intermédiaire auquel il n'ait plu à
quelques accoucheurs de s'arrêter, et cela sans but avoué,
sans motifs sérieux, sans autre guide que le hasard. Je
ne parle ici que de la longueur des branches des forceps

croisés ; les forceps droits articulés à l'extrémité manuelle ont des branches infiniment plus longues et c'est à cela que suivant moi ils doivent la supériorité que je chercherai à démontrer.

On peut constater les mêmes variations dans la largeur des cuillers, dont les plus étroites mesurent 0,027 tandis que les plus larges n'ont pas moins de 0,068.

La courbure sur les bords paraît tout aussi facultative et l'on peut choisir entre la courbure de 0,014 du forceps de Sleurs, celle de 0,027 du forceps de Pugh et enfin celle de 1,049 de l'instrument de Jonhson ; Hermann de Berne et Jonhson ont fait une seconde courbure sur champ à concavité postérieure pour ménager le périnée.

Mais c'est surtout à propos de la courbure sur le plat que règne la plus grande anarchie ; le plus grand nombre fait circonscrire par les cuillers du forceps un espace ellipsoïde, mais en dehors de cette forme on peut encore constater les dispositions les plus bizarres, les plus excentriques; c'est ainsi que Joung, Evans, Starck, Wriesberg, Mulder, Aitken, Vertkart, Uhthoff, Radford, ont fait des cuillers affectant chacune une forme différente, l'une aplatie correspondant à la face, l'autre concave destinée à embrasser l'occiput; Davis a cherché à remplir cette indication en faisant une charnière à la partie moyenne d'une de ses cuillers pour en augmenter à volonté la concavité.

La forme ellipsoïde choisie par le plus grand nombre varie à l'infini, mais on ne trouve nulle part cette notion que la courbure sur le plat n'est pas facultative, qu'elle est imposée le plus souvent par la longueur adoptée pour les branches. Dans les forceps primitifs, auxquels on donnait une longueur considérable, comparée à celle des modèles modernes, on pouvait éviter les courbures très-prononcées et en général tous les forceps de cette époque représentent une ellipse très-allongée et n'ont qu'un très-petit écartement à la partie la plus large du sinus; cette disposition a été généralement adoptée en France, où l'on a résisté longtemps à l'invasion des idées anglaises.

Ce qui a surtout conduit à la diminution de longueur des cuillers, c'est la révolution qui, au commencement du XIXe siècle, s'est faite dans la fabrication du forceps, par la substitution de l'acier au fer; la ténacité de ce dernier a permis de diminuer considérablement l'épaisseur. On eut alors des instruments qui ne se faussèrent plus comme les anciens, mais ils étaient pourvus de trop d'élasticité; on a évité cet écueil en diminuant la longueur des branches et en augmentant la courbure, puis l'engouement de la mode s'en mêlant on n'a plus eu dans toutes les modifications qui se sont rapidement succédé, qu'un seul but, une seule pensée : faire des instruments légers, portatifs, des bijoux d'obstétrique, les meilleurs esprits ne voyant que la surface des choses et se figurant qu'un forceps est d'autant plus inoffensif qu'il est plus microscopique. Une fois arrivé à ce point, l'accoucheur n'est plus maître de son instrument; il s'agite, ses branches le mènent; il ne peut plus les modifier dans un sens pour éviter un défaut, sans en créer un autre souvent plus considérable.

En général on est absolument forcé d'exagérer la courbure sur le plat; mais les uns recourberont seule-

ment les extrémités : à partir de l'articulation l'instrument représentera un cône allongé pour ne pas amener
une trop brusque distension du col; d'autres reconnaîtront combien cette disposition compromet la solidité
de la prise, et comme Simpson, ils courberont brusquement leur instrument au niveau de l'articulation au risque d'opérer la déchirure du col et de reporter tout
l'effort compressif de l'instrument à l'extrémité des
cuillers. On peut entre ces deux points extrêmes constater des nuances variées à l'infini.

Si l'on méconnaît les dangers constitués par les petits
forceps, on est assez disposé à admettre qu'ils ont moins
de puissance; aussi un certain nombre d'auteurs reconnaissent la nécessité d'avoir deux forceps, l'un pour le
détroit supérieur, l'autre pour le détroit inférieur. Cette
manière de voir est favorablement accueillie par plusieurs
accoucheurs allemands ; en France on est assez généralement disposé à la repousser; cependant le docteur Camp-
bell de Paris a fait construire un forceps dont on peut
allonger les manches à volonté et de plus on peut y
adapter des cuillers de dimensions variées. Le professeur
Pajot a adopté cette dernière disposition et il monte sur
les mêmes manches des branches longues pour les cas
où la tête est élevée, ou bien lorsqu'il est probable que
des tractions énergiques seront nécessaires comme
dans les rétrécissements du bassin, par exemple.
Les branches plus courtes sont adaptées dans les cas
ordinaires lorsque la tête est à la vulve ou profondément engagée dans l'excavation.

J'aurai à discuter longuement cette question et je démontrerai tout ce qu'il y a d'irrationnel et de dangereux

dans cette pensée que la longueur des branches d'un forceps pêut varier suivant la hauteur à laquelle il doit pénétrer.

Jusqu'ici tous les forceps que nous venons de décrire
sont destinés à être placés dans le sens du diamètre
transversal du bassin ou tout au moins dans le sens de
l'un de ses diamètres obliques; M. Baumers de Lyon a
donné au sien une double courbure sur le plat qui lui
permet de le placer dans le sens du diamètre antéro-
postérieur et de saisir par son diamètre bi-pariétal une
tête placée en position transversale au détroit supérieur;
les Hollandais réclament la priorité de cette idée en faveur de Uytterheoven, nous la discuterons plus tard, lorsque nous étudierons la manière d'appliquer le forceps
dans les différentes positions de la tête.

Modifications apportées au forceps par rapport à la forme et à la dimension des manches.

L'imagination des inventeurs ne s'est pas moins
donné carrière dans la combinaison des manches du forceps; le plus grand nombre, surtout en France, les a
jusqu'ici terminés par un crochet offrant aux doigts une
prise solide pour opérer la traction; d'autres les ont
faits en bois et cannelés, etc.; on a renfermé dans leur intérieur des instruments perforateurs de toutes sortes: un
perce-crâne, un tire-tête, un pelvi-céphalomètre, en un
mot tout un arsenal de chirurgie; on en a même fait un

manuel que l'on peut consulter pour recueillir ses souvenirs au moment de l'opération.

Une bonne disposition consiste à placer près de l'articulation deux oreilles sur lesquels on opère la traction,
l'effort est ainsi exercé près de la tête, cette combinaison
qui existe dans plusieurs forceps allemands a été
adoptée par le professeur Stoltz. Quelques-uns ont
assemblé les branches de leur instrument sur un manche
transversal : léniceps de Mattei, rétroceps d'Hamon,
forceps de l'auteur. Contouly et Hermann de Berne
adoptant cette dernière disposition, ont rendu cette
traverse mobile en lui faisant faire charnière avec les
branches du forceps.

Mais de même que pour les cuillers, ce qui a le plus
varié, c'est la longueur des manches, on peut compter
toutes les mesures intermédiaires entre l'immense forceps de Thenance et le très-court instrument de Smellie.
Pendant que Thenance s'applaudit de la longueur des
manches de son forceps qui lui permettait d'appliquer
dans leur continuité la force de plusieurs accoucheurs,
Smellie au contraire réduit les siens autant que possible ;
nous verrons qu'ils sont tous deux dans le vrai, Thenance en constatant l'augmentation de force qui résulte
de cette longueur, et Smellie en la redoutant et en cherchant à en désarmer l'accoucheur.

DES FONCTIONS DU FORCEPS.

———

Doit-il être un instrument de réduction de la tête.

Je n'ai pas la prétention d'avoir fait une énumération, même approximativement exacte, de toutes les modifications qui ont été apportées au forceps depuis sa création jusqu'à nos jours, je pense même que plus on complèterait ce travail, plus on augmenterait le chaos et plus on le rendrait inextricable. Je crois en avoir assez dit pour montrer combien dans l'état actuel de la science il est difficile de se livrer à une étude sérieuse et approfondie du forceps, d'en faire une classification raisonnée et motivée, et surtout combien on manque de jalons et de points de repère pour aborder de nouvelles recherches et créer enfin quelque chose en dehors du caprice et de la fantaisie.

Pour éviter les écueils contre lesquels se sont heurtés nos devanciers, il faut bien se pénétrer de cette pensée, qu'il est impossible d'exécuter un instrument rationnel si l'on n'a pas sérieusement étudié les fonctions qu'il est destiné à remplir. Avant donc de proposer un nouveau forceps, il importe de bien définir la nature des services que nous allons lui demander, et avant tout il faut expliquer et concilier les divergences qui se sont produites à ce sujet.

Il est une vérité tellement incontestable et incontestée qu'elle peut être considérée comme un axiome, c'est que lorsque nous voulons nous substituer à la nature, nous devons en imiter aussi scrupuleusement que possible les procédés, certains que nous approcherons d'autant plus de la perfection, que notre imitation aura été plus complète.

Est-il un seul forceps qui remplisse les conditions de ce programme?

Tout le monde sait que lorsqu'un accouchement est confié aux seuls efforts de la nature, la tête subit, sous l'influence des contractions utérines, des pressions plus ou moins prolongées, plus ou moins considérables qui ont pour résultat d'en réduire le volume, et de mettre ses différents diamètres en rapport avec ceux de la filière du bassin; cette réduction des diamètres de la tête coïncide toujours avec un allongement proportionnel que tous les accoucheurs ont constaté.

On peut donc, au nom du bon sens et de la raison, et en dehors même de toute donnée théorique, affirmer *à priori* que lorsque nous aurons à intervenir pour suppléer à l'insuffisance de la nature, nous devrons le faire en imitant ses errements et que, par conséquent, le meilleur instrument dont nous pourrons disposer à cet effet, sera celui qui diminuera de la manière la plus efficace et en même temps la plus inoffensive, le volume de la tête ; il est absolument impossible de soutenir qu'un instrument ne doit pas remplir cette indication sans faire implicitement l'aveu de ses imperfections.

C'est à ce point de vue que le forceps a été considéré dès le principe, et les premiers accoucheurs qui l'ont eu en leur possession ont pu se croire armés d'un instrument beaucoup plus puissant que la nature et capable d'exercer sur la tête une compression suffisante pour triompher de toutes les résistances. On trouve dans les auteurs anciens, sinon une appréciation exacte de l'étendue de la réduction que l'on pouvait, suivant eux, produire avec le forceps, au moins la preuve qu'ils la croyaient considérable.

Levret croyait à cette réduction. Suivant Rœderer, « lorsque l'on ne peut avec le forceps *comprimer* la tête trop grosse pour sortir, il faut avoir recours au perforateur. » D'après Pétersen Michell, cette réduction pouvait être de plus d'un pouce.

On comprend facilement à quels écarts on devait être entraîné par de semblables appréciations, et cependant, après avoir fait la part de l'exagération de l'époque, il faut reconnaître que l'on était dans le vrai en admettant que le forceps devait imiter la nature et amener comme elle la réduction de la tête, mais on se trompait étrangement en ne reconnaissant pas que si l'accoucheur cherchait à suivre les tendances de la nature, son instrument était bien loin d'en imiter les procédés.

Baudelocque fut le premier qui tenta de réagir contre cette fâcheuse disposition des esprits; après avoir établi, par les plus judicieuses considérations, les différences qui existent entre l'action du forceps et celle des forces utérines au point de vue de la réduction de la tête, il essaya de fixer expérimentalement quelles sont les limites de cette réductibilité. Ces expériences, si on les compare à d'autres faites plus tard dans le même but, acquièrent une telle importance que je les cite textuellement :

« Ces expériences ont été répétées sur neuf enfants, morts à l'instant ou peu d'heures après leur naissance ; et qui étaient d'une grosseur différente, quoique tous parfaitement à terme. Pour les rendre plus concluantes, nous fîmes en sorte de restituer à la tête de ces enfants, en la plongeant dans l'eau chaude, et en la pétrissant un peu des mains, la souplesse que présente au toucher la tête des enfants vivants, et nous nous servîmes du forceps allongé (deux pouces de plus que celui de Levret). Nous nous en procurâmes trois semblables, de la meilleure construction et de la meilleure trempe. Nous appliquâmes cet instrument suivant l'épaisseur transversale de la tête, comme nous le recommandons ailleurs, et ensuite suivant la longueur du crâne, c'est-à-dire une branche sur le milieu du front en descendant de la fontanelle à la racine du nez, et l'autre sur l'occiput; pour connoître la réduction qu'on pouvoit opérer dans ces deux directions et ce que la tête acquéroit dans un sens, en perdant selon l'autre. Quel que soit le degré d'écartement que laissèrent entre elles les branches du forceps à leur extrémité qui se termine en crochet, toutes les

fois que les cuillers furent placées sur les côtés de la tête,
nous les rapprochâmes exactement, et nous les fixâmes
dans cet état de contact, au moyen d'un ruban, pour
que la réduction de la tête ne variât point, pendant que
nous mesurâmes de nouveau ses dimensions, afin de les
comparer à celles qu'elle avoit avant l'expérience. On ne
pourra nous objecter que la tête de tous les enfants qui
ont servi à ces expériences, auroit pu être réduite davantage que nous ne l'avons fait entre les serres du forceps;
puisque dans toutes nous avons rapproché les branches
de cet instrument jusqu'à ce qu'elles se touchassent à
l'extrémité opposée à ces mêmes serres, et que les forces
que nous y employâmes, tantôt avec les mains seules et
tantôt au moyen du ruban qui servoit à rapprocher et à
lier ces branches, furent telles que les trois forceps
d'élite que nous nous étions procurés, se trouvèrent
faussés et déformés, au point de ne pouvoir servir de
nouveau sans être retouchés par l'ouvrier. Voici le
résultat de ces expériences:

« La tête du premier enfant, qui étoit de trois pouces
et un quart d'épaisseur, d'une protubérance pariétale à
l'autre, n'a pu être comprimée que de trois lignes selon
cette direction, et bien loin de s'allonger du front à l'occiput, quoiqu'elle fût libre sur une table, elle perdit plus
d'une ligne, et trois autres lignes depuis le menton
jusqu'au-dessus de la fontanelle postérieure. Les pariétaux se croisèrent supérieurement d'une ligne et demie,
et parurent s'avancer d'autant sur le bord du coronal
et de l'occipital. Cette même tête prise du front à l'occiput, fut comprimée de huit lignes, et les branches du
forceps alors écartées d'un pouce trois quarts, ne purent

être rapprochées qu'à la distance de six lignes, malgré la force que nous y employâmes. A ce degré de compression la suture sagitale s'est ouverte, les tégumens se sont déchirés vers le milieu de cette suture, et une portion du cerveau s'est échappée.

« Une autre tête de la même épaisseur n'a pu être réduite que de deux lignes, et sa longueur, qui était de quatre pouces, n'a point varié. Prise selon cette dernière dimension, nous n'avons pu la comprimer que de trois lignes, et pour y parvenir, les forces que nous employâmes furent telles, que l'instrument perdit quatre lignes de ses courbures, c'est-à-dire que les cuillers, après l'expérience, offrirent quatre lignes d'écartement de plus que celui qu'elles laissent à leur extrémité.

« Une troisième tête, de trois pouces deux lignes d'épaisseur, n'a pu être réduite que de deux lignes dans ce sens, et de cinq ensuite selon sa longueur. Ces trois têtes n'ont rien acquis en longueur pendant qu'on les comprimoit transversalement, et ne se sont pas augmentées selon cette dimension, quelle que fût la réduction qu'elles éprouvèrent du front à l'occiput.

« Une quatrième, de trois pouces quatre lignes d'une bosse pariétale à l'autre, mais plus molle que les précédentes et ayant les sutures et les fontanelles plus lâches, fut comprimée de quatre lignes, avec plus de facilité que la seconde et la troisième ne l'avoient été de deux seulement, et sa longueur s'en trouva plus grande d'une demi-ligne. Prise entre les serres du forceps, suivant cette dernière dimension, elle a pu être réduite de huit lignes, mais son épaisseur ne s'en augmenta pas.

« La cinquième tête, aussi molle que la quatrième,

et ayant deux lignes d'épaisseur de moins, étant com
primée avec le même degré de force, ne perdit également que quatre lignes et n'augmenta nullement selon sa
longueur. Prise du front à l'occiput, elle perdit un demi-
pouce, sans que son épaisseur en devînt plus grande.

« La sixième, qui étoit de l'épaisseur de trois pouces
seulement, fut réduite de quatre lignes et demie et ne
s'allongea en aucune manière. Pressée dans la direction
du front à l'occiput, elle put l'être de huit lignes et son
épaisseur en devint plus grande d'une ligne. Dans ce
degré de réduction, la région de la fontanelle antérieure
est devenue très-saillante et une ouverture de six lignes
faite avec le bistouri, donna issue à l'instant à une portion de cerveau de la grosseur d'un œuf de poule.

« Une septième tête, de l'épaisseur de trois pouces et
un quart, n'a été comprimée que de trois lignes ; et une
huitième, de trois pouces huit lignes, n'a pu l'être que de
trois et demie.

« On peut conclure, d'après ces expériences : 1° que
la réduction qu'éprouve la tête de l'enfant entre les serres
du forceps, est différente à quelques égards, selon que
les os du crâne présentent plus ou moins de solidité au
terme de la naissance, et que les sutures, ainsi que les
fontanelles, sont plus ou moins serrées ; 2° que cette
réduction, en aucun cas, ne sauroit être aussi grande
que des accoucheurs l'ont annoncée, et qu'elle ira difficilement et bien rarement au-delà de quatre à cinq lignes
lorsque l'instrument agira sur les côtés de la tête ;
3° qu'on ne doit jamais évaluer son étendue d'après
l'écartement des branches de l'instrument, à l'extrémité
opposée à celle des serres, et le degré de rapprochement

qu'on leur fait éprouver avant d'extraire la tête ; ni
d'après les forces qu'on emploie pour les rapprocher
ainsi ; 4° enfin, que les diamètres qui croisent celui suivant lequel on comprime la tête, loin de s'augmenter
dans les mêmes proportions que celui-ci diminue, ne
s'augmentent pas même, pour l'ordinaire, d'un quart de
ligne, et en deviennent quelquefois plus petits (1). »

Baudelocque, en instituant ces expériences n'avait pas
eu la pensée de les imposer avec toute la brutalité d'un
fait, il les avait commentées à l'avance et en avait donné
la plus judicieuse explication dans les termes suivants :

« On pense communément que le forceps ne sauroit
comprimer la tête dans un sens, qu'il ne la contraigne de
s'allonger dans un autre ; que ces changements se font
dans les mêmes proportions; que la boîte du crâne n'en
souffre aucune diminution, et que le cerveau n'en est que
faiblement affecté. De pareils avantages rendroient le
forceps bien plus recommandable encore qu'il ne l'est ;
mais, il s'en faut de beaucoup que ses effets soient tels.
En comprimant la tête dans une direction quelconque, il
ne peut la forcer de s'allonger dans une autre, ou bien
elle s'augmente de si peu de chose, que cela ne sauroit
compenser ce qu'elle perd dans le premier sens; s'il la
comprime de quatre lignes seulement, la cavité du crâne
diminue presque toujours dans les mêmes proportions,
et le cerveau en est singulièrement fatigué. Pour mettre

---

(1) Baudelocque, *l'Art des accouchements*, page 164.

ces vérités hors de doute, supposons la tête enclavée et fixée selon sa longueur entre le pubis et le sacrum de la mère : espèce d'enclavement pour laquelle on a spécialement recommandé l'usage de l'instrument dont il s'agit.

« Si on applique alors le forceps sur les côtés de la tête, en la comprimant d'une protubérance pariétale à l'autre, il ne la forcera certainement pas de s'allonger de l'occiput au front ; puisque ces deux parties sont dans un contact très-serré avec le bassin. S'il tendoit à porter l'occiput en avant et le front en arrière, il ne feroit qu'augmenter la force de leur point de contact avec le pubis et le sacrum; ces os ne pouvant s'éloigner du centre du bassin, et le cercle intérieur de cette cavité restant toujours le même. *La tête ainsi fixée ne sauroit s'allonger d'ailleurs de sa base à son sommet, si ce n'est de bien peu de chose, le sinus de l'instrument étant de beaucoup trop étroit en en-bas, pour que cet effet devienne très-remarquable, quand la disposition et la solidité des os du crâne s'y prêteroient davantage :* ce qui ne peut, en aucun cas, compenser ce qu'elle perd dans le sens où elle est comprimée. Si le forceps appliqué de cette manière diminue l'épaisseur transversale du crâne, ce n'est donc qu'en déprimant les pariétaux, en les aplatissant, et bien plus en les faisant passer l'un sur l'autre par leur bord supérieur ; ce qui ne se peut faire que la capacité de la boîte qui renferme le cerveau n'en soit retrécie, que ce viscère n'en soit comprimé et que son organisation ne s'en trouve plus ou moins altérée (1). »

_____

(1) Baudelocque, *l'Art des accouchements*, page 159.

Quelques lignes plus loin, en continuant de comparer le mode de réduction employé par la nature et celui qui résulte de la pression du forceps, il s'exprime ainsi :

« On ne doit pas argumenter des effets du forceps par ceux que la tête éprouve quelquefois en traversant naturellement un bassin dont l'entrée est resserrée ; parce qu'il n'y a presque pas de parallèle à établir entre ces deux cas : dans l'accouchement naturel, si la tête s'a-platit dans un sens, elle s'allonge réellement dans l'autre, la forme du crâne ne fait que changer et sa cavité se rétrécit si peu que le cerveau en est à peine fatigué. »

Il termine en constatant que des têtes d'enfant réduites de neuf à dix lignes sous l'influence des efforts utérins, avaient, peu d'heures après l'accouchement, repris spon-tanément l'épaisseur qu'elles avaient perdue dans l'accou-chement et perdu la longueur qu'elles avaient acquise.

Ainsi, dans l'accouchement naturel, changement de forme de la boîte crânienne sans diminution de la capa-cité, grâce à la possibilité d'un allongement proportionnel à la réduction des diamètres engagés ; avec le forceps, au contraire, obstacle apporté à cet allongement et par suite, réductibilité moins grande et moins inoffensive ; tel est le fait capital que Baudelocque avait entrevu avec la plus merveilleuse sagacité ; pour être complet, le grand accoucheur n'aurait eu qu'à reconnaître que les régions de la tête soumises à l'action des forces utérines ne sont pas les mêmes que celles sur lesquelles le forceps exerce sa compression ; mais il l'eût été bien plus encore si, faisant taire ses répulsions pour les inventions et les inventeurs, il s'était décidé à admettre la perfectibilité du forceps et à donner une prime d'encouragement à ceux qui tenteraient de faire disparaître les défauts qu'il avait si judicieusement signalés.

Quoi qu'il en soit, ces expériences, répétées plus tard par Flamant et par Gerdy, donnèrent des résultats à peu près identiques et elles ne tardèrent pas à porter leurs fruits. Si l'on continua d'accepter le forceps avec toutes ses imperfections, on en atténua au moins les dangers en reconnaissant que la réductibilité de la tête avait des limites et en renonçant à ces tractions à outrance, aussi funestes à l'enfant qu'à la mère ; on s'était à peu près mis d'accord et il était généralement admis dans la science que la réduction obtenue par le forceps variait entre quatre et six lignes, mais que ce chiffre ne pouvait être dépassé.

Cependant, avec le temps, cette opinion va tendre à se modifier et l'on est arrivé, de nos jours, à nier absolument que le forceps doive être un instrument de réduction de la tête ; pour l'immense majorité des accoucheurs modernes, ce n'est plus qu'un instrument de préhension et de traction.

Chailly-Honoré s'exprime ainsi :

« Le forceps n'est qu'un instrument de traction, il réduit trop peu le volume de la tête pour lui faire franchir un bassin qui a moins de 8 centimètres. » Puis, pour bien constater que l'art ne doit pas chercher à imiter la nature, il ajoute :

« On rapporte, il est vrai, des exemples d'accouchements spontanés au-dessous de 8 centimètres ; j'ai pu extraire une petite fille qui a vécu, bien que le bassin fût de près de deux pouces 1/2. Mais ces observations, qui sont extrêmement rares, ne prouvent qu'en faveur des ressources infinies de la nature, mais ne doivent pas du tout servir d'appui à ceux qui conseilleraient de s'efforcer d'extraire quand même la tête d'un enfant à terme à l'aide du forceps et dans un bassin qui n'aurait pas trois pouces.

« En effet de ce que des tractions énergiques, soutenues, ont pu, en s'exerçant pendant un, deux, trois jours, engager la tête au détroit supérieur (toujours le détroit supérieur), qui avait moins de trois pouces, est-ce une raison pour que l'on puisse et doive tenter le même engagement? non, sans doute; dans le premier cas, si des enfants ont pu quelquefois être expulsés vivants, c'est que la compression qui résulte des contractions utérines est douce, lente, continue et n'exerce pas sur le cerveau une aussi fâcheuse influence que cette compression, rapide, instantanée qui est la conséquence des tractions énergiques qu'on exerce à l'aide du forceps et qui tue toujours l'enfant.

« Et alors, dans quel but tenter une application qui doit tuer l'enfant et compromettre gravement la vie de la mère, et qui, dans la plupart des cas sera inutile? (1) »

M. Mattei n'est pas moins explicite : « Le forceps, dit-il, est un organe de traction et non un organe de compression. » Puis, après avoir établi la nécessité de

---

(1) Chailly-Honoré, *Traité pratique de l'art des accouchements*, page 644.

recourber fortement l'extrémité des cuillers, il ajoute que les forceps qui ne présentent pas cette disposition offrent, pour la préhension, de très-grands inconvénients.

« On ne peut pas bien saisir la tête sans la comprimer ; et comme la tendance qu'elle a à s'échapper est en raison directe de la force de traction, il s'en suit que plus on tire, plus on est obligé d'exercer de compression, tandis qu'il est démontré que la compression est inutile ou nuisible. Pour bien faire, il faut qu'il reste simple organe de traction.

« L'instrument ne doit être serré que juste ce qu'il faut pour qu'il ne glisse pas. La traction devra être libre et aussi forte qu'on voudra, sans augmenter la pression latérale de la traction, etc. (1) »

Cette appréciation du savant accoucheur était faite par rapport à son forceps ; j'aime à croire que la création de son léniceps, qui est infiniment plus rationnel, a dû modifier considérablement sa manière de voir.

La même opinion est exprimée par Nægele :

« L'instrument ne doit comprimer la tête qu'autant que cela est nécessaire pour qu'il la saisisse bien et ne puisse pas glisser. Il faut que le degré de compression et l'effort de traction soient dans un rapport bien proportionné ; plus la compression est forte, plus la traction doit être énergique, et réciproquement. De même la compression doit être d'autant plus forte que la courbure céphalique du forceps est moins prononcée.

(1) Mattei, *Essai sur l'accouchement physiologique.*

« L'observation des accouchements laborieux où la tête est expulsée après avoir subi un allongement considérable, a conduit quelques accoucheurs anciens à cette conclusion erronée, que la compression exercée au moyen du forceps peut tout aussi bien produire l'accommodation de la tête. Evidemment l'on ne tenait pas compte de la différence des moyens que la nature, d'une part, et l'art, d'autre part, emploient pour diminuer le volume de l'extrémité céphalique. Ce que la nature obtient sans aucun danger par une force agissant de tous côtés sur la tête, et graduellement accrue, le forceps essaierait en vain de l'imiter, parce qu'il ne porte son effort que sur certaines parties de la même surface ; bien plus, un pareil emploi de l'instrument entraînerait nécessairement pour l'enfant les suites les plus fâcheuses. Au contraire, en comprimant la tête aussi peu que possible, on lui permet de s'adapter et de se mouler entre les cuillers, d'après la configuration du bassin. Ce n'est pas la compression exercée par le forceps, mais bien la résistance des parois du bassin qui produit, pendant les tractions, l'accommodation de la tête. Les difficultés et les dangers de l'accouchement artificiel sont notablement diminués quand cette accommodation est obtenue ainsi par l'imitation des procédés de la nature.

« Lorsque le retrécissement du bassin se trouve, comme d'habitude, au détroit supérieur et dans le sens du diamètre antéro-postérieur, le tête s'engage, d'ordinaire, par son long diamètre, dans le diamètre transverse du pelvis; dans ce cas, le forceps ne peut pas même agir sur le diamètre, dont la réduction serait désirable, parce qu'il est impossible de l'appliquer d'avant en arrière. Il se trouve situé sur les côtés du bassin et agit, par conséquent, sur le long diamètre de la tête. Il ressort évidemment de ce procédé que, même dans l'angustie pelvienne, où l'on serait surtout fondé à croire que le forceps agit en comprimant la tête, il intervient principalement comme agent de traction, et que toute tentative pour lui donner le rôle de compresseur serait inutile, sans parler du danger qui en résulterait (1). »

Il est inutile de multiplier davantage les citations; tous les auteurs s'accordent à répéter les mêmes arguments, pour tous, le diamètre saisi n'étant pas, le plus souvent, celui qui a besoin d'être réduit, la compression est, par conséquent, inutile et dangereuse. M. Joulin seul reconnaît la nécessité de la réduction de la tête; mais, par une étrange contradiction, il l'admet après avoir décrit de la manière la plus pittoresque le mode d'action du *forceps ordinaire* et après avoir, avec toute la finesse d'un excellent observateur, fait toucher du doigt et de l'œil tous les dangers d'une compression ainsi exercée.

Avant de montrer tout ce qu'il y a de dangereux dans cette nouvelle manière dont les accoucheurs modernes envisagent la question, avant d'établir qu'il est aussi impossible qu'irrationnel de faire du forceps un instrument exclusif de traction, je dois surtout rechercher quelles sont les causes qui ont amené ce revirement d'opinion et qui peuvent motiver et excuser une appréciation aussi erronée.

Une comparaison entre les expériences de Baude-

----

(1) Nægele et Grenser, Traduction du docteur Aubenas, p. 227.

locque et celles récemment instituées par le docteur Pétrequin, pour mesurer à son tour la réductibilité de la tête, va me servir de point de départ pour cette étude.

Les expériences de M. Pétrequin, faites dans le même esprit que celles de Baudelocque, ont porté sur cinq têtes; je les cite textuellement :

« *Réductibilité des diamètres crâniens.* — Lorsque l'immersion prolongée dans l'eau chaude eut rendu à chacune des têtes la souplesse qu'entretient la vie, je passai à l'emploi du forceps.

« N° 1. — Le diamètre bipariétal offrait 6 centimètres 3/4, et l'occipito-frontal 8 centimètres 1/4. Le premier, sous l'influence de la compression, fut réduit à 6 centimètres; le deuxième fut allongé, et passa à 8 centimètres 3/10. — Je changeai les cuillers de place : le diamètre occipito-frontal, sous la compression, fut réduit à 7 centimètres 1/3 ; l'autre s'allongea à son tour; le pelvimètre marqua 7 centimètres.

« N° 2. — Le diamètre bipariétal avait 7 centimètres, et l'occipito-frontal 9 centimètres 1/10. — La compression réduisit le premier à 6 centimètres 1/10; le deuxième fut porté à 9 centimètres 1/4. — Le forceps, appliqué sur ce dernier, le ramena à 7 centimètres 1/4 ; l'autre s'éleva jusqu'à 7 centimètres 9/10.

« N° 3. — Le diamètre bipariétal présentait 8 centimètres 7/10, l'occipito-frontal 10 centimètres 3/4. — Le forceps réduisit le premier à 7 centimètres 1/2, et le deuxième monta alors à 11 centimètres 3/4. — La compression, appliquée ensuite sur ce dernier, l'amena à

10 centimètres 1/3 ; en même temps le premier s'allongea : le compas d'épaisseur indiqua 9 centimètres.

« N° 4. — Le diamètre bipariétal donnait 9 centimètres, et l'occipito-frontal 12 centimètres 1/4. — Le premier diminua un peu sous la compression, 8 centimètres 3/4 ; le deuxième marqua alors 12 centimètres 1/2. — La compression fit ensuite descendre ce dernier à 12 centimètres ; l'autre augmenta peu.

« N° 5. — Le diamètre bipariétal offrait près de 8 centimètres et l'occipito-frontal 8 centimètres 3/4. — Sous la pression du forceps, le premier fut réduit à 7 centimètres et le deuxième changea peu. — Le diamètre occipito-frontal, comprimé à son tour, fut réduit à 7 centimètres 3/4 ; le bipariétal changea à peine : il marquait 7 centimètres 3/4.

« Ces résultats m'ont paru tenir à ce qu'ici les os du crâne chevauchaient un peu les uns sur les autres, ce que favorisait la formation encore incomplète de la tête, et ce qui empêchait la réduction d'un côté d'augmenter en proportion les autres diamètres (1). »

On ne peut comparer les expériences de Baudelocque et celles de M. Pétrequin, sans être étonné de la différence des résultats obtenus par ces deux habiles expérimentateurs. Dans celles de Baudelocque, le diamètre opposé au diamètre saisi par le forceps n'augmente jamais de volume, quelquefois au contraire, il subit une certaine réduction, tandis que dans les expériences de M. Pétre-

(1) Pétrequin, *Traité d'anatomie topographique médico-chirurgical*, page 63.

quin, la pression de son forceps a constamment produit l'accroissement de ce diamètre, une seule fois
ces dimensions n'ont pas varié, ce que M. Pétrequin
explique très-judicieusement en constatant que dans ce
cas la laxité des sutures a permis un notable chevauchement des pariétaux.

Quel nouvel élément s'est donc introduit dans la question pour que deux [observateurs, également judicieux,
également exacts et poursuivant le même but, arrivent
à obtenir d'aussi radicales différences? Il est évident
qu'une seule des conditions du problème ayant varié,
c'est elle qui doit nous fournir l'explication et nous
sommes fondés à dire : Baudelocque et M. Pétrequin *ne
se sont pas servis du même forceps.*

- C'est là un fait sur lequel je ne saurais trop insister,
car il ne s'agit pas d'un détail insignifiant, mais bien
d'un point de la plus haute importance et sur lequel
repose toute la question du forceps.

En effet, tous les auteurs répètent, avec raison, que
dans l'immense majorité des cas, lorsque le forceps comprime un diamètre de la tête, c'est le diamètre opposé
qui constitue l'obstacle; or, si en comprimant le diamètre occipito-frontal avec son forceps, Baudelocque
obtenait une diminution du diamètre bipariétal serré
dans le détroit supérieur, il est évident qu'il favorisait
ainsi le passage de la tête et qu'il diminuait la résistance.
Il obtenait encore le même résultat lorsqu'en comprimant le diamètre bi-pariétal il réduisait le diamètre occipito-frontal engagé et serré dans le diamètre antéro-
postérieur de l'excavation.

N'est-il pas évident qu'une notable augmentation de

la résistance devait être la conséquence des pressions exercées par le forceps de M. Pétrequin, comprimant un diamètre et produisant toujours l'augmentation du diamètre opposé?

Je suis donc d'ores et déjà autorisé à dire que l'on commet une immense erreur en proclamant que tous les forceps ont une action identique, et que c'est la valeur de l'homme qui fait la valeur de l'instrument. Confiera-t'on un forceps à des mains plus habiles que celles de M. Pétrequin? Et cependant cette habileté peut elle aller jusqu'à modifier les fonctions d'un instrument dont il faut nécessairement subir les imperfections?

Je crois en avoir assez dit pour démontrer la nécessité de créer un forceps véritablement rationnel. Pour arriver à ce but, le problème me paraît considérablement simplifié; il suffit, pour le résoudre, de rechercher dans quelles conditions un forceps doit être construit pour amener dune manière certaine et constante, non seulement la réduction du diamètre qu'il comprime, mais encore celle du diamètre opposé, et lorsque ces conditions auront été réalisées, je me croirai en mesure de répondre au point d'interrogation placé en tête de ce chapitre et de dire : oui *le forceps doit être un instrument de réduc-*

tion de la tête ; oui, l'accoucheur doit être un imitateur exact et scrupuleux des procédés employés par la nature.

Avant de procéder à la création de ce nouvel instrument, recherchons d'abord quelles sont les conditions mathématiques qui exercent la plus grande influence sur les fonctions du forceps.

———

Forceps droits et forceps croisés. — Influence de la longueur des branches. — Notions géométriques à l'appui.

Je ne comprends une classification du forceps qu'à la condition de lui donner pour base la combinaison qui exerce la plus grande influence sur les fonctions de l'instrument, sur le mode de préhension, de réduction de la tête, etc. C'est à ce titre que je divise les forceps en forceps droits articulés à l'extrémité manuelle, et en forceps croisés articulés à leur partie moyenne ; c'est-à-dire, en forceps à branches relativement longues, et en forceps à branches relativement courtes, de l'articulation à l'extrémité des cuillers.

Je ne saurais mieux exprimer l'importance que j'attache à la longueur des branches d'un forceps, qu'en émettant l'aphorisme suivant :

Quelle que défectueuse que puisse être la combinaison

d'un forceps, il ne sera jamais absolument mauvais, si les branches sont longues ; avec des branches courtes, l'homme le plus habile ne fera jamais qu'un forceps détestable à tous les points de vue, d'autant plus détestable que les branches seront plus courtes.

Quelques données géométriques des plus simples et des plus élémentaires, vont nous permettre d'apprécier l'influence exercée par la longueur des branches.

Influence de la longueur des branches sur le parallélisme des cuillers et sur leur courbure.

Plus les branches d'un forceps sont courtes, de l'articulation à l'extremité des cuillers, plus il y a de différence entre les arcs de cercle décrits à la partie moyenne de ces cuillers et ceux décrits à leurs extrémités ; en d'autres termes, lorsque l'on écarte ou que l'on rapproche les cuillers d'un forceps pour saisir des corps plus ou moins volumineux, le parallélisme de ces cuillers est d'autant mieux conservé que les branches sont plus longues.

Ces propriétés de forceps divers peuvent s'énoncer par les formules géométriques suivantes.

Étant données deux lignes pivotant autour d'un centre commun, un arc de cercle décrit de ce centre sera d'autant plus grand qu'il sera tracé à un point plus éloigné.

Deux arcs de cercle, tracés à une égale distance l'un de l'autre différe ront d'autant moins entre eux qu'ils seront tracés plus loin du centre.

Ces faits, d'une importance capitale, dans l'étude des

fonctions du forceps sont mis en évidence et démontré par les figures 1 et 2, planche I.

On voit que l'arc C D, fig. I, est plus grand que A B; que C' D', fig. 2, est plus grand que A' B'; mais il est évident aussi que A B corde de l'arc décrit du centre E (fig. 1) étant égale à A' B' corde de l'arc décrit du centre E' (fig. 2), la corde C D est beaucoup plus grande que la corde C' D' quoiqu'elles soient toutes deux également distantes de A B et de A' B'. Il suffit du reste de jeter un coup d'œil sur ces deux figures pour voir combien le quadrilatère circonscrit par les deux cordes A B et C D, et par les deux côtés A C et B D, s'éloigne plus de la forme parallélogrammatique que son homologue de la figure 2, et pour comprendre que si l'on avait à construire un forceps avec les deux lignes latérales qui constituent la figure 1 et la figure 2, les deux instruments qui en résulteraient ne pourraient avoir entre eux aucune analogie.

En effet, pour loger une tête dans le V très-ouvert que représente la figure 1, il faudrait recourber fortement les extrémités des lignes C D en même temps qu'il faudrait les évaser aux points A B.

On n'aurait au contraire qu'à imprimer des courbures très-légères aux lignes de la figure 2, pour les rendre aptes à loger une tête de la manière la plus rationnelle.

Il est donc incontestablement acquis : 1° que la courbure sur le plat des cuillers d'un forceps n'est pas facultative, mais qu'elle est imposée par la longueur des branches; 2° que plus les branches sont courtes, moins elles conservent entre elles de parallélisme dans les différents mouvements qu'on peut leur faire exécuter.

Cette question du parallélisme des branches d'un forceps est de la plus haute importance ; je ne saurais l'abandonner sans l'avoir bien fait comprendre. On lit, dans le *Traité complet d'accouchements* du docteur Joulin, la phrase suivante : « Dans le forceps de Simson, qui est croisé, les deux branches divergent brusquement au-dessus de l'articulation, ce qui donne plus de parallélisme aux cuillers (1). »

C'est une erreur capitale de croire qu'il y a, dans ce cas, parallélisme. En effet, ce parallélisme n'est qu'apparent, puisque les deux branches se réunissent à une très-faible distance et qu'en géométrie on définit comme parallèles deux lignes qui, prolongées indéfiniment, ne se rencontrent jamais ; ce parallélisme n'existe que pour une certaine partie de ces branches, il n'existe que dans une position donnée, et il sera immédiatement détruit lorsque l'on ouvrira le forceps pour lui faire embrasser une tête plus volumineuse; mais par dessus tout, la pression des deux branches sera bien loin de s'exercer parallèlement puisque *les arcs de cercle décrits à leurs extrémités seront beaucoup plus grands que ceux décrits à la partie moyenne.*

Influence de la longueur des branches sur l'aptitude des forceps à s'adapter également bien à des têtes de formes et de dimensions variées.

Avec des branches longues, la figure circonscrite par

---

(1) Joulin, *Traité complet d'accouchements.*

les cuillers s'agrandit pendant l'écartement de ces branches, mais elle n'est que très-peu modifiée quant à sa forme, tandis que la déformation subie par cette figure est d'autant plus grande que les branches sont plus courtes. De là l'impossibilité pour les forceps à courtes branches de s'adapter également bien à des têtes de forme et de dimension variées.

La vérité de toutes ces assertions est démontrée à l'aide d'un appareil excessivement simple (Planche I, fig. 3, 4 et 5), constitué par une pince dont l'articulation se fait à volonté à l'extrémité manuelle, au point A, ou dans la continuité des branches, au point B, de manière à simuler, dans le premier cas, un forceps droit à longues branches, et dans le second, un forceps croisé à courtes branches.

Lorsque ces pinces sont fermées (fig. 3); à quelque point que soit placé le pivot de l'articulation, la figure circonscrite par les cuillers est absolument la même pour les deux variétés d'instrument, et l'on peut alors constater les phénomènes suivants :

1° Si l'on ouvre légèrement les pinces pour leur faire embrasser un corps un peu plus volumineux, la coaptation continue de se faire à peu près exactement avec les deux instruments ; mais on voit cependant que le corps est déjà saisi moins avant, qu'il pénètre moins dans la pince à courtes branches que dans l'autre.

2° Cette différence de pénétration dans la pince devient d'autant plus considérable que l'on veut saisir un corps plus volumineux.

3° On s'aperçoit bientôt que la coaptation continue

de se faire exactement avec la pince longue, tandis qu'il reste un espace vide entre la circonférence de ce corps et la face interne de la pince courte, qui n'est plus en contact avec l'ovoïde que par ses extrémités.

Influence de la longueur des branches sur la force néces-saire pour empêcher le glissement du forceps ; expérience à l'appui.

Plus les branches du forceps sont courtes, plus doit être considérable la pression nécessaire pour empêcher le glissement. Cette proposition est expérimentalement démontrée à l'aide du même appareil.

Si l'on serre le corps saisi (fig. 4 et 5) à l'aide d'un ressort agissant avec une force donnée sur la partie moyenne de l'ovoïde, aux points C C', il faudra moins de force pour arracher ce corps de la pince courte que pour l'arracher de la pince longue. La pince courte ne pourra, sans s'ouvrir, soulever un poids inférieur à cinq kilogrammes attaché au corps saisi ; la pince longue, au contraire, soulèvera facilement un poids de 7 kilo-grammes, attaché dans les mêmes conditions.

Quelque peu disposé que l'on soit à reconnaître l'in-fluence exercée par la longueur des branches du for-ceps, l'esprit est frappé d'un trait de lumière à l'inspec-tion seule de cet appareil ; non seulement on reconnaît l'existence du fait, mais encore on se croit prêt à en fournir l'explication, et il n'y a qu'une voix pour s'é-crier : Mais c'est bien simple, on a changé les conditions des bras de levier.

Rien n'est plus vrai, mais c'est là une explication qui n'explique rien, c'est une manière de résoudre la question en la reproduisant sous une autre forme; et l'on peut toujours demander comment une même force, appliquée aux mêmes points d'une pince, sur les mêmes points d'un même ovoïde, peut, par le fait d'un seul changement dans les bras de levier, arriver à produire des effets si différents. Ce n'en est pas moins la reconnaissance d'un fait obstinément nié par le plus grand nombre, d'un fait capital dont la portée sera bien mieux comprise lorsque je l'aurai soumis à une analyse sévère et lorsque j'en aurai donné la véritable théorie.

A première vue et en se laissant aller à la première impression, l'effet produit par cette modification des bras de levier semble impliquer l'idée d'une augmentation de force en faveur de la pince à longues branches; Cette appréciation est tout à fait erronnée. En effet, tout le monde sait que l'on ne crée pas de la force; à quelque genre qu'il appartienne, quelle que soit la longueur respective de ses bras, le levier multiplie la force, mais il ne la crée pas, et encore il ne la multiplie qu'à une condition, qu'en vertu de cette loi immuable : *Ce que l'on gagne en force, on le perd en temps.*

Or, dans l'espèce, si la force appliquée en C C' rapproche d'un millimètre le point C du point C', ce rapprochement sera toujours d'un millimètre, quel que soit le point de l'articulation de la pince; il ne saurait donc, dans ce cas, se produire aucune multiplication de la force, et les points C et C' seront attirés l'un vers l'autre avec une puissance égale pour la pince courte et pour la pince longue.

Mais cette force ne doit pas être considérée seulement à son point d'application, il faut tenir compte de son action sur tous les autres points de l'ovoïde en-deçà et au-delà de cette application.

Voyons d'abord comment elle agit en-deçà, entre le point d'application et l'articulation aux points E E', par exemple (fig. 4).

Par rapport aux points E E', chaque branche de la pince représente un levier du second genre dont la puissance est en C C', la résistance en E E', et le point d'appui en B pour la pince courte, en A pour la pince longue. Les bras de levier C E, C' E' sont donc les mêmes dans les deux pinces; mais les bras C A, C' A' de la pince longue sont beaucoup plus longs que les bras C B, C' B' de la pince courte.

Or, comme d'après la théorie du levier, les forces sont proportionnellement inverses à la longueur des bras, il est évident que la pince courte exercera aux points E E' une pression beaucoup plus grande que celle exercée sur les mêmes points par la pince longue.

Mais on doit noter que cette force ne tend pas à retenir le corps dans les mors de l'instrument, elle tend, au contraire, à le chasser en avant, et, comme nous le verrons plus loin, cette tendance est encore augmentée pour la pince courte, par l'obliquité de la direction de la force; il faudrait donc pour s'opposer à ce mouvement de projection en avant, exercer une force beaucoup plus considérable à l'extrémité des mors de la pince, et nous allons voir que c'est le contraire qui se produit avec la pince courte.

Considérée par rapport aux extrémités des deux pinces, la force C C' agit sur un double levier du troisième genre (interpuissant) dont la puissance est aux points d'application en C C', la résistance aux extrémités en D D', et le point d'appui en A pour la grande pince, en B pour la petite.

Il suffit de comparer le levier A C D de la grande pince au levier B C D de la petite et de leur appliquer les lois qui régissent ces agents, pour se convaincre que la pression exercée à l'extrémité de la grande pince, est plus considérable que celle exercée aux extrémités de la petite (1).

Si donc d'une part la petite pince chasse l'ovoïde avec plus de force et en déploie moins pour le retenir, il est évident que pour s'opposer au glissement il faudra serrer avec plus d'énergie, et l'on comprend très-bien que si l'on augmente le volume de l'ovoïde, ses rapports avec la pince courte pourront devenir tels que le glissement sera inévitable, quelque grande que soit la force employée pour opérer le rapprochement. Nous verrons plus tard à quels dangereux artifices on est obligé d'avoir recours pour pallier ce défaut et assurer la solidité de la prise. Je me borne pour le moment à constater qu'il est expérimentalement démontré et théoriquement expliqué, qu'un même ovoïde étant saisi par deux pinces de

---

(1) Ce fait peut paraître infirmer la thèse que je soutiens, que les forceps courts sont surtout dangereux par la pression de leurs extrémités; c'est là une contradiction apparente qui se dissipera devant les explications qui vont suivre; notons pour mémoire que si dans la pince longue les mouvements sont puissants, ils ont peu d'étendue et que c'est le contraire pour la pince courte.

même forme, il faudra pour le retenir, exercer sur les branches de ces pinces une pression d'autant plus exagérée que les branches seront plus courtes.

Influence de la longueur des branches sur la direction des forces compressives.

Il faut encore, dans l'appréciation de la force de pression exercée sur la tête par les branches d'un forceps, tenir compte de la direction de cette force ; or, plus les branches seront longues, plus la pression tendra à s'exercer perpendiculairement à la tête, plus elles seront courtes, plus cette pression sera oblique et plus grande sera la tendance à la chasser en avant. Il est facile de voir (pl. 1, fig. 3) que l'articulation étant faite au point A, la pince longue presse l'ovoïde au point E, suivant les lignes E H, E' H', tandis que l'articulation étant reportée au point B, la pince courte agit sur le même point de l'ovoïde suivant les lignes G E, G' E', d'où tendance plus grande à projeter en avant, nécessité de serrer davantage pour retenir et s'opposer à ce mouvement de projection en avant, nécessité surtout d'augmenter la courbure des extrémités.

Il suffit d'avoir indiqué cette variation de la direction des forces compressives dans les diverses variétés de forceps pour en faire apprécier l'importance ; et, à moins d'oublier les notions les plus élémentaires de géométrie et de mécanique, il n'est certainement personne qui, ayant à choisir entre deux instruments, ne donne la préférence à celui dont la pression est plus perpendiculaire aux diamètres longitudinaux de la tête, plus parallèle, plus tangentielle à ses diamètres transversaux.

L'expérience décrite dans le chapitre précédent a montré, au point de vue pratique, les conséquences de la différence de répartition des forces sur les différents points de l'ovoïde fœtal, et celles qui résultent de l'obliquité plus ou moins grande de la direction de ces forces, suivant la longueur des branches du forceps; mais il est, pour acquérir cette notion pratique, un moyen plus simple, plus extemporané, et que, sans métaphore, tout le monde a sous la main.

Je prie les lecteurs qui ont eu la patience de me suivre jusqu'ici, de rompre un moment, la monotonie de leur lecture, en répétant l'expérience suivante : qu'ils saisissent leur propre tête avec leurs deux mains formant une espèce de pince articulée au-dessous du menton par la réunion des deux régions carpiennes, et qu'ils essaient de la tirer en bas, ils pourront constater combien est grande la tendance au glissement. Qu'ils répètent l'expérience en écartant les deux régions carpiennes, c'est-à-dire en rendant la pression plus tangentielle, et ils reconnaîtront de suite qu'il faudrait une force bien moins grande pour assurer la solidité de la prise; ils constateront en outre que, dans le premier cas, l'effort qu'ils font pour attirer la tête se porte presque tout entier à l'extrémité des doigts, tandis que, dans le second, il est réparti sur toute la surface de la main... C'est là une

expérience de la plus excessive simplicité, et qui résume à elle seule la plus grande partie des notions indispensables pour l'intelligence de l'action du forceps.

Impossibilité absolue de faire du forceps un organe exclusif de traction.

Il résulte des notions théoriques et expérimentales que
nous venons d'acquérir, qu'il est absolument impossible
d'empêcher le forceps d'être un instrument de pression
de la tête. Dans le principe, la nécessité de cette pression était acceptée par tous ; il pouvait entrer dans la
pensée de Baudelocque d'en limiter l'étendue, jamais il
n'a songé à l'annuler complètement ; les instruments de
l'époque étaient d'ailleurs franchement construits de manière à la rendre indispensable. Les branches, longues
relativement aux forceps croisés de nos jours, présentaient une courbure très-peu prononcée en avant ; et la
solidité de la prise ne pouvait être assurée que par une
pression énergique, exercée sur les manches du forceps,
ou par celle qui résultait des parois du bassin faisant
office d'anneau coulant.

Ainsi construit, l'instrument ne pouvait fonctionner
qu'à une seule condition, c'est que les branches en fussent d'une rigidité presque absolue. Il fallait que l'effort
exercé sur les manches, se transmît intégralement à l'extrémité des cuillers, afin d'obtenir à ce point la pression
nécessaire pour empêcher le glissement ; aussi les

branches étaient-elles lourdes et massives et, comme je l'ai dit plus haut, elles étaient construites en fer auquel on faisait subir la trempe dite *en paquet*, qui leur donnait une solidité exclusive de toute élasticité.

Dans ces conditions le forceps n'était pas un instrument extrêmement mauvais. Si, comme l'avait si judicieusement observé Baudelocque, l'angle formé par la réunion des branches s'opposait à l'allongement de la tête, cet allongement était encore possible en avant. N'étant pas limité par la courbure exagérée de l'extrémité des cuillers, il pouvait se produire en dehors de l'instrument, et l'on avait quelque fois la chance de faire coïncider la pression d'un diamètre de la tête avec la diminution du diamètre opposé.

Il a suffi de changer la nature du métal pour rendre cet instrument tout à fait impraticable, et pour être conduit à modifier toute l'économie de sa construction. Que l'on fasse en acier un forceps sur le modèle de celui de Baudelocque; à quantité égale de matière employée, les branches auront une élasticité telle que les cuillers s'écarteront avec une extrême facilité, de manière à rendre la préhension tout à fait impossible; c'est en vain que l'on recourberait les extrémités, on n'aurait encore qu'une prise excessivement précaire, et l'instrument glisserait infailliblement si, à la pression transmise par les manches, on n'ajoutait pas celle d'une main serrant énergiquement au-dessus de l'articulation, ou si les cuillers ne rencontraient pas sur les côtés du bassin, un obstacle s'opposant à leur écartement.

Avec l'emploi de l'acier et surtout avec le désir de

diminuer le poids et le volume de l'instrument, il faut absolument : ou renoncer au forceps croisé, ou réduire dans une proportion considérable la longueur des branches.

Or, nous savons que plus on raccourcit les branches d'une pince, plus on augmente la nécessité de la serrer énergiquement pour retenir l'objet qu'elle a saisi, et dans les nouvelles conditions que nous venons de créer à notre forceps, ce n'est qu'en exagérant la courbure sur le plat, que nous pouvons en faire un instrument de préhension, et l'empêcher de lâcher prise aux premiers efforts de traction.

Dans tous les cas, et quelle que soit la modification apportée à la forme et à la courbure des cuillers, il doit être bien entendu que la solidité de la prise ne peut jamais être obtenue sans exercer une pression plus ou moins énergique sur les manches du forceps; c'est en vain que l'on voudra se conformer au précepte de ne pas en faire un instrument de réduction de la tête, on ne serrera pas pour opérer le rapprochement des cuillers, mais on sera obligé de serrer pour s'opposer à leur écartement; l'on placera même à l'extrémité des manches, pour suppléer à l'insuffisance des mains, un lien dont l'utilité est d'ailleurs si bien reconnue que, dans le plus grand nombre des forceps modernes, une rainure est pratiquée à l'extrémité des manches pour le recevoir; et il n'est certainement pas un accoucheur qui n'ait constaté l'énorme distension que subit cet agent de rapprochement, distension qui donne la mesure de la force avec laquelle la tête tend à s'échapper en écartant les cuillers de l'instrument, et en les écartant d'autant

plus que les branches sont plus courtes; établissant ainsi
tout ce qu'il y a d'irrationnel et surtout d'irréalisable,
dans le précepte donné par tous les auteurs modernes,
de ne faire du forceps qu'un instrument de traction ;
car je ne saurais trop le répéter et le répéter sous toutes
les formes : un accoucheur, qu'il le veuille ou qu'il ne
le veuille pas, ne se servira jamais d'un forceps sans en
faire un agent de compression. Si l'obstacle est créé par
le rétrécissement d'un diamètre transversal du bassin,
c'est le bassin qui, faisant l'office d'une filière, opérera
la compression du diamètre saisi ; s'il s'agit d'un rétrécissement du diamètre antéro-postérieur, c'est l'accoucheur lui-même qui, en faisant effort pour empêcher
l'écartement des cuillers, empêchera en même temps
l'agrandissement du diamètre embrassé par ces cuillers;
agrandissement qui doit être la conséquence forcée de
la pression exercée par le bassin sur le diamètre opposé,
et le forceps aura été fatalement un agent de pression.
Je ne puis admettre qu'un cas où la pression serait *à peu
près nulle* : c'est celui où il n'y aurait aucune résistance
à vaincre ; et je dis *à peu près nulle*, car, même en supposant un fœtus placé librement sur une table d'amphy-
théâtre, le glissement serait encore inévitable si, la tête
étant saisie par un forceps, on exerçait des tractions au
niveau de l'articulation, sans créer, par le rapprochement des manches, un obstacle à l'écartement des
cuillers.

Dangers qui résultent du peu de longueur des branches et de l'exagération de la courbure sur le plat.

On comprend facilement combien doivent être agressives les extrémités de cuillers fortement recourbées, pour peu que cette courbure ne s'adapte pas exactement à la convexité de la tête. Mais je vais plus loin, et j'affirme que le danger n'est pas moindre lorsque la tête est exactement embrassée. Supposons la coaptation aussi exacte que possible, et examinons ce qui va se passer.

Il s'agit d'une application facile, mais pour laquelle cependant, il faut vaincre une certaine résistance ; la tête est dans l'excavation, elle a accompli son mouvement de rotation et elle est retenue, soit par une disproportion entre son diamètre occipito-frontal et le diamètre antéro-postérieur de l'excavation, soit par une inclinaison de la symphyse pubienne, soit enfin par un rétrécissement du diamètre bi-ischiatique. Elle est saisie dans le sens de son diamètre bi-pariétal et, par un hasard providentiel, elle se moule exactement dans cette espèce de lit de Procuste que l'on appelle l'ellipse du forceps. Tout le monde convient que dans l'hypothèse où nous venons de nous placer, elle ne peut passer qu'à la condition de subir un certain degré de réduction : réduction de son diamètre occipito-frontal, si l'obstacle est créé par un rétrécissement du diamètre antéro-postérieur de l'excavation, réduction du diamètre bi-pariétal si c'est le détroit inférieur qui est rétréci ; mais cette réduction n'est possible qu'à une condition : c'est que la tête puisse gagner dans un sens ce qu'elle doit perdre dans l'autre, c'est qu'elle change de forme sans diminuer de capacité. Or, elle est retenue en avant et en arrière par les parois du bassin, sur les côtés par les cuillers du forceps ; il faudrait donc qu'elle trouvât entre ces cuillers un espace vide où elle pût s'allonger à l'aise, et nous n'avons pour cela que le petit triangle dont le sommet correspond à l'articulation, et dans lequel pourrait tout au plus se loger la tumeur formée par les téguments du crâne. Quant à la boîte osseuse elle-même, il n'y faut pas songer, car le redressement de ses parois a si peu pour résultat de lui donner une forme conique, que si, après la réduction obtenue par les efforts de la nature, on l'examine en faisant abstraction du cuir chevelu, on trouve l'ovoïde converti en un cylindre qui ne pourrait absolument pas trouver sa place dans l'espace triangulaire ménagé entre la tête et l'articulation.

Dès lors, que va-t-il donc se passer ? Si le lien placé à l'extrémité des manches du forceps constitue un obstacle invincible à l'écartement des cuillers, le cerveau sera infailliblement comprimé, et cette compression pourra aller jusqu'au point de lui faire quitter la cavité crânienne, de l'exprimer pour ainsi dire, et de le faire passer à travers les trous de conjugaison jusque dans la cavité thoracique, comme M. Bailly en cite des exemples dans sa thèse de concours.

Du reste, si nous voulons apprécier le mode de manifestation du phénomène, nous en trouvons la description la plus fidèle et la plus saisissante dans le livre de M. Joulin :

« On sait que dans les efforts utérins, les pariétaux chevauchent de manière à produire une réduction en quelque sorte naturelle de la tête. On observe alors au niveau des sutures, des replis du cuir chevelu. Dans les grands efforts de traction il n'en est plus de même : le cerveau comprimé réagit sur la voûte crânienne, et le chevauchement des os disparaît, la surface est lisse et tendue, le cuir chevelu ne forme plus de replis, les sutures sont encore reconnaissables à leur degré moindre de résistance; mais les pariétaux sont écartés, leurs bords ne sont plus en contact.

« Sans être exempte de sérieux inconvénients, je crois que cette compression de la tête est moins grave pour le fœtus que celle plus locale qui se fait au contact de l'angle sacro-vertébral (1). »

Tout en admirant la justesse de l'observation et la fidélité de la description, je ne saurais partager l'optimisme de M. Joulin, et si j'avais eu à constater une compression de la tête exercée dans de semblables conditions, non-seulement j'aurais conclu que le forceps ne doit pas être un instrument de pression, mais comme cette pression est inévitable, j'aurais sévèrement proscrit l'emploi de l'instrument lui-même qui, par son mode d'action, si différent des procédés de la nature, doit nécessairement amener la mort du fœtus, même dans des cas où il viendrait certainement vivant si son expulsion était confiée aux seuls efforts de l'utérus.

---

(1) Joulin, *Traité complet d'accouchement*, page 1065.

Le forceps adopté par M. Joulin et, par conséquent, celui dont il a dû se servir dans ses expériences, est le forceps démontant de la maison Robert et Collin; l'auteur ne précise pas la mesure des branches, mais à l'inspection seule de la figure on peut s'assurer que ce n'est pas un forceps très-court et que, par conséquent, l'expérimentateur n'était pas encore placé dans les plus mauvaises conditions.

Aussi, avant de voir apparaître cette énorme distension de l'enveloppe du cerveau, a-t-il pu constater un certain degré d'allongement de la tête, allongement qui eût été absolument impossible avec des branches plus courtes; à moins toutefois que M. Joulin ne se soit fait illusion, et qu'il n'ait pris pour un véritable allongement le cuir chevelu entraîné et tassé dans l'angle formé par la jonction des deux branches de l'instrument. J'aurai d'ailleurs à revenir sur cette importante question; et à propos des expériences destinées à prouver la différence de pression subie par la masse cérébrale, suivant la variété du forceps employé, j'expliquerai le mécanisme par lequel se produit cette distension des sutures se substituant au rapprochement des os, au froncement du cuir chevelu qui se remarquent dans la réduction obtenue par les efforts de la nature, ou par les forceps qui en imitent l'action.

La théorie nous a fait pressentir ce qui devait se passer lorsque la tête est exactement embrassée par l'ellipse du forceps croisé; l'expérience de M. Joulin nous a montré comment les choses se passent en réalité, même avec un forceps qui n'atteint pas les dernières limites de l'imperfection. Nous allons maintenant examiner quelles seraient les conséquences des tractions exercées sur un forceps ne s'adaptant pas exactement à une tête d'une autre forme ou d'une autre dimension.

Si, après un long travail, la tête comprimée par les efforts de l'utérus, a changé de forme, si elle ne représente plus un ovoïde, si elle a été convertie en un cylindre allongé, comme nous le voyons très-souvent, il n'existera plus aucun rapport entre ce nouveau corps et l'ellipse du forceps, et l'on pourra constater un vide entre la tête et la partie moyenne des cuillers ; au lieu de diminuer le diamètre saisi, le forceps l'augmentera, et sa pression ne s'exercera que sur deux points, à l'extrémité des cuillers et près de l'articulation, à la naissance de l'ellipse.

La situation sera bien plus grave encore si la dystocie reconnaît pour cause une augmentation de volume de la tête.

Supposons une tête en occipito-pubienne ou en occipito-postérieure, arrêtée par le défaut de rapport entre ses diamètres et ceux de l'excavation ou du détroit inférieur ; le diamètre bi-pariétal mesure 10 centimètres ou 10 centimètres 1/2. Examinons ce qui va se passer ; les fig. 2, 3 et 4, pl. II, vont nous montrer les différentes phases de l'opération.

L'instrument est appliqué par une main habile et __rcée, il est porté aussi haut que possible pour réaliser exe_ __e solide ; mais le diamètre bi-pariétal est plus une pri__ grand qu'à l'état normal, plus grand que celui en vue duquel l'ellipse du forceps a été instituée ; l'instrument devra donc s'ouvrir davantage, or, comme c'est aux extrémités surtout que se produit le plus grand écartement, il va se trouver, par rapport à la tête, dans la position indiquée par la figure 2, et lorsqu'on voudra rapprocher les manches pour amener les cuillers au contact, il arrivera de deux choses l'une : ou la tête sera refoulée dans l'intérieur de l'utérus, ou le forceps lui-même sera repoussé en dehors jusqu'à ce qu'il soit venu se placer au point indiqué par la ligne ponctuée de la même figure, soit à la position représentée par la fig. 3·

Si dans ces conditions la tête devait être comprimée, soit par la pression exercée sur les manches du forceps par l'accoucheur, soit par celle que le bassin lui-même exercerait sur la face externe des cuillers, cette compression ne pourrait avoir lieu qu'à la condition de voir ces cuillers prendre la position indiquée par la ligne ponctuée, fig. 3, ce qui serait absolument impossible, les extrémités se trouvant arrêtées par l'incompressibilité des parties soumises à cette pression ; d'où il résulte que le forceps augmenterait, dans une proportion considérable, les résistances qu'il est destiné à diminuer.

Quoique dans l'espèce on ne puisse espérer qu'une insignifiante réduction de la tête, on n'est pas moins obligé d'exercer une pression excessivement énergique pour s'opposer au glissement que souvent même il sera absolument impossible d'éviter, et qui, lorsqu'il se produira, donnera au forceps la position indiquée par la ligne ponctuée (fig. 4).

Il ne faut pas croire qu'il n'y ait là qu'une vue de

l'esprit, justifiée il est vrai, par d'incontestables données mathématiques mais irréalisables dans la pratique.
Tous les auteurs signalent les dangers de semblables
échappées ; j'ai moi-même été témoin d'un fait qui s'est
gravé dans ma mémoire en caractères ineffaçables, et
dans lequel le forceps croisé, en stéréotypant ses méfaits
sur la tête du fœtus, m'a démontré de la manière la plus
irrécusable, la justesse de mes prévisions théoriques.

Il s'agissait d'un accouchement des plus simples, la
malade forte, vigoureuse et bien constituée, avait un
bassin normal, la dystocie résultait d'une position occipito-postérieure et surtout du volume exagéré de la
tête ; le diamètre bi-pariétal mesurait onze centimètres.
En raison de ce volume, et malgré l'incontestable habileté avec laquelle avait été faite l'application, la tête ne
pénétrait pas assez avant dans le sinus de l'instrument.
Conformément au mécanisme que je viens d'indiquer,
l'extrémité des cuillers ne dépassait que de très peu les
apophyses mastoïdes qui assurèrent un moment la solidité
de la prise ; mais bientôt un glissement se produisit et il
en résulta de chaque côté de la tête une fracture au
point où la boîte crânienne n'opposa plus de résistance,
c'est-à-dire à la réunion du pariétal avec le temporal ;
on put constater sur la tête une longue ecchymose par-
cheminée commençant à l'apophyse, se terminant brusquement à la fracture, et indiquant ainsi la marche du
glissement.

Tant que le forceps avait appuyé par les extrémités
de ses cuillers sur une région absolument irréductible,
il avait augmenté le diamètre bi-pariétal au lieu d'en
opérer la réduction, les efforts les plus énergiques de

traction avaient été absolument impuissants ; la tête, au contraire, avait cédé assez facilement aussitôt que le rapprochement des extrémités avait fait disparaître cette augmentation de volume.

Malgré cette double fracture, le cordon saigna, le cœur battit quelques instants, comme pour nous mettre dans l'impossibilité absolue de prendre le change sur la cause de la mort.

Je dois ajouter que dans ce cas malheureux, l'honorable confrère qui réclamait mon concours avait employé la traction mécanique; son tracteur agissait sur les deux extrémités d'un cordon passé à cheval dans les fenêtres d'un forceps croisé, à cuillers très-fortement recourbées aux extrémités ; chacune des branches était ainsi convertie en un levier du second genre, sur lequel ce cordon agissait avec une implacable énergie, pour opérer un rapprochement que l'on n'aurait certainement pas pu obtenir avec la main.

Il n'est pas douteux pour moi, que l'accouchement eût été terminé avec la plus grande facilité, si la tête avait été saisie avec un forceps plus rationnel, et cette conviction sera certainement partagée par quiconque voudra jeter un coup d'œil sur la fig. 1 (pl. II), qui montre d'une manière saisissante la différence du mode de préhension de la même tête par le forceps dont j'aurai bientôt à faire la description. Si, d'un autre côté, on veut bien se rappeler l'excessive vitalité dont jouissent les enfants volumineux (1), on sera certainement

----

(1) *Mémoire sur le rapport existant entre le volume des enfants et leur résistance vitale dans l'accouchement*, par le Dr Villeneuve, Marseille, 1870.

convaincu que dans l'espèce, la vie ne devait pas être compromise.

A partir de ce moment ma conviction était formée, et je n'eus plus qu'un but; celui de battre en brèche le forceps croisé, d'en signaler les défauts et surtout de combattre, par tous les moyens possibles, la tendance d'un grand nombre d'accoucheurs à appliquer la traction mécanique sur le forceps ordinaire, dont ils multiplient ainsi, dans une effrayante proportion, les défauts et les dangers.

Influence de la longueur des branches sur la répartition des pressions que subissent les différentes régions de la tête du fœtus.

La tête fœtale représente deux régions principales : l'une, la base, est formée de pièces multiples, solidement reliées entre elles et servant d'appui à la charpente de la voûte; l'autre, la voûte, est formée d'os plats mobiles les uns sur les autres et réunis par des tissus mous très-résistants; elle constitue l'enveloppe du cerveau, c'est-à-dire d'un organe mou, pulpeux, susceptible de subir de notables modifications quant à sa forme, mais ne pouvant diminuer de volume sans compromettre gravement l'existence.

Les diamètres de la voûte sont les plus considérables, ce sont eux qui constituent les plus grands obstacles au passage de la tête dans la filière du bassin, mais ils sont réductibles dans une certaine proportion et dans certaines conditions données; la base, au contraire, est considérée comme à peu près irréductible; du reste, ses diamètres sont moins grands que ceux de la voûte, ce n'est pas elle qui constitue les obstacles à un accouchement justiciable du forceps.

C'est en réduisant les diamètres trop considérables de la voûte que la nature, avec des efforts relativement minimes, triomphe souvent de difficultés en apparence insurmontables.

Dire que les instruments de l'accoucheur doivent exercer leur pression sur les parties trop saillantes de la voûte, qui sont réductibles et qui seules pour les besoins de la cause, ont besoin d'être réduites; dire qu'ils ne doivent en exercer aucune sur la base qui est irréductible et dont la réduction est inutile et dangereuse, c'est émettre une vérité de M. de La Palisse; et cependant l'immense majorité des instruments modernes d'obstétrique semblent construits dans le but de comprimer la base et de protéger la voûte.

Avec le forceps de Baudelocque, dont les branches étaient longues, rigides et peu courbées sur le plat, lorsque l'instrument était ouvert pour embrasser un diamètre bi-pariétal de 9 ou 10 cent., la partie moyenne des cuillers était déjà en contact avec le point culminant de ce diamètre, alors que les extrémités étaient encore très-écartées l'une de l'autre, et il fallait une pression énergique pour amener ces extrémités au contact; pendant cette pression, la voûte était nécessairement réduite et ce n'était qu'à la condition d'avoir opéré cette réduction que l'instrument devenait véritablement un instrument de préhension et que l'on pouvait espérer d'éviter le glissement.

Avec les forceps modernes recourbés fortement à l'ex-trémité, soit pour parer aux effets de l'élasticité, soit pour obvier aux défauts qui résultent du raccourcissement des branches, la tête est embrassée d'emblée exactement, c'est du moins l'intention de l'accoucheur. En supposant cette coaptation aussi exacte que possible, il est évident que toute pression que l'on exercera volontairement ou involontairement sur la tête fœtale sera surtout trans-mise à l'extrémité des cuillers; nous savons en effet que les arcs de cercle décrits à ces extrémités sont beaucoup plus grands que ceux décrits à la partie moyenne et que cette différence est d'autant plus grande que les branches sont plus courtes; dès lors, une réduction d'un millimètre du diamètre bi-pariétal ne serait pos-sible qu'à la condition d'avoir déprimé dans une pro-portion beaucoup plus considérable, la region de la base avec laquelle les extrémités sont en contact ; ce qui ne peut s'obtenir qu'avec une puissance extrême et en amenant des désordres dont la mort doit être infaillible-ment la conséquence.

Il est donc exact de dire qu'avec des forceps à branches courtes et fortement recourbées à leurs extrémités, tout est disposé pour comprimer violemment la base incom-pressible, et mettre à l'abri de toute pression la voûte, seule région de la tête dont la réduction puisse être obtenue sans danger, et avec utilité pour le but final de l'opération.

De l'emploi de deux forceps : l'un pour le détroit
supérieur, l'autre pour le détroit inférieur.

Rien ne prouve mieux l'absence complète de notions
théoriques sur les fonctions du forceps, que cette inconsciente et malheureuse nécessité dans laquelle se sont placés
quelques accoucheurs, d'avoir deux forceps ; l'un pour
le détroit inférieur et l'autre pour le détroit supérieur.
Tant que les forceps en miniature auxquels je viens
de faire le procès doivent fonctionner à la vulve, au
détroit inférieur et même dans l'excavation, le but est
presque toujours atteint, lors-même qu'au lieu d'atténuer les causes de la dystocie, ils les augmentent dans
une proportion considérable. Aussi trouve-t-on tout naturel de faire admirer ce qu'a de gracieux, d'élégant et
de coquet, un instrument dont la longueur ne dépasse
pas 28 centimètres, et il n'en coûte rien d'affirmer qu'il
est de beaucoup préférable à toutes les machines récemment inventées (1).
Ces appréciations faites *ex cathedrà* devant un auditoire entraîné, et dont une grande partie a un immense
intérêt à jurer *in verba magistri*, n'ont qu'un tort; c'est
de ne pas être en parfaite harmonie avec les faits cliniques.
La médaille n'est pas sans revers, dans certains cas la
résistance sera plus considérable qu'on n'avait pu le
supposer, des tractions énergiques deviendront néces-

(1) Communication écrite du professeur Pajot, citée par
Nægele et Grenser, traduction du Dr Aubenas.

saires, l'enfant viendra mort ; il portera des stygmates prouvant préremptoirement qu'au lieu d'avoir été pour lui un instrument de salut , le forceps a été un instrument de mort ; quelquefois même la crâniatomie deviendra nécessaire soit par suite de difficultés insurmontables, soit pour ne pas compromettre à la fois deux existences ; mais alors on invoquera le volume exagéré, l'ossification trop complète de la tête, ou une de ces difficultés d'autant plus imprévues qu'elles sont moins étudiées, grâce à l'habitude que nous avons contractée de ne considérer la dystocie qu'au détroit supérieur, et de déclarer d'une complète orthodoxie toute observation dans laquelle on a noté la mensuration plus ou moins exacte du diamètre sacro-pubien.

Il est bien entendu que le forceps ne saurait être mis en suspicion; la science ne les place-t-elle pas tous sur la même ligne? et d'ailleurs n'a-t-on pas adopté le modèle le plus réduit, par conséquent le plus inoffensif ?

Cependant on ne saurait le méconnaître, les crâniotomies sont fréquentes après des applications de forceps inutilement tentées au détroit inférieur ou dans l'excavation ; ces faits s'observent surtout en Angleterre, à tel point que, quelques auteurs ont cherché à en expliquer la fréquence en les mettant sur le compte des institutions morales, politiques et religieuses du peuple anglais, tandis que suivant la judicieuse remarque du Dᵣ Lévy il faut surtout accuser la forme de leur forceps (1).

---

(1) Alexandre Lévy, *Parallèle entre les perforateurs trepans et les autres instruments proposés pour la diminution de la tête de l'enfant.* (Thèse de Strasbourg, 1849.)

Toutefois, si l'on a méconnu les défauts des forceps courts, lorsque leur sphère d'action s'exerce au détroit inférieur ou dans l'excavation, il n'en est plus de même lorsqu'il s'agit de les appliquer au détroit supérieur ; où tout le monde est d'accord pour reconnaître une complète insuffisance que l'on admet sans en apprécier la véritable cause.

La tête est trop élévée, dit-on, et le forceps n'est pas assez long pour l'atteindre : c'est là une erreur capitale. L'articulation peut très-bien se faire à l'intérieur des parties génitales, et le forceps le plus court peut parfaitement saisir une tête au détroit supérieur et même au-dessus du détroit supérieur, tout aussi bien qu'il la saisit sur une table d'amphithéâtre ; mais alors il s'y adapte dans des conditions tout à fait défavorables qui sont la conséquence forcée des données mathématiques exposées plus haut.

En effet, pour embrasser une tête placée en position transversale au détroit supérieur, le forceps doit s'ouvrir considérablement ; c'est surtout aux extrémités que se produit le pus grand écartement, la figure ellipsoïde que représentait l'instrument est complètement déformée, les extrémités qui, pour s'adapter à des petits diamètres, étaient recourbées presque perpendiculairement, sont devenues parallèles au nouveau diamètre saisi et rien ne peut s'opposer au glissement.

C'est là, je le répète, la seule raison qui rend nécessaire l'emploi d'un forceps plus long pour les applications au détroit supérieur, et pour tous les cas ou la tête est saisie dans un diamètre plus grand que le diamètre bi-pariétal.

Ces accusations que je dirige contre les forceps à branches excessivement courtes, ne sont pas fondées seulement sur des données théoriques, elles ne sont pas seulement justifiées par les expériences que l'on retrouvera plus loin, elles le sont encore par l'observation clinique. Je pourrais citer plusieurs jeunes médecins qui, en terminant leurs études ont cru devoir se munir du forceps qu'ils avaient entendu vanter et qui, après avoir à plusieurs reprises constaté son insuffisance et surtout ses dangers, lui ont donné les invalides et ont affecté au service actif, une de ces machines objet des proscriptions du savant professeur.

J'admets que dans un pays où il n'y a, pour ainsi dire, qu'un seul modèle de forceps, où cet instrument a pris naissance avec tous les défauts que comporte l'exiguïté de sa taille, on se résigne à en subir toutes les conséquences ; j'admets encore que, lorsque l'on a le choix entre un nombre infini de variétés, on adopte un instrument très-court, très portatif, destiné à la pratique ordinaire, à tous les cas incomparablement les plus nombreux d'applications au détroit inférieur, et que l'on se réserve de recourir à un autre instrument pour triompher des difficultés d'un autre ordre ; cette manière de faire est parfaitement excusable tant que l'attention n'a pas été éveillée sur les dangers résultant de la brièveté de l'instrument ; mais ce que je ne puis comprendre, c'est que l'on s'inspire si peu de l'axiome, *qui plus potest, potest minus*, qu'après avoir résolu la question du volume par la séparation du forceps en deux parties, on la complique en faisant construire un instrument très-coûteux, sur les manches duquel on peut à volonté, et suivant la position qu'occupe la tête dans le bassin , monter des branches de différentes dimensions ; c'est en vérité faire la partie trop belle à ceux qui sont tentés de prétendre que, même dans les régions les plus élevées de la science, on ignore complètement les notions mathématiques élémentaires sur lesquelles doit reposer la combinaison d'un forceps.

Impossibilité absolue de faire un bon forceps sans renoncer au principe du croisement des branches. — Modifications rendues possibles par l'articulation à l'extrémité manuelle et par la longueur des branches.

J'ai tant insisté sur les dangers qui résultent de la réduction exagérée de la longueur des branches du forceps, que je suis peut-être arrivé à faire perdre de vue mon principal objectif, à faire méconnaître la portée de mes intentions. Peut-être pensera-t-on que mes reproches ne s'adressent qu'à certaines variétés du forceps dans lesquelles cette réduction a atteint les dernières limites. Je dois à ce sujet bien préciser toute ma pensée : certainement, plus on réduit la longueur des branches, plus on exagère les défauts, mais je ne saurais trop hautement déclarer que c'est le forceps croisé lui-même qui est défectueux, et qu'il est absolument impossible de faire un bon instrument sans renoncer au principe du croisement des branches, sans cesser de faire de chacune d'elles un levier du premier genre.

Nous avons vu que l'action du forceps ne pouvait être rationnelle et inoffensive qu'à la condition : de n'exercer de compression que sur les parties réductibles du crâne, de comprimer un diamètre sans amener l'agrandissement du diamètre opposé, et enfin de modifier la forme de la tête sans diminuer sa capacité, en permettant et en facilitant son allongement. Nous allons démontrer que ces résultats ne peuvent être obtenus qu'à l'aide de modifications qui elles-mêmes ne sont possibles qu'avec l'articulation à l'extrémité manuelle, et avec des branches beaucoup plus longues que ne le comporte le système du croisement.

Avec le croisement des branches, l'articulation se fait toujours sur la ligne médiane, sur le prolongement de l'axe longitudinal de la tête, et, pour aller s'appliquer sur les faces latérales, elles doivent toujours diverger et s'écarter plus ou moins considérablement du parallélisme ; dès lors elles ne peuvent exercer sur la tête qu'une pression plus ou moins oblique.

Avec l'articulation à l'extrémité manuelle, les branches, au lieu de se réunir sur la ligne médiane, peuvent être articulées à une certaine distance l'une de l'autre, sur un manche transversal ; cette disposition leur permet d'être presque parallèles entre elles, dans toute leur étendue ; dès lors elles rencontrent la tête suivant la tangente, leur pression peut être considérée comme perpendiculaire au diamètre saisi et elle s'exerce sans tendance au glissement.

La longueur des branches permet de modifier et même de supprimer complètement la forme ellipsoïde des cuillers.

Les auteurs qui ont fait des forceps articulés à l'extrémité manuelle, Assalini, Thenance, Martin jeune,

MM. Valette, Mattei, etc., ont tous religieusement respecté cette ellipse traditionnelle et l'ont considérée comme indissolublement liée aux fonctions de l'instrument; Thenance seul a intentionnellement modifié cette forme de l'ellipse, mais sans soupçonner d'où venait la possibilité de cette modification et surtout sans en comprendre tous les avantages : « Mon forceps (dit-il), ou plutôt celui du célèbre Levret corrigé, a plus de longueur que tous ceux parvenus à ma connaissance; les cuillers depuis leur partie moyenne jusqu'à celle inférieure se rapprochent insensiblement, de manière que la courbure en est si légère, qu'on ne court pas le risque de repousser la tête de l'enfant dans le grand bassin en introduisant une des cuillers dans le détroit supérieur, ce qui doit nécessairement arriver lorsqu'elles ont plus de courbure. De cette forme des cuillers il s'en suit que le vagin et la vulve ne reçoivent qu'une dilatation graduée jusqu'au moment où la tête est sur le point de franchir les parties molles de la mère. » (1).

Cette remarque est de la plus grande justesse, mais elle prouve que Thenance n'avait rien vu au-delà, qu'il n'avait pas compris les autres avantages qui résultent de l'adoucissement de cette partie de la courbure de l'ellipse; il croyait simplement avoir modifié l'instrument de Levret, sans se douter que, parfaitement rationnelle avec les longues branches de son forceps, cette modification appliquée à toute autre variété du forceps croisé,

___

(1) *Nouveau forceps non croisé ou forceps du célèbre Levret perfectionné en 1781 avec la manière de s'en servir*, par Jean-Simon Thenance. Lyon, brumaire an x.

en eût fait immédiatement un instrument absolument impraticable. Du reste, cette modification de la forme était encore à ses yeux d'une importance tout à fait secondaire ; l'avantage essentiel c'était l'articulation à l'extrémité manuelle : « Ce qui distingue mon forceps de tous les autres, c'est qu'il possède cet avantage inappréciable, que les branches ne sont pas croisées » (1).

Il me reste encore de nombreuses propositions à développer ; mais je les ajourne parce qu'elles seront mieux comprises après la description du forceps de l'auteur ; celles qui précèdent, au contraire, en signalant les écueils à éviter, en montrant le but à poursuivre, faciliteront cette description que je puis maintenant aborder avec l'espérance de faire apprécier la portée de nuances délicates, de détails minutieux qui tous sont le résultat de patientes et laborieuses recherches, et qui pourraient paraître insignifiants à ceux qui ne se seraient pas suffisamment pénétrés des notions que je me suis efforcé de faire prévaloir.

---

(1) Thenance, *loco citato.*

DESCRIPTION DU FORCEPS DE L'AUTEUR

Différences radicales qui séparent ce forceps de celui de Thenance et des autres variétés de forceps non croisés.

Ecartement des branches à l'extrémité manuelle. — Suppression de l'ellipse.

Le forceps de l'auteur n'a jamais été complètement décrit, et il ne pouvait l'être tant qu'il restait un défaut à faire disparaître, une modification rationnelle à apporter. Grâce à cette absence de description on le considère généralement comme un forceps de Thenance, et on le juge en deux mots en lui adressant les reproches que l'on a l'habitude de diriger à tort ou à raison contre le forceps lyonnais.

Je ne saurais trop protester contre cette confusion. Il existe entre les deux instruments des différences radicales que je vais d'abord signaler en essayant d'en faire apprécier l'importance.

Comme je l'ai déjà dit, Thenance et ceux qui ont comme lui adopté le forceps non croisé ont tous cherché à ne s'éloigner que le moins possible du forceps de Levret; tous ont enveloppé la tête dans une ellipse ; j'ai au contraire, complètement rompu avec la tradition, et rien dans le forceps de l'auteur ne rappelle cette ellipse classique ; les branches sont droites dans toute leur étendue, excepté à l'extrémité, où elles sont légèrement recourbées.

Dans tous les forceps non croisés, les branches, accolées l'une à l'autre ou très-rapprochées l'une de l'autre à l'articulation, s'écartent plus ou moins brusquement au point où elles vont former l'ellipse obligatoire ; dans le forceps de l'auteur, au contraire, l'articulation se fait à l'aide d'une pièce transversale destinée à écarter les branches qui, ainsi séparées au point même de l'articulation, sont tenues à distance dans toute leur étendue pour former un grand espace vide dans lequel la science peut reproduire artificiellement l'allongement de la tête, ce grand fait physiologique de l'accouchement naturel, cette condition *sinè quâ non* de la terminaison rationnelle de la dystocie.

Si, à ces différences radicales on ajoute la flexibilité des branches, le mode de rapprochement des cuillers, etc., j'espère que mes lecteurs aborderont la description des détails, avec cette pensée qu'il ne s'agit pas seulement de banales modifications créées pour satisfaire un stérile besoin d'innovation, mais bien d'un instrument construit sur des principes essentiellement distincts de tout ce qui a été fait jusqu'à ce jour.

Description schématique. — Détails d'exécution.

Longueur des branches. — Courbure céphalique. — Terminaison des extrémités manuelles.

Les deux branches, la droite A B, la gauche A' B', (pl. II, fig. 1) mesurent 40 centimètres de l'articulation à l'extrémité des cuillers ; cette mesure est prise en suivant le contour des courbures, car en ligne droite elles ne mesurent que 37 centimètres.

Sur le plat, elles sont complètement droites du point A au point G, c'est-à-dire dans une longueur de 30 centimètres. A partir du point G commence la courbure dite sur le plat ou céphalique ; cette courbure est très-légère, elle est engendrée par un rayon L N, de 10 centimètres, décrivant, du point G à l'extrémité des cuillers, un arc de cercle qui rapproche chacune de ces extrémités de 3 centimètres de la ligne médiane, de sorte que lorsque les deux branches se touchent par les points B B' (fig. 2), elles sont parallèles entre elles dans la plus grande partie de leur étendue, où elles conservent le même écartement de 6 centimètres qui a été ménagé au départ, vers l'articulation.

La branche droite A B se termine à son extrémité manuelle par un crochet arrondi, rendu mousse au moyen d'une olive que l'on peut enlever à volonté pour en faire un crochet aigu; la branche gauche A' B' se termine par un crochet mousse aplati, recourbé à angle presque droit, comme dans la plupart des anciens forceps; seulement, pour des motifs que nous indiquerons plus loin, cette extrémité, au lieu d'être recourbée en dehors, est recourbée en dedans dans le sens de la courbure céphalique.

Largeur des branches dans les différents points de leur étendue.

De l'articulation A' au point L', c'est-à-dire dans une étendue de 21 centimètres, les branches ont une largeur uniforme de 13 millimètres ; à partir du point H' elles commencent à s'élargir pour donner naissance aux cuillers, qui, dans leur plus grande largeur, mesurent 5 centimètres, dont 16 millimètres pour les bords et 34 millimètres de vide pour former la fenêtre, qui, dans le sens de sa longueur, mesure 13 centimètres.

Aux points D D', les bords de la fenêtre présentent deux saillies, dans lesquelles sont formés deux petits crochets destinés à recevoir une anse de cordon dont nous verrons plus tard l'utilité, lorsque nous étudierons le forceps comme instrument de traction.

Au point T, la branche gauche est un peu élargie, pour renforcer cette partie affaiblie par le trou T, que l'on y a percé pour les besoins de l'articulation.

Epaisseur des branches dans les différents points de leur étendue.

De A à F, c'est-à-dire dans une étendue de 19 centimètres, l'épaisseur des branches est de 5 millimètres,
de F à H, point où commencent les cuillers, c'est-à-dire
dans une étendue de 2 centimètres, cette épaisseur
augmente graduellement ; au point H, elle atteint 7 millimètres 1/2 ; du point H au point L, c'est-à-dire dans
une étendue de 3 centimètres, elle ne varie plus ; puis,
à partir du point L, elle décroît insensiblement jusqu'au
point G où elle est réduite à 2 millimètres, proportion
du plus grand nombre des forceps modernes.

La branche droite A B est légèrement épaissie au
point A, pour recevoir une pièce de l'articulation ; la
branche gauche A' B' présente aussi au point correspondant, une certaine augmentation d'épaisseur, destinée
comme l'augmentation de largeur, à renforcer ce point
affaibli par le trou T.

Courbure sur champ.

Sur champ les branches sont absolument droites du
point A' au point H' ; à partir de ce point elles se relèvent de telle façon que, lorsque l'instrument est placé
sur un plan horizontal, son extrémité en est écartée de
40 centimètres, formant ainsi ce que l'on est convenu

d'appeler courbure de Levret, nouvelle courbure, courbure sur champ.

L'arc de cercle L' B' représentant cette courbure et passant par la partie moyenne des cuillers, est engendré par le rayon N O, de 17 centimètres. Cette courbure est celle adoptée par la plupart des auteurs, elle est d'ailleurs dictée par la disposition anatomique du bassin, avec les axes duquel, le forceps doit être autant que posssible concentrique.

Annexes du forceps.

Articulation.

Le manuel opératoire est le même, quelle que soit la branche qui ait été introduite la première ; placée sur les côtés, dans l'axe longitudinal du corps de la malade, elle ne gêne jamais le placement de sa congénère, avec laquelle elle se trouve toujours dans les conditions les plus favorables pour l'articulation, sans que l'opérateur puisse avoir à se préoccuper de la question du croisement ou du décroisement.

L'articulation se fait par l'intermédiaire de la pièce A V; cette pièce présente, au point A, un tenon qui entre dans une mortaise creusée, dans la branche droite A B; une vis traverse à la fois, au point A, la branche et le tenon de la pièce A V, formant ainsi une charnière, qui permet à cette pièce de se mouvoir dans la direction de la flèche P Q.

A 6 centimètres du point A, la pièce A V présente un épaulement destiné à s'appuyer contre les bords du trou T de la branche gauche ; au-delà de cet épau'ement est un mamelon dont la base a un diamètre égal à celui du trou T et dont la longu-ur est égale à la moitié de l'épaisseur de ce trou ; du centre de ce mamelon sort la vis qui termine la pièce A V ; sur cette vis court l'écrou E, portant un épaulement, et terminé par un mamelon semblables à ceux de la pièce A V.

Lorsque l'écrou E est en partie dévissé, la portion de la vis qui reste à découvert entre les deux mamelons, peut pénétrer dans l'encoche pratiquée au bord de la branche gauche pour conduire dans le trou T. Grâce à la mobilité de la pièce A V, cette introduction se fait toujours avec la plus grande facilité, lors même que les deux branches ont été introduites à des hauteurs iné-gales, et que leurs faces internes sont plus ou moins éloignées du parallélisme.

Lorsque la vis de la pièce A V a pénétré dans le trou T, il suffit de serrer l'écrou E pour rapprocher l'un de l'autre ces deux mamelons, dont les deux extrémités cylindro-coniques s'introduisent dans le trou T, et le rem-plissent après avoir ramené les deux branches à la même hauteur et au complet parallélisme ; la branche gauche, serrée alors entre le double épaulement de la pièce A V et de l'écrou E, se trouve assujettie de la manière la plus solide, et l'articulation est ainsi com-plétée.

Lorsque la première branche a été introduite, l'opé-rateur la confie à un aide qui la maintient en posi-tion au moyen d'une des moitiés de l'anneau coulant dont nous allons bientôt faire la description ; mais, pour suppléer à l'insuffisance possible de cet aide, l'opérateur peut tenir à la fois dans sa main gauche les crochets des deux branches, pendant que sa main droite dirige la vis de la pièce A V dans l'encoche de la branche gauche; c'est pour cela que le crochet de cette dernière branche est recourbé en dedans, ce qui l'empêche aussi de gêner la manœuvre de l'écrou.

Sans attacher une trop grande importance à la facilité de cette articulation et aux avantages qui en résultent pour une main peu exercée, je dois cependant insister sur sa complète innocuité.

Lorsque le jeu de l'écrou ramène les deux branches au parallélisme, il peut agir sur toutes les deux à la fois, ou sur l'une d'elles isolément. Si l'une des branches s'adapte exactement à une des régions de la tête fœtale, si elle a trouvé dans un point de la circonférence du bassin, une position dont on ne puisse la déplacer sans violence, et surtout une position ayant en face d'elle une région aussi favorable pour loger la branche opposée, son immobilité sera respectée, et c'est sa congénère qui évoluera lentement, librement dans le bassin, pour aller se placer d'elle-même à la place que la nature lui a assignée.

Dans tous les cas, chacune des deux branches exécute juste la somme de mouvement nécessaire pour se diriger vers les points du bassin où elles peuvent le mieux s'adapter, tantôt tournant autour de la tête, tantôt l'entraînant avec elle pour la saisir dans le sens le plus convenable.

Tous ces mouvements s'exécutent, pour ainsi dire, à l'insu de la malade, sans qu'elle perçoive la moindre sensation douloureuse; et l'on peut dire que ce temps de l'opération est véritablement pour elle, un temps de repos.

Peut-il en être de même lorsque l'opérateur doit diriger dans l'intérieur des organes, les extrémités de son instrument soustraites à ses regards, lorsqu'il doit exécuter cette manœuvre sans autre guide qu'un tact plus ou moins exercé, et surtout lorsqu'il cesse d'obéir à ce guide pour s'inspirer d'une idée préconçue et le plus souvent erronée ?

Les sagaces et consciencieuses observations de Mme Lachapelle établissent péremptoirement que, lorsque le forceps vient d'être articulé, ses branches affectent, le plus souvent, une position essentiellement différente de celle qui leur avait été assignée à l'avance dans la pensée de l'accoucheur. Ce fait, dont l'expérience confirme chaque jour l'exactitude, prouve de la manière la plus évidente, non-seulement que l'accoucheur, quelque habile qu'on puisse le supposer, ne connaît jamais à l'avance les points de la circonférence du bassin où son forceps peut être placé, mais encore et surtout que, dans l'immense majorité des cas, il fait un effort plus ou moins considé-

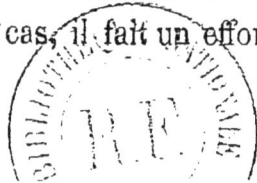

7

rable pour en diriger les cuillers dans des points où
elles ne peuvent absolument pas se caser.

Est-il possible d'admettre qu'une lutte semblable
puisse avoir lieu au sein des organes maternels, sans
produire des désordres plus ou moins serieux ? Si l'on
conservait à cet égard quelque illusion, les gémissements
de la malade, ses cris à cette période de l'opération, les
lésions qui n'ont pu se produire qu'à ce moment et
dont on constate trop souvent l'existence, suffiraient,
sans doute, pour faire cesser ce trompeur et dangereux
optimisme.

Flexibilité des branches. — Mode de rapprochement. —
Anneau coulant.

Les conditions de longueur, de largeur et d'épaisseur
dans lesquelles ont été construites les branches du forceps de l'auteur, créent à cet instrument des aptitudes
toutes spéciales qui en modifient de la manière la plus
complète, et le mécanisme et la fonction.

Au lieu d'être rigides, les branches jouissent d'une
notable flexibilité.

Nous avons vu jusqu'ici que plus les branches d'un
forceps étaient longues, moins elles s'éloignaient du

parallélisme lorsque l'on en opérait le rapprochement ou l'écartement ; mais, quelle que soit la longueur que l'on ait adoptée, ce parallélisme n'est jamais absolument complet ; et lorsque la partie moyenne des cuillers est en contact avec un des points culminants de la voûte, avec les bosses pariétales, par exemple, les branches ne peuvent pas se rapprocher l'une de l'autre, et exercer une pression quelconque à ce point, sans en exercer une plus considérable aux extrémités, sur la base, sur les régions irréductibles, ou dont la réduction est inutile pour le but final de l'opération.

L'allongement des branches du forceps n'a donc amené qu'une certaine amélioration, amélioration considérable, il est vrai, mais qui ne constitue pas la perfection ; cette perfection va être obtenue par la flexibilité des branches.

Continuons de supposer la tête saisie par son diamètre bi-pariétal. La partie moyenne des cuillers étant en contact avec les points les plus saillants de cette région, si l'on exerce une pression sur la portion des branches du forceps comprise entre ce point de contact et l'articulation, on met en jeu la flexibilité et l'on comprime le diamètre saisi ; mais en même temps il se produit un phénomène de la plus haute importance, un phénomène qui bouleverse toute l'économie du forceps, et sur lequel je ne saurais trop insister. Lorsque les branches plient sous la pression exercée entre la tête et l'articulation, cette pression n'est plus transmise à l'extrémité des cuillers ; ces extrémités, au lieu de se rapprocher de la base du crâne, s'en écartent au contraire

d'une manière sensible, pour prendre la forme indiquée
par la ligne ponctuée (pl. III, fig. 1).

Les branches ne représentent pas, comme dans le
forceps croisé, un double levier du premier genre dont
le point d'appui est à l'articulation, la puissance à l'extrémité des manches et la résistance à l'extrémité des
cuillers ; elles ne représentent plus, comme dans les
forceps droits ordinaires, un levier du troisième genre
dont le point d'appui est à l'articulation, la résistance
à l'extrémité des cuillers et la puissance entre ces deux
points ; elles constituent un double levier du *second*
genre dont la puissance est au point où l'on opère la
pression, dont le point d'appui et la résistance, sans ligne de démarcation tranchée, se confondent et s'exercent
sur les parties saillantes et réductibles de la voûte ; un le
vier enfin, qui décrit ses arcs de cercle les plus grands, non
pas à l'extrémité des cuillers, comme dans tous les forceps
droits ou croisés employés jusqu'ici, mais bien aux
points correspondants au sommet de la tête ; produisant
ainsi une pression qui a pour effet, non seulement de
comprimer le diamètre saisi, mais surtout d'allonger la
tête en l'attirant dans l'espace vide ménagé pour recevoir cet allongement.

Pour opérer la flexion des branches et les maintenir
dans cette position pendant la durée de la période
d'extraction, on a recours à un anneau coulant A C
(fig. 2). Avant l'application, cet anneau est divisé en
deux moitiés ; chacune d'elles accompagne la branche

sur laquelle doit s'exercer son action ; après l'articulation on les réunit en les présentant l'une à l'autre dans la
position figurée en A C. La vis V fait charnière avec la
moitié C de l'anneau coulant ; si on la ramène dans l'axe
de l'instrument, on la fait pénétrer dans la fente qui
existe dans la longueur de la moitié A, représentée
en plan et de grandeur naturelle (fig. 3) ; serrant alors
l'écrou E, les deux moitiés sont réunies, et l'on a l'anneau complet représenté en A' C', anneau susceptible de
s'agrandir ou de se diminuer à volonté tant que l'on n'a
pas serré à fond l'écrou E, pour faire pénétrer la petite
saillie triangulaire qui termine la moitié C, dans une des
encoches similaires taillées dans la moitié A. Arrivées à ce
point, les deux moitiés ne peuvent plus s'écarter et elles
fixent les branches dans la plus complète immobilité.

La question de la flexibilité des branches du forceps
est beaucoup plus complexe que ne semblent le croire
ceux qui la réduisent à une simple diminution d'épaisseur. Nous avons vu qu'en ce qui concerne le forceps
croisé, si l'on diminue la rigidité des branches en les
amincissant, on est obligé de la restituer en diminuant la
longueur et en exagérant la courbure.

Quant aux forceps non croisés, ils n'ont eu jusqu'ici
de raison d'être qu'avec des branches excessivement
rigides. Ce n'était qu'à cette condition qu'il était permis
de compter sur la solidité de la prise ; les moyens de
rapprochement : serviette de Thenance, cliquet de Martin, anneau coulant du Dr Valette, etc. étaient appliqués

trop loin des extrémités pour exercer une pression suffisante, et sans la rigidité des branches, le glissement eût été inévitable.

La flexibilité des branches du forceps, en modifiant complètement la fonction de l'instrument, implique nécessairement la modification des agents de cette fonction, et notamment celle des appareils destinés à rapprocher les cuillers, à exercer la pression de l'ovoïde fœtal. Ces appareils doivent agir aussi près que possible de la tête, aussi près que possible des extrémités de l'instrument, pour annuler complètement la flexibilité des parties situées au-delà de leur sphère d'action, et s'opposer au glissement dans le sens de l'axe longitudinal du forceps.

Si l'on réfléchit que cette action doit s'exercer à une très-grande hauteur, jusque dans l'intérieur des organes génitaux de la mère, on comprendra sans peine quelles difficultés ont dû présider à la combinaison de ces agents.

Après une série d'essais, dont quelques-uns remplissaient plus ou moins bien les indications, sans toutefois me satisfaire complètement, j'ai dû être ramené à l'idée la plus élémentaire, la plus primitive, celle de l'anneau coulant ; mais quelle que simple que soit cette idée, quel que simple surtout que puisse paraître le problème après la solution que je lui ai donnée, je dois reconnaître que je ne suis arrivé à le résoudre qu'après d'innombrables tâtonnements, et que c'est la combinaison la plus facile qui s'est présentée la dernière à mon esprit.

Ces difficultés, grossies sans doute par mon insuffisance, sont aujourd'hui surmontées, et, sans laisser place
aux moindres *desiderata*, le but est complètement atteint
au triple point de vue : de la facilité d'exécution pour le
fabricant, de la facilité d'application pour l'accoucheur
et de l'innocuité pour la malade.

Les deux moitiés dont se compose l'anneau coulant,
se réunissent par une manœuvre si facile, si bien à la
portée de tous, qu'elle se devine à la seule inspection des
pièces, sans même qu'il soit besoin d'une démonstration;
ses variations de grandeur sont telles que l'on peut obtenir un écartement des branches de 6 centimètres 1/2
et le réduire au besoin à 4 centimètres, de manière à
s'adapter à tous les diamètres des têtes, et à exercer tous
les degrés de compression que l'on juge nécessaires ;
il suffit enfin de desserrer légèrement la vis pour opérer le relâchement, si on croit utile de faire cesser
la compression pendant la durée de l'opération, ou
pour dégager l'instrument lorsqu'elle est terminée.

Cependant l'anneau coulant n'est qu'une partie du
tout, et il ne saurait fonctionner utilement en dehors des
conditions de construction indiquées pour le forceps de
l'auteur. Si les branches sont juxtà posées vers l'articulation, l'anneau glisse sur deux plans inclinés fortement
divergents, chaque centimètre de parcours opère un
rapprochement considérable des extrémités, mais la puissance de ce rapprochement est en raison inverse de son
étendue ; puis, la divergence des cuillers augmentant encore vers la naissance de l'ellipse, non-seulement il ne

peut plus avancer, mais il recule aussitôt qu'on l'aban-
donne à lui-même; et pour agir efficacement il faudrait
qu'il fût poussé avec une vis, comme dans le forceps de
Burton ou dans le céphalotribe du Dr Valette ; l'on
comprend alors combien cette puissance deviendrait
dangereuse.

Je ne connais dans la science que deux forceps auxquels on ait appliqué le système de l'anneau coulant,
c'est celui de Burton, qui n'a, je crois, jamais fonctionné,
et celui du Dr Valette, qui, par les défauts que je viens
de signaler, est passible des mêmes reproches que le forceps de Thenance.

Avec le forceps de l'auteur les choses se passent tout
autrement. Glissant sur deux plans inclinés très-peu divergents, sur deux lignes parfaitement droites, l'anneau
coulant ne rencontre aucune saillie, aucun renflement
qui puisse lui faire obstacle, et il peut être poussé régulièrement jusqu'à un point, au-delà duquel les portions
des cuillers qui le dépassent, sont trop courtes pour pouvoir s'écarter, jusqu'à un point où cette inflexibilité est
d'ailleurs acquise par l'augmentation d'épaisseur que
nous venons de signaler.

La solidité de la prise est ainsi obtenue par le fait seul
de l'obstacle apporté à l'écartement des cuillers et en
dehors de toute pression; cette pression n'est donc plus
utile que pour obtenir la réduction de la tête ; elle peut
varier depuis le simple contact jusqu'à la compression la
plus énergique du diamètre embrassé; l'anneau coulant,
au gré de l'accoucheur et suivant les besoins de l'opéra-

tion, peut n'être que la continuation d'un léger rapprochement obtenu avec la main, ou devenir l'initiateur d'une force dont l'action ne peut être comparée qu'à celle du coin.

Dans le premier cas l'opérateur, serrant modérément les branches dans leur partie moyenne, pousse l'anneau coulant jusque dans l'intérieur des parties génitales ; cet agent incomplètement serré se met de lui-même à la mesure du point où on l'a dirigé. Il suffit alors de l'immobiliser par la pression de la vis, pour que le forceps reste invariablement dans la position où l'avait placé la pression de la main.

Si l'on veut, au contraire, exercer une pression plus considérable, on fait fléchir les branches dans leur partie moyenne ; puis, ajustant l'anneau coulant au point où elles se sont le plus rapprochées, on le fait ensuite glisser aussi haut que possible, et l'on obtient une pression des plus énergiques.

Toutefois, quelle que soit la force employée, elle ne saurait jamais prendre des proportions trop considérables, et la pression qui en résulte reste toujours proportionnée à la flexibilité des branches. Cette flexibilité qui nous a déja permis de distribuer la pression sur les parties de la tête où elle peut agir utilement, et de l'annuler sur ceux ou elle serait inutile et dangereuse, va nous rendre un nouveau service en nous permettant d'en limiter la puissance, et de protéger l'accoucheur contre ses propres excès.

On comprend sans peine que des résultats aussi importants ne peuvent être obtenus avec des combinaisons

livrées au hasard ou aux caprices de l'arbitraire ; la
flexibilité des branches doit être renfermée dans de certaines limites, en deçà et au-delà desquelles on ne peut
espérer un fonctionnement régulier et rationnel. Trop
flexibles, les branches, tout en compromettant la solidité
de la prise, ne transmettraient à la tête qu'une pression
insuffisante ; trop rigides, elles transmettraient l'effort
aux extrémités ; on perdrait ainsi une grande partie des
avantages de la flexibilité, et la pression redeviendrait
violente, brutale et impondérée.

S'il est facile de comprendre ce que doit être la flexibilité des branches du forceps, il est absolument impossible de préciser *à priori* et théoriquement les conditions de longueur, de largeur, d'épaisseur, de répartition d'épaisseur qui peuvent assurer cette fonction et la
renfermer dans les limites qui permettent d'atteindre le
but poursuivi ; je n'ai pu arriver à cette détermination
que par de nombreux tâtonnements et par des expériences multipliées ; aussi je ne saurais trop recommander aux fabricants qui voudront reproduire le forceps
de l'auteur, de se conformer rigoureusement aux mesures que j'ai données avec la plus minutieuse attention.

Tel est le forceps de l'auteur. Je pense en avoir fait
une description assez exacte, non-seulement pour en
faire parfaitement comprendre le mécanisme, mais encore pour permettre aux fabricants de le reproduire dans
tous ses détails. Je ne saurais cependant terminer sans
aller au-devant d'une objection : On lui reprochera sans

doute de manquer de cachet et d'élégance. Je reconnais moi-même qu'au point de vue de l'esthétique il laisse énor mément à désirer; mais je dois dire aussi que plus je me rapprochais de la perfection au point de vue de la fonction, plus mes lignes acquéraient de raideur, plus je m'éloignais de ces courbes gracieuses, si recherchées dans les forceps modernes.

Nous allons bientôt voir l'instrument à l'œuvre; nous allons démontrer expérimentalement les avantages réalisés, les dangers conjurés; mais, en attendant ces expériences, qu'il me soit permis de rappeler que la tête embrassée par le forceps de l'auteur, pl. 3, fig. 1, est la même que celle qui est saisie par le forceps croisé dans les positions indiquées, fig. 2, 3 et 4 de la même planche, et l'on m'accordera sans doute qu'il serait difficile de trouver, je ne dis pas un accoucheur, mais même un homme du monde un peu intelligent qui, cette planche à la main, ayant à faire saisir la tête de son enfant par nn forceps, hésiterait un seul instant dans le choix de l'instrnment; et peut-être commencera-t-on à reconnaître que j'ai eu quelques raisons de négliger le côté artistique de la question, pour n'en rechercher que la véritable et sérieuse utilité pratique.

ACTION DU FORCEPS SUR LE BASSIN

Du forceps en général et surtout du forceps de l'auteur au point de vue des intérêts de la mère.

Dangers des forceps courts.

Jusqu'ici nous n'avons examiné le forceps qu'au point de vue de son action sur la tête fœtale, mais l'accoucheur n'a pas seulement à se préoccuper du salut de l'enfant, il doit veiller surtout à ne pas compromettre la vie de la mère, et dans une application de forceps, il y a une solidarité complète entre les deux individus confiés à ses soins. Il est évident que moins la tête subira de réduction dans ses différents diamètres, plus les efforts de traction devront être considérables, plus grandes aussi seront les réactions contre le bassin de la mère. Si le forceps ne diminue pas le diamètre qu'il embrasse, s'il augmente le diamètre opposé, il ne saurait être douteux que l'accouchement ne sera possible qu'à l'aide d'efforts immenses qui doivent nécessairement aboutir à un degré plus ou moins considérable d'écartement du système osseux du bassin.

Un grand nombre d'accoucheurs ont si bien compris les dangers courus par la mère dans les cas graves, qu'ils n'hésitent pas à faire le sacrifice de l'enfant. Depuis l'immense retentissement des leçons d'Osborn, la crâniotomie est devenue d'un usage vulgaire en Angleterre, où l'on professe l'indifférence la plus complète pour la vie de l'enfant.

« C'est un principe fondamental, dit Blundell, principe approuvé par le cœur et par la raison, que nous devons sauver la mère sans nous inquiéter de l'enfant (1) ».

R. Gooch va plus loin : « Mieux vaut détruire l'enfant, même sans nécessité, que d'exposer la mère à des accidents. » Il ajoute : « Mon prédécesseur, William Thynne, avait l'habitude de dire : « mieux vaut perforer six têtes d'enfants sans nécessité que d'exposer une seule mère (2) ».

« La crâniotomie est souvent, en Angleterre, pratiquée sans l'emploi préalable du forceps. « Sur 16,654 accouchements qui se sont présentés dans l'espace de 7 ans à l'hôpital de Dublin, Robert Collins n'a appliqué le forceps que 24 fois, mais il pratiqua 118 fois la crâniotomie (3) ».

En France on est plus timoré. Cependant les idées anglaises tendent à s'y introduire. Le savant professeur

---

(1) Alexandre Lévy, *loco citato*.
(2) Alexandre Lévy, *loco citato*.
(3) Alexandre Lévy, *loco cituto*.

d'accouchements de la Faculté de Paris, tout en ne proscrivant pas l'emploi du forceps, est tout aussi explicite dans les restrictions qu'il apporte à son usage : « Je fais, dit-il, deux ou trois applications de forceps, je n'y emploie pas toute ma force, et, vivant ou non, je sacrifie l'enfant (4) » .

Lorsqu'on est parvenu à dominer ce sentiment naturel qui nous porte à repousser, avec effroi, l'idée de porter un instrument de mort sur un enfant vivant encore, on est obligé de reconnaître que cette pratique est parfaitement rationnelle, et qu'elle est dictée par une philanthropie véritablement éclairée ; certainement il est logique d'épargner aux mères les chances d'un effrayant traumatisme, lorsqu'en compensation de ces désordres, on n'a d'autre perspective que celle d'amener *per fas et nefas*, un enfant mort ou atteint de lésions trop graves pour lui permettre de continuer la vie.

Mais il doit être bien entendu que ces préceptes ne sont acceptables qu'à une condition : c'est qu'il ne puisse exister aucun doute sur l'excellence du forceps employé, c'est que l'on soit absolument certain qu'il ne crée pas et qu'il n'aggrave pas la dystocie.

Ce qui peut s'accepter et s'excuser au nom d'une inexorable nécessité, constituerait une pratique barbare et homicide, s'il existait dans la science un instrument capable d'exercer sur la tête du fœtus une pression plus rationnelle, plus susceptible d'atténuer les résistances, en respectant à la fois les intérêts sacrés de la mère et de l'enfant.

---

(4) Pajot, *Céphalotripsie répétée sans traction.*

Aussi j'espère que le temps n'est pas éloigné où l'on y
regardera à deux fois avant de s'arroger le droit de vie
et de mort sur un enfant ; et tous ceux qui, par leur
position, par leur notoriété, par l'enseignement qui leur
est confié, peuvent être considérés comme ayant charge
d'âme, ne pourront continuer de proclamer la légitimité
de ce droit, qu'à la condition d'avoir discuté à fond la
valeur de mes idées, d'en avoir prouvé l'inanité, d'avoir
démontré que je me suis bercé d'illusions, et que le forceps doit continuer à être considéré comme une longue
pince exerçant toujours des fonctions identiques, quel que
soit son mode de construction.

Cette tâche pourrait peut-être paraître facile, et le
silence aurait certainement suffi, si je m'étais borné à
des développements théoriques; mais l'expérience m'a
surabondamment démontré que les arguments les plus
inexpugnables se brisent fatalement contre la tradition, contre la routine, contre l'indifférence qu'engen-
dre cette aveugle croyance dans l'identité d'action de
tous les forceps. Elle m'a surtout appris qu'il n'est qu'un
moyen d'ébranler ces convictions, c'est de recourir à la
méthode expérimentale pour rendre sensibles et tangi-
bles tous les effets dont la théorie m'a révélé l'existence.

C'est ainsi que je suis arrivé à instituer des expériences, qui non seulement vont faire toucher du doigt et
de l'œil les pressions supportées par les différentes régions de la tête fœtale et par les parois du bassin ; mais
qui permettront encore d'en mesurer la puissance, d'en

peser l'intensité, s'imposant ainsi avec la toute-puis-
sance de faits indéniables, indiscutables, justiciables
seulement du témoignage des sens et se passant, par
conséquent, de toute espece de commentaire.

Dans toutes ces expériences, la comparaison sera
établie entre le forceps de l'auteur d'une part, et d'un
autre côté entre deux types du forceps croisé que je place
à chacune des extrémités de l'échelle, considérant l'un
comme le moins défectueux, et l'autre comme le plus
imparfait et le plus dangereux de toute cette variété
d'instruments; le premier est un forceps de Hatin, à
faible courbure sur le plat, dont les branches mesurent 27 centimètres de l'articulation à l'extrémité des
cuillers; le second a une courbure très-prononcée, ses
branches ne mesurent que 19 centimètres, c'est le petit
forceps du professeur Pajot.

APPAREILS DE DÉMONSTRATION

Description des appareils créés pour démontrer
expérimentalement l'action comparée des ferceps.

PREMIER APPAREIL.

Tête artificielle.

Ces expériences ne peuvent être faites ni avec des
bassins naturels, ni avec des véritables têtes de fœtus.
un bassin naturel, organe passif et muet, ne saurait
témoigner des réactions exercées contre ses parois ;
quant aux têtes de fœtus, non-seulement il est difficile
de s'en procurer en nombre suffisant, mais elles ne
réunissent aucunes des conditions nécessaires pour un
examen comparatif; la pression d'un premier forceps les
déforme ou les brise, et elles ne peuvent plus servir utilement pour étudier l'action d'un autre instrument.

Après les essais les plus multipliés pour construire
une tête artificielle simulant exactement la nature, j'ai dû
à l'intelligent concours de MM. Galante, de Paris, d'en
obtenir une qui remplit de la manière la plus complète
et la plus satisfaisante toutes les conditions du programme.

Cette tête est en caoutchouc vulcanisé, elle est massive
dans toutes les parties qui correspondent à la face et à la
base du crâne, et elle présente un vide correspondant à
la cavité crânienne. Ce vide est rempli d'eau, c'est-à-dire
d'un liquide incompressible qui permet à cette région
de changer de forme, en donnant à l'expérimentateur
l'assurance qu'elle n'a pas diminué de capacité.

Non-seulement elle présente toutes les conditions
de réductibilité de la voûte et d'incompressibilité relative
de la base du crâne, mais après chaque expérience elle
revient sur elle-même, toujours prête pour une nouvelle
démonstration, et de plus, elle évite toutes les chances
d'erreur résultant de la difficulté d'apprécier la compression du cerveau qui, dans une tête naturelle, peut être
masquée, soit par le refoulement de l'organe dans le canal
rachidien, soit par l'effacement plus ou moins complet
des ventricules cérébraux, soit par le tassement des circonvolutions.

DEUXIÈME APPAREIL.

Bassin artificiel.

Le bassin naturel est remplacé par une filière artificielle
(pl. IV), dont les parois sont susceptibles de s'écarter ou
de se rapprocher, pour simuler des rétrécissements dans
les sens correspondants aux diamètres bi-latéraux et
antéro-postérieurs des bassins naturels. Seulement, cette
filière est rectiligne, afin de pouvoir bien isoler les effets
produits par le forceps, de ceux qui seraient le résultat
de l'excentricité de la traction.

Le diamètre bi-latéral est représenté par les deux
montants parallèles A B et A' B'. Lorsque ces deux montants sont placés de manière à créer un rétrécissement donné de ce diamètre, ils peuvent, à volonté,
être fixés invariablement, ou avoir la possibilité de s'é-
carter, en simulant un peu de laxité des attaches ligamenteuses d'un bassin naturel. Dans ce dernier cas, ils
sont maintenus rapprochés l'un de l'autre par un ressort R, excessivement puissant, dont il faut vaincre la
résistance, pour produire un écartement dont l'étendue
est enregistrée par une aiguille marchant sur un petit
cadran C, dont chaque division représente un millimètre.

Le diamètre antéro-postérieur ou sacro-pubien est
représenté par les pièces D D et D' D', formant chacune
une moitié de la lunette qui constitue la filière; la

moitié postéro-inférieure D D de cette lunette, repose sur la planche qui sert de base à l'appareil; la moitié antéro-supérieure D' D' s'écarte et se rapproche de sa congénère, en coulissant entre les deux montants latéraux.

Comme pour le détroit inférieur, les rétrécissements peuvent être fixes ou susceptibles d'écartement limité par la tension du ressort R', placé dans l'intersection d'un cordon qui, attaché au montant E, va se fixer au montant opposé E' en passant à cheval sur deux poulies P fixées à une planchette qui appuie sur le segment supérieur de la lunette, et en limite l'ascension; l'étendue de l'écartement de ces deux pièces est inscrite par l'aiguille marchant sur le cadran C'. Un montant perpendiculaire, placé en avant de l'appareil, et s'appuyant sur lui par l'intermédiaire des traverses T T et T' T', sert de point d'appui au tracteur qui, fixé dans des trous percés de distance en distance, agit dans des directions que l'on peut varier à volonté.

TROISIÈME APPAREIL.

Appréciation de la pression exercée par l'extrémité des cuillers.

Pour apprécier le rapprochement des extrémités des cuillers et la pression qu'elles exercent sur la base du crâne, j'ai dû adapter solidement à chacune de ces extrémités, un petit appareil A et B (fig. 4, pl. II).

Ces appareils se continuent dans le prolongement de l'axe longitudinal de l'instrument, de manière à dépasser la tête ; une petite tige A B est placée perpendiculairement à l'extrémité des deux pièces précédentes, elle est fixée par une vis à la pièce B et traverse une fenêtre ménagée dans la pièce A. Lorsque l'on rapproche les branches du forceps, ce rapprochement fait mouvoir un petit cadran C, glissant à coulisse sur la tige A B, taillée en crémaillère, pour faire marcher la petite aiguille qui marque en millimètres, l'étendue du rapprochement des deux cuillers (1).

Tels sont les appareils qui, dans leur extrême simplicité, vont me permettre d'apprécier rigoureusement et mathématiquement l'action des différentes variétés de forceps sur la tête fœtale, et les réactions qui, pendant les tractions, s'exercent contre les parois du bassin.

---

(1) On peut se procurer ces appareils de démonstration chez MM. Galante (de Paris).

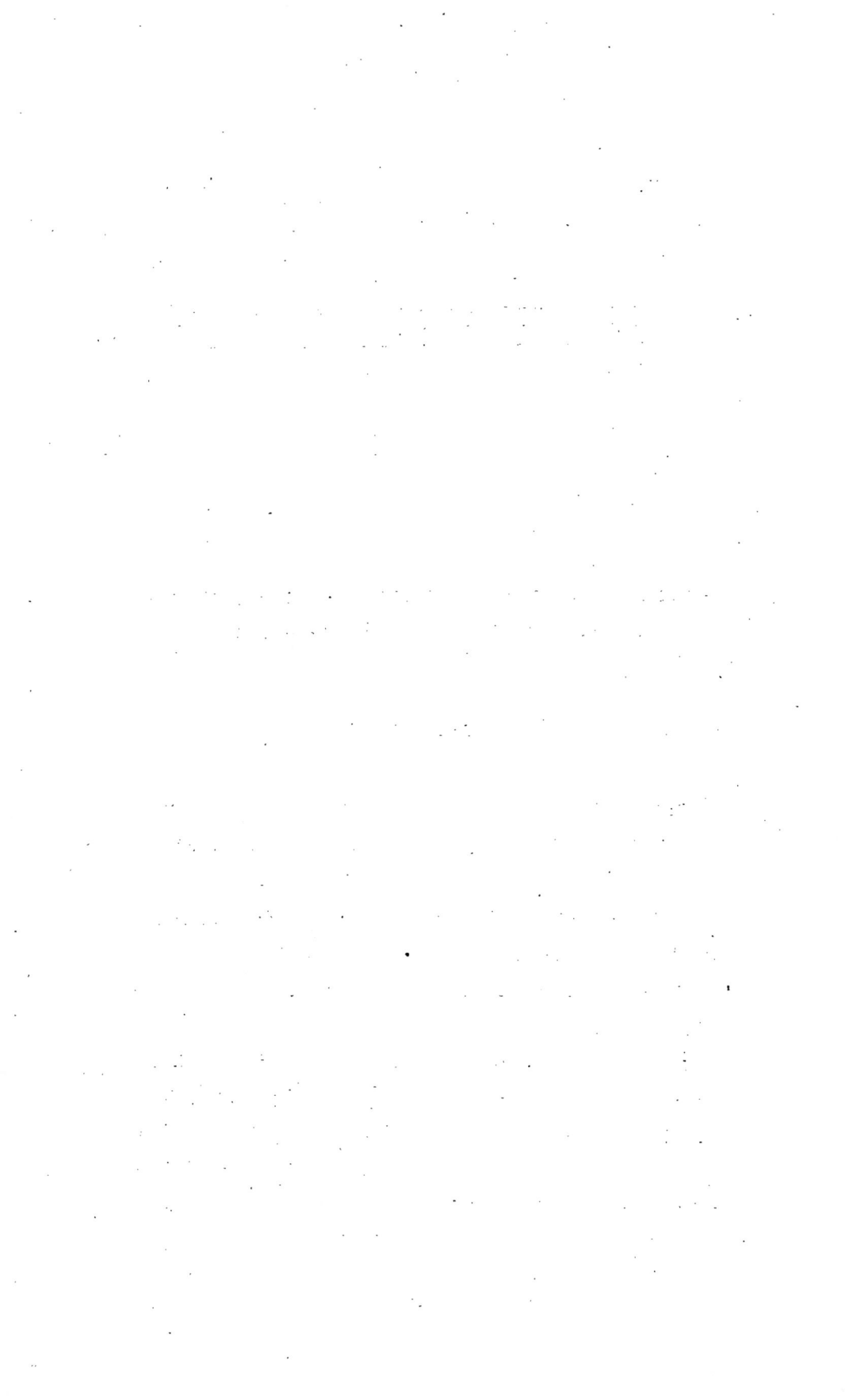

PREUVES EXPÉRIMENTALES

Action du forceps sur la tête fœtale. — Répétition
des expériences de Baudelocque.

PREMIÈRE EXPÉRIENCE.

*Différence de réduction du diamètre bi-pariétal, suivant
la variété du forceps qui exerce la compression.*

Mon premier soin a dû être de répéter les expériences
de Baudelocque, mais en me plaçant à un tout autre
point de vue que celui où s'était placé le savant accoucheur.

Baudelocque comme tous ceux qui, après lui, ont répété ses expériences, avait préjugé l'identité d'action
de tous les forceps. Ils s'était proposé de rechercher
quelle était cette action sur la tête du fœtus, et quelles
étaient ses variations, suivant le plus ou moins de solidité, le plus ou moins de laxité de cette tête ; je vais, au

contraire, démontrer l'exactitude des données théoriques que j'ai développées jusqu'ici, en établissant expérimentalement la différence de réduction que l'on peut obtenir, en employant telle ou telle variété de forceps appliqué à la même tête.

Examinons d'abord ce qui se passe lorsque la tête est saisie régulièrement par son diamètre bi-pariétal.

Le diamètre bi-pariétal de la tête artificielle mesure 10 centimètres; si on l'embrasse avec le forceps de l'auteur, il suffit d'une légère pression exercée à la partie moyenne des branches, pour le réduire à 9 centimètres, y compris l'épaisseur des cuillers. Cette réduction s'obtient sans agrandissement du diamètre occipito-frontal, mais on constate un allongement notable de la tête, dont le diamètre trachelo-bregmatique s'augmente de 6 millimètres.

Si la tête est saisie dans le même sens et dans les points correspondants, avec le forceps de Hatin; comme cet instrument est très-légèrement courbé sur le plat, la partie moyenne des cuillers est d'abord seule en contact avec le point le plus saillant du diamètre bi-pariétal, les extrémités sont à une certaine distance de leur point de contact avec la tête; les premiers efforts de pression ont donc pour résultat d'amener assez facilement une certaine réduction de ce diamètre; mais cette réduction s'arrête aussitôt que les extrémités des cuillers viennent s'appuyer sur la région solide et incompressible correspondant au maxillaire inférieur et, quelque grands que puissent être les efforts de pression, elle ne dépasse pas 5 millimètres.

En répétant l'expérience avec le forceps de Pajot on constate que la réduction est nulle ou insignifiante, elle correspond à peine à l'épaisseur des cuillers. Les extrémités étant d'emblée en contact avec les points incompressibles de la tête, elles constituent un obstacle invincible à tout rapprochement.

DEUXIÈME EXPÉRIENCE.

Parallèle entre la force employée et les résultats obtenus. — Démonstration expérimentale des causes qui produisent ces différences.

Pour peu que l'on ait suivi avec quelque attention les considérations théoriques qui ont précédé cette expérience, on doit nécessairement en apprécier à l'avance les résultats ; et cependant il n'est pas absolument impossible que je rencontre quelques confrères tentés de donner de ces faits, une toute autre explication que celle qui résulte de leur mode de production.

Il est un certain nombre d'accoucheurs qui, peu familiarisés avec les notions géométriques et mécaniques, considèrent instinctivement la longueur des branches d'un forceps comme impliquant nécessairement une idée d'augmentation de force et de puissance ; j'en ai vu invoquant comme un argument, l'effroi que leur inspirait la vue de cette *longue tenaille ;* ils trouveront donc tout naturel d'expliquer cette réduction de la tête, par l'exagération de la pression qu'exerce le forceps de l'auteur.

Il suffit qu'une semblable appréciation puisse se produire pour que je considère comme un devoir de la discuter.

Le forceps non croisé représente, abstraction faite de la flexibilité des branches, un double levier inter-puissant ; or, quelle que soit la longueur de ce levier, lorsque la puissance agit sur un point également distant du point d'appui et de la résistance, la moitié seulement de l'effort est transmise à la résistance ; c'est précisément ce qui se passe avec le forceps de l'auteur sur lequel la main qui opère le rapprochement agit à peu près sur la partie moyenne des branches.

Avec le forceps croisé, au contraire, chaque branche représente un levier du premier genre, et si l'on suppose, ce qui est à peu près exact, la longueur des cuillers égale à celle des manches, l'effort que l'on exerce sur ces derniers, représente exactement la pression subie par la tête à l'extrémité des cuillers, pression qui, sans l'obstacle que rencontre cette extrémité, serait bien plus considérable encore à la partie moyenne des cuillers, au point correspondant à la région la plus saillante du diamètre bi-pariétal. Si d'un autre côté on note que, dans mes expériences, j'ai agi sur le forceps de l'auteur avec

une force moitié moindre de celle que j'employais pour
opérer le rapprochement des manches des forceps croisés, on reconnaîtra, que dès mes premiers pas dans la voie
de l'expérimentation, j'ai mis en évidence ce fait capital,
qu'avec une force quatre fois moindre, une variété de
forceps peut produire des effets plus que décuples de
ceux que l'on obtient avec une autre variété.

La même méthode va me permettre de démontrer que
les causes de ces différences sont bien celles que la théorie m'avait fait pressentir.

Répétons pour cela l'éxpérience précédente, mais après
avoir armé chacune des branches de nos forceps du petit appareil décrit plus haut et représenté fig. 4, pl. II;
plaçons le cadran au point ou son aiguille marque zéro,
puis, après avoir amené les extrémités des cuillers au
contact de la tête, fixons la tige de manière que ces
extrémités ne puissent se rapprocher sans faire marcher
le cadran, et indiquer l'étendue de ce rapprochement.

Lorsque dans ces conditions nous opérons avec le
forceps de l'auteur, et que nous obtenons une réduction
de plus d'un centimètre du diamètre bi-pariétal, on peut
constater que non-seulement le cadran est resté immobile, mais même que la branche correspondante du petit appareil s'en est sensiblement écartée. Il n'y a donc
eu aucune pression exercée par l'extrémité des cuillers.

Avec le forceps de Hatin, lorsque l'on obtient une réduction de 5 millimètres du diamètre bi-pariétal, l'ai-

guille du cadran indique un rapprochement de 5 millimètres aux extrémités ; établissant ainsi que chacune
d'elle a dû pénétrer de deux millimètres et demi dans la
région maxillaire.

Avec le forceps Pajot la réduction du diamètre bi-pariétal étant nulle, le rapprochement des extrémités est
porté jusqu'à 10 millimètres, chacune des branches a pénétré de 5 millimètres dans la partie de caoutchouc
massive qui constitue la région maxillaire (1).

Si l'on veut se rendre compte de la pression suppor-

---

(1) Ces expériences et celles qui vont suivre m'avaient paru
ouvrir à la question du forceps des horizons tellement vastes et
tellement nouveaux que je n'hésitai pas à demander au savant
professeur d'accouchements de la Faculté de Paris, qu'il voulût
bien me permettre de le remplacer quelques instants dans sa
chaire pour développer mes idées devant lui et devant ses élèves. Cette faveur était franchement et loyalement sollicitée par
une lettre des plus confraternelles.

J'avais exposé ma méthode à Montpellier, à Strasbourg, à
Marseille. J'avais eu l'honneur d'être écouté avec la plus extrême bienveillance par les savants professeurs Dumas, Stoltz et
Villeneuve. MM. Dumas et Stoltz, en véritables amis de la science,
avaient invité à ma conférence leurs collègues de la Faculté,
leurs chefs de service, leurs élèves, ils avaient usé de toute leur
influence pour grossir mon auditoire ; j'espérais rencontrer à
Paris un accueil aussi bienveillant, mais je m'étais grossièrement
trompé.

Il m'a été répondu : « Concourez pour l'agrégation, et après
votre réception vous pourrez user à discrétion, non plus d'une
faveur, mais d'un droit. »

tée par la tête aux points correspondants à l'extrémité des cuillers, il suffit de savoir que pour opérer un rapprochement de 5 millimètres, il faut une force de 4 kilogrammes; cette force est de 8 kilogrammes pour un rapprochement de 7 millimètres, et elle ne doit pas être moindre de 11 kilogrammes lorsque le rapprochement est porté à 10 millimètres.

On peut se représenter sans peine quels effets doit produire une pression de 11 kilogrammes, s'exerçant par une surface limitée, angulaire, et s'exerçant en pure perte sur une région dont le diamètre n'apporte aucun obstacle à l'accouchement.

Si j'ai été peu touché de la forme blessante que M. Pajot a essayé de donner à sa réponse, je n'en ai pas moins vivement regretté son refus. Au nom de l'humanité, je me berçais de l'espoir de rallier le savant professeur à des idées que je crois vraies et fécondes; si elles sont fausses, j'aurais encore été heureux pour la dignité de la science, de le mettre dans le cas de les discuter avec connaissance de cause, et de lui fournir pour les combattre, d'autres armes que le sarcasme et l'ironie.

Toutefois, la science n'y perdra rien; il est heureusement d'autres tribunes que la chaire de l'éminent professeur, et quelque peu libéral, quelqu'intolérant que puisse être son enseignement, la vérité percera toujours les lignes de douane par lesquelles il cherche vainement à en protéger le monopole.

TROISIÈME EXPÉRIENCE.

Action des différentes variétés de forceps sur la tête sai-
sie d'une bosse frontale, à la bosse occipitale opposée.

Je n'étudierai pas l'action du forceps saisissant la tête
en position franchement transversale; il suffit de mettre
un forceps quel qu'il soit en rapport avec le diamètre
occipito-frontal, pour se convaincre que la préhension
de ce diamètre est tout à fait irréalisable, elle ne devient possible qu'à la condition que l'occiput ait été
abaissé; et alors ce n'est plus le diamètre occipito-frontal, mais bien le diamètre sous-occipito-frontal 'qui est
embrassé, et comme dans ce cas l'application est presque toujours oblique, et que le plus souvent la tête est
saisie d'une bosse frontale à la bosse occipitale opposée,
c'est dans cette position que nous allons examiner l'action des différentes variétés de forceps.

Lorsque la tête artificielle est saisie dans le sens de son
diamètre oblique, par le forceps de Hatin, l'instrument
mesure, à son plus grand écartement, 125 millimètres.

Lorsqu'elle est saisie par le forceps Pajot, il mesure
120 millimètres.

Lorsqu'elle est saisie par le forceps de l'auteur, le plus
grand écartement n'est que de 111 millimètres.

Dès le début de cette expérience nous avons donc dégagé ce fait capital : qu'une *même* tête étant saisie dans le
même sens par *différents* forceps, le problème de l'extraction se trouve posé dans des conditions telles, que,
suivant la variété de forceps employé, la filière du bassin
devra être franchie par un corps de 125, de 120, ou de
111 millimètres de diamètre.

Cependant il ne s'agit encore que d'une simple juxta-
position des cuillers autour de la tête, que d'un acte de
préhension indépendant de toute espèce de pression, et
de toute tentative de réduction.

Voyons ce qui va se produire lorsque, volontairement
ou involontairement, cette pression sera mise en jeu, soit
par l'accoucheur, soit par le bassin lui-même faisant
l'office d'une filière ou d'un anneau coulant.

Avec le forceps de l'auteur, une pression modérée,
exercée avec la main sur la partie moyenne des cuillers,
détermine facilement une réduction de 8 à 10 millimètres.

Avec le forceps de Hatin, on obtient aussi une réduction considérable, une réduction qui n'a de limites que
la réductibilité de la tête, jusques et y compris les fractures. Les branches, d'une épaisseur grande, d'une
rigidité absolue, n'ont qu'une très-faible courbure. Il
en résulte que, lorsque l'instrument embrasse un diamètre un peu considérable, les extrémités sont très-éloi-
gnées de leur point de contact avec la tête, et que rien ne
mettant obstacle au rapprochement de la partie moyenne

des cuillers et à l'allongement de la tête, la réduction s'opère dans des conditions assez favorables. Toutefois cependant, il y a, entre la pression produite par ce forceps et celle que détermine le forceps de l'auteur, toute la différence qui sépare, l'action de branches lourdes, massives, inflexibles, de l'action d'autres branches légères, souples et se moulant sur les parties qu'elles embrassent. D'ailleurs, à égalité de réduction, il reste toujours la différence qui existait au point de départ. Après une réduction de 10 millimètres, le plus grand écartement du forceps de l'auteur est amené à 101 millimètres ; il reste à 115 avec le forceps de Hatin.

Ajoutons encore, que cet avantage d'une réduction à peu près rationnelle, n'est obtenu que par la création d'un autre défaut, par l'absence de solidité de la prise. Avec la faiblesse de courbure des extrémités, il faut une pression excessivement énergique, pour s'opposer au glissement dans le sens de l'axe longitudinal de l'instrument et, dans les cas réellement difficiles, cette pression n'est jamais suffisante, que lorsque le bassin lui-même vient faire obstacle à l'écartement des cuillers.

Le forceps Pajot peut au premier abord paraître préférable au forceps de Hatin, puisque son plus grand diamètre est inférieur de 5 millimètres. Cette différence est le résultat de l'épaisseur moins considérable des branches ; nous allons voir ce qu'elle va devenir pendant le cours de l'opération.

Pour prendre la mesure du plus grand écartement du forceps Pajot, la tête est placée avec la main, elle est placée et maintenue dans une position qu'elle ne peut conserver; pour la faire saisir, aussi avant que possible, il faut l'appuyer dans l'angle formé par le croisement des branches; mais dans ces conditions les cuillers sont trop écartées, les extrémités sont à une certaine distance de l'ovoïde fœtal, et dès les premiers efforts pour rapprocher l'instrument, il va se produire un mouvement de projection en avant, qui ne s'arrêtera que lorsque les extrémités seront arrivées au contact; alors, le faible avantage que ce forceps semblait avoir sur le forceps de Hatin, aura complètement disparu. Ce ne sera plus 120, mais 130 millimètres qu'il mesurera à son plus grand écartement, il ne sera plus en rapport avec la tête que par les extrémités de ses cuillers, il sera prêt à lâcher prise aux premiers efforts de traction, à moins qu'une pression énergique, secondée par les parois du bassin, ne s'oppose à un plus grand écartement; en un mot il réalise toutes les conditions nécessaires pour produire les fractures de l'arcade orbitaire, les éviscérations de l'œil, ou un de ces accidents qui justifient si bien la pratique des partisans de la céphalotripsie hâtive, mais qui condamnent encore mieux l'emploi d'un instrument aussi dangereux.

Action du forceps sur la tête du fœtus et sur le
bassin de la mère.

QUATRIÈME EXPÉRIENCE.

*Passage de la tête tirée avec différents forceps à travers
un bassin dont le diamètre bi-ischiatique est inférieur d'un centimètre au diamètre correspondant de la
tête. — Différences dans la force de traction.*

Si les données théoriques que j'ai exposées sont exactes, si la partie moyenne des cuillers en contact plus ou
moins intime avec la région bi-pariétale de la tête fœtale,
ne peut comprimer cette région sans exercer une pression plus grande enocre sur les régions correspondant
aux extrémités de ces cuillers, il est évident que l'effort
de traction devra être d'autant plus considérable, que la
tête sera saisie avec une des variétés de forceps dont
l'action se fait le plus sentir aux extrémités.

Il y a plus de six ans que je poursuis la démonstration de cette vérité si simple, si élémentaire. Peu de
temps après le congrès de Lyon, j'étais arrivé à un commencement de preuve expérimentale ; à cette époque,
j'invitai le docteur Berne à répéter avec moi des expé-

riences qui devaient trancher une question sur laquelle nous avions été assez profondément divisés. Notre honorable confrère empêché, délégua son secrétaire le docteur Debauge, auquel je pus faire constater le fait suivant : Après avoir saisi une tête de fœtus à terme, avec mon forceps, je la fis passer à travers une filière artificielle, présentant un certain degré de rétrécissement ; ce passage s'effectuait avec un effort de traction de 25 kilogrammes. Saisie dans le *même* sens, avec *le forceps adopté par le docteur Berne, la même tête*, malgré la réduction subie déjà dans une première épreuve, ne put traverser le *même* rétrécissement qu'avec un effort de 30 kilogrammes.

Pour moi le résultat n'était pas douteux, la théorie était pleinement sanctionnée par l'expérience ; je me hâtai donc de demander à la Société de médecine de Lyon, de nommer une commission devant laquelle je devais répéter des expériences analogues Mais malheureusement les têtes de fœtus, dont je pus disposer à ce moment, n'étaient pas très-convenables, j'eus le tort de créer des rétrécissements trop considérables, ces têtes sortirent brisées, déformées par la première expérience, et la contre-épreuve ne put fournir que des résultats négatifs. J'étais dûment atteint et convaincu d'avoir rêvé tout éveillé, et la lumière devait encore rester sous le boisseau ; car, si mes convictions n'avaient pas été le moins du monde ébranlées, je devais bien reconnaître que j'étais à peu près seul de mon avis, en ce qui concerne l'action différentielle des diverses variétés du forceps.

Toutefois, j'aurais grand tort de me plaindre des obstacles que j'ai rencontrés, car en me rivant à la question, en me forçant à une étude opiniâtre et incessante,
les objections de mes honorables confrères m'ont permis d'en sonder toutes les profondeurs, elles m'ont
ouvert des horizons nouveaux que je n'avais pas même
soupçonnés, et en grandissant considérablement mon
champ d'expérimentation, elles m'ont mis dans le cas de
ne laisser, sans une solution précise et mathématique,
aucun des points controversés.

Je commence d'abord par reprendre l'expérience si
complétement avortée devant la Commission de la Société de médecine.

Saisissons la tête artificielle avec le forceps de
l'auteur, dans le sens de son diamètre bi-pariétal;
disposons l'appareil, représenté planche IV, de manière à
créer un rétrécissement du diamètre bi-ischiatique. Pour
cela, plaçons les montants A B et A' B' à une distance
telle, que la tête ne puisse passer sans subir une réduction d'un centimètre; tirons le forceps à l'aide de deux
cordons attachés chacun à une fenêtre de l'instrument, et
reliés à l'appareil de traction fixé au point N; et nous
constaterons que, pour faire franchir à la tête ce rétrécissement, il faut une force de 18 kilogrammes appré-
ciée au dynamomètre placé à l'intersection de l'un des
cordons.

Répétons l'expérience avec le forceps de Hatin : Sai-

sissons la tête dans le même sens, attachons le forceps
de la même manière et aux points correspondants; il
faudra pour obtenir le même résultat, employer une
force de 25 kilogrammes.

A la troisième épreuve faite avec le forceps Pajot, la
traction devra dépasser 30 kilogrammes.

Tels sont les faits à la démonstration desquels j'avais
tout d'abord l'intention de me borner. Je pensais qu'il
suffirait de les avoir mis en évidence, qu'il serait facile
de remonter de l'effet à la cause ; et que tout le monde
comprendrait que cette augmentation de résistance doit
nécessairement se traduire par des pressions plus grandes
de la tête par le bassin, et par des réactions plus considérables contre les parois de ce dernier. Mais aujourd'hui,
je vais beaucoup plus loin, non-seulement je suis parvenu
à rendre ces effets sensibles sur les différents points du
bassin et de la tête fœtale, mais j'en ai mesuré et traduit en chiffres, la puissance et l'intensité.

Recherchons d'abord les causes de l'augmentation de
la résistance dans cette dernière expérience.

CINQUIÈME EXPÉRIENCE.

Passage de la tête tirée avec différents forceps à travers un bassin dont le diamètre bi-ischiatique est rétréci d'un centimètre. — Appréciation de la pression sur la tête et de la pression cœcentrique contre la paroi correspondante du bassin.

D'après les idées théoriques émises précédemment, l'augmentation de la résistance résulte de la difficulté que rencontrent les deux cuillers du forceps pour se rapprocher au niveau des bosses pariétales, et exercer sur cette région la pression qui doit en amener la réduction. Cet obstacle au rapprochement de la partie moyenne des cuillers, est lui-même le résultat de la pression exercée par leurs extrémités sur les parties de la face ou de la base du crâne, plus ou moins irréductibles. Il est, en outre, bien évident qu'il doit y avoir une tendance à l'écartement des parois du bassin, et que cette pression excentrique contre les parois, doit être proportionnelle à l'intensité de l'effort nécessaire pour effectuer le passage.

Pour compléter l'expérience précédente et lui donner toute sa signification, il me reste donc, à démontrer la réalité des pressions exercées à l'extrémité des cuillers,

à rendre sensibles celles que doivent supporter les parois
correspondantes du bassin, et enfin, à en mesurer l'intensité.

Pour connaître la pression exercée par la tête contre
les côtés du bassin, nous allons disposer le bassin artificiel (pl. IV), de telle façon que le montant A B restant fixé, son congénère A' B' puisse s'en écarter sous
l'influence de l'effort excentrique produit par la traction.
Comme nous l'avons déjà exposé dans la description de
l'appareil, le montant A' B' est tenu rapproché de
A B par le ressort R; augmentons la tension de ce
ressort jusqu'à ce que, saisie avec le forceps de l'auteur, la tête puisse passer sans amener d'écartement;
puis voyons ce qui va se passer avec les autres variétés du forceps.

Comme je viens de le dire, l'écartement des côtés du
bassin est nul lorsque la tête est saisie avec le forceps
de l'auteur; de plus, la petite traverse A B, de l'appareil
décrit page 118, et représenté pl. II, fig. 4, étant disposée de telle façon que les extrémités du forceps ne
peuvent se rapprocher sans faire mouvoir le cadran C,
on constate que non-seulement ce cadran n'est pas mis
en mouvement, mais encore que la pièce A s'en éloigne
sensiblement; prouvant ainsi que, non seulement il n'y
a point de pression par l'extrémité des cuillers, mais
qu'au contraire ces extrémités ne sont même plus en
contact avec la tête; ce qui explique parfaitement la
nature des stigmates laissés par le forceps de l'auteur

dont les cuillers sont fortement empreintes sur la tête fœtale, dans toute leur continuité, excepté à l'extrémité.

En répétant l'expérience avec le forceps de Halin, on constate, comme dans la quatrième expérience, l'augmentation de la force nécessaire pour faire franchir la filière ; et de plus, les aiguilles indiquent, sur le cadran C du bassin artificiel, un écartement de 5 millimètres des parois du détroit inférieur ; et sur le cadran C de l'appareil annexé aux branches du forceps, un rapprochement de 6 millimètres des extrémités des cuillers.

Avec le forceps Pajot la résistance a encore augmenté dans la même proportion ; l'écartement du détroit inférieur est de 8 millimètres, et les extrémités des cuillers se sont rapprochées de 7 millimètres.

Nous avons vu dans la deuxième expérience quelle force était nécessaire pour déprimer la partie massive de la tête, pour opérer ce degré de rapprochement des extrémités des cuillers. Nous savons donc quelle pression subit la tête dans ses régions irréductibles. Il nous reste à chercher quelle est celle que subissent les côtés du bassin.

Pour acquérir cette notion il nous suffira de mesurer l'effort nécessaire pour écarter le montant A' B' de son congénère A B et nous saurons que, pour écarter les parois du détroit inférieur de 5 millimètres, il faut une force de 30 kilogrammes, et que pour les écarter de 8 millimètres cette force devra être de 36 kilogrammes.

De cette expérience et de celle qui précède on est donc autorisé à déduire les propositions suivantes :

1° Etant donnés un certain degré de rétrécissement du détroit inférieur, et une tête qui ne peut franchir ce rétrécissement sans subir une certaine réduction de son diamètre bi-pariétal, l'effort nécessaire pour amener l'extraction sera d'autant plus considérable que la tête sera saisie avec un forceps à branches plus courtes de l'articulation, à l'extrémité des cuillers.

2° Les pressions subies par les parties irréductibles de la tête, les pressions excentriques exercées contre les parois du diamètre rétréci, seront en raison directe de la brièveté des branches du forceps.

L'on m'objectera sans doute que les rétrécissement du détroit inférieur sont rares, et que le plus souvent l'obstacle n'est pas constitué par le diamètre saisi entre les cuillers du forceps, mais bien par le diamètre opposé ; cette objection est parfaitement fondée, je m'empresse de le reconnaître, aussi j'y ai répondu d'avance en cherchant à établir théoriquement tout ce qu'il y a d'irrationnel, dans tous les cas, à comprimer la tête avec un instrument qui ne favorise pas, ou qui empêche son allongement.

Il me reste à démontrer expérimentalement la justesse de ces données théoriques, en prouvant que l'effort nécessaire pour opérer l'extraction, augmente toujours en raison de la brièveté des branches du forceps, et que cette augmentation de la résistance résulte, non-seulement de l'obstacle créé par le diamètre saisi entre les cuillers du forceps, mais encore de celui qui est constitué par le diamètre opposé.

SIXIÈME EXPÉRIENCE.

Passage de la tête tirée avec différents forceps à travers un bassin rétréci dans tous les sens. — Variation de la force de traction.

Organisons l'appareil (pl. IV) de manière à simuler un bassin rétréci dans tous ses diamètres ; rapprochons la demi-lunette D' D' de sa congénère D D et fixons-la à une distance telle que la tête ne puisse passer sans subir, dans son diamètre occipito-frontal, une réduction analogue à celle qu'elle subit dans son diamètre bi-pariétal. Lorsque la tête sera saisie avec le forceps de l'auteur, il faudra, pour lui faire traverser la filière, une force d'environ 45 kilogrammes.

Cette force devra être de 50 kilogrammes lorsque la tête sera saisie avec le forceps de Hatin.

Elle sera de 55 à 60 kilogrammes lorsque l'on expérimentera avec le forceps Pajot.

Le rapprochement des extrémités, nul avec le forceps de l'auteur, sera, avec les autres instruments, à peu près dans les mêmes proportions que dans l'expérience précédente.

SEPTIÈME EXPÉRIENCE.

Tête tirée par différentes variétés de forceps à travers un bassin rétréci dans tous ses diamètres. — Pressions excentriques contre la paroi opposée à celle qui est en contact avec le forceps.

Dans la cinquième expérience, le forceps agissait comme un coin pour écarter la paroi qui lui correspondait. Nous allons maintenant établir que cette pression s'exerce également sur la paroi opposée, et que, conformément à la loi que j'ai établie, elle est d'autant plus forte que les branches sont plus courtes.

Opérant sur le bassin rétréci comme dans l'expérience précédente, conservons l'inamovibilité des parois du diamètre bi-ischiatique, et disposons l'appareil de manière à permettre un certain écartement du diamètre antero-postérieur ; puis, nous donnerons au ressort R' une tension suffisante pour que, saisie par le forceps de l'auteur, la tête passe sans produire d'écartement.

Dans ces conditions, lorsqu'elle sera saisie avec le forceps de Hatin, le segment de lunette D' D' s'écartera de 3 millimètres de son congénère D D. Cet écartement sera enregistré par l'aiguille qui fonctionne sur le cadran C'.

Lorsque la tête sera saisie avec le forceps Pajot l'écartement atteindra 5 millimètres.

Pour connaître quelle est la pression excentrique que supporte le diamètre antéro-postérieur du bassin, il me suffira de mesurer l'effort nécessaire pour produire les divers degrés d'écartement de la demi-lunette D' D' ; et, lorsque je saurai qu'il faut une force de 35 kilogrammes pour l'éloigner de 3 millimètres, qu'il faut 40 kilogrammes pour l'éloigner de 5 millimètres, j'aurai complété le programme que je m'étais tracé en commençant ces expériences ; j'aurai démontré *de visu* les différences de pression que subissent à la fois la tête et le bassin, suivant les variétés de forceps employé, et j'aurai traduit en chiffres l'intensité de ces pressions sur les différents points de ces organes.

Mais il me restera encore à établir expérimentalement dans quelle proportion la pression de la tête est transmise à la pulpe cérébrale, et à rendre sensibles les différents degrés de compression que subit la masse encéphalique, suivant que la tête est saisie avec telle ou telle autre variété de forceps.

COMPRESSION DU CERVEAU

Des différences de pression subie par la masse
encéphalique, suivant la variété du forceps employé.

*Passage de la tête tirée avec différents forceps à travers
un bassin rétréci dans tous les sens. — Différence de
quantité du liquide intra crânien expulsé par une ouverture donnée.*

De tout ce qui précède il résulte que, plus le forceps
détermine l'allongement de la tête, plus il en facilite la
réduction, plus il diminue les efforts nécessaires pour en
opérer l'extraction, plus il atténue les pressions excentriques supportées par les parois du bassin et, l'on pour-

rait théoriquement ajouter, plus il diminue la pression exercée sur la masse encéphalique.

Cette dernière proposition ressort, il est vrai, jusqu'à la dernière évidence de l'interprétation logique et rationnelle de toutes les expériences précédentes, mais elle n'en découle pas d'une manière absolument explicite, la preuve expérimentale ne saurait être considérée comme faite.

On pourrait oublier que, dans les expériences tentées pour apprécier la réductibilité de la tête par la pression de la main, j'ai établi mathématiquement que cette pression transmettait à la partie moyenne des cuillers du forceps de l'auteur, un effort beaucoup moins considérable que celui qui est transmis au point correspondant des autres variétés du forceps ; on pourrait oublier que la pression excentrique subie par les parois du bassin, doit donner la mesure exacte de la pression concentrique que le bassin exerce réciproquement sur la tête ; puis, tenant compte de l'absence de courbure brusque du forceps de l'auteur, on pourrait, avec un semblant de raison admettre qu'il s'engage comme un coin très-allongé et que, même avec un minime effort de traction, il peut faire subir à la tête une pression très-considérable. L'on serait ainsi amené à penser que c'est par la compression exagérée du contenu que l'on parvient à modifier la forme du contenant.

Quelle que peu fondée que soit cette objection, je ne dois pas la laisser sans réponse; la question est d'ailleurs d'une importance trop capitale pour ne pas la traiter à fond théoriquement, pratiquement et expérimentalement. C'est en me plaçant à ce triple point de vue que je vais démontrer la rigoureuse exactitude de cette nouvelle proposition : *La compression subie par le cerveau du fœtus est en raison directe de l'obstacle que le forceps apporte à l'allongement de la tête.*

Supposons une tête traversant la filière du bassin, saisie et entraînée par un forceps s'opposant d'une manière absolue à tout allongement. Elle est comprimée dans deux sens : dans l'un par les parois opposées du bassin, dans l'autre par les cuillers du forceps. Cette compression a pour premier résultat de rapprocher les circonvolutions du cerveau, de faire disparaître tous les vides qui les séparent, d'effacer les cavités ventriculaires, en un mot, de tasser la pulpe cérébrale jusqu'à ce qu'elle soit transformée en un corps incompressible. Lorsqu'elle est arrivée à cette densité, elle réagit à son tour contre les parois du crâne, et les distend violemment dans tous les points qui échappent à la double compression du bassin et du forceps. L'on observe alors cet écartement des sutures, cette distension des fontanelles, tous ces phénomènes si fidèlement observés, si bien décrits, mais malheureusement si mal interprétés par M. Joulin.

Quelque explication que l'on essaie de donner de cette distension des sutures et des fontanelles, on est obligé de reconnaître qu'elle n'est pas le résultat de l'action directe du forceps ou du bassin, mais qu'elle

10

est produite indirectement par le cerveau lui-même, qui, comprimé dans deux sens différents, fuit devant cette pression pour se porter dans les points où il rencontre le moins de résistance.

Pour s'assurer du fait, il suffirait de répéter l'expérience après avoir évacué une certaine quantité de substance cérébrale, et l'on verrait la dépression se produire dans les points comprimés, mais sans distension de ceux qui échappent à la compression.

Énoncer un pareil fait et proposer une semblable expérience, c'est presque une naïveté que je ne me serais certainement pas permise dans un ouvrage sérieux, si je n'avais pas eu à montrer combien ils diffèrent d'un autre fait et d'une autre expérience dont ils sont destinés à faire ressortir l'importance capitale.

En effet, les choses se passent tout autrement lorsque la réduction de là tête est obtenue par les efforts expulsifs de l'utérus, ou par un forceps qui en facilite l'allongement. Cette réduction et cet allongement ne sont plus produits par l'intermédiaire de la pulpe cérébrale comprimée et réagissant contre les parois de la voûte pour en modifier la forme, ils sont le résultat de l'action directe des forces compressives allongeant la voûte par le redressement de ses courbures ; et si, lorsque l'on emploie un forceps mettant obstacle à l'allongement de la tête, il suffit d'évacuer une certaine quantité de substance cérébrale pour empêcher la distension des sutures, on comprend très-bien que si le forceps ne s'oppose pas à cet allongement, il continuera de se produire malgré le vide fait dans la boîte crânienne, tout aussi bien et par le même mécanisme que si cette boîte était dans un état de plénitude complète.

Mais est-ce à dire que le cerveau ne subit dans ce cas aucune compression ? Émettre une pareille assertion, ce serait affirmer que tous les enfants doivent être amenés vivants par le forceps de l'auteur, ce serait dire que la mort n'a jamais été le résultat de la compression produite par les seuls efforts utérins. Il est évident qu'en changeant de forme, la tête entraîne avec elle la substance cérébrale et qu'elle ne peut, sans la comprimer, en changer la configuration ; seulement il est facile de comprendre que si cette compression est inévitable, elle est infiniment moindre que celle observée et décrite par M. Joulin.

Jusqu'ici les accoucheurs n'ont eu de la compression subie par le cerveau pendant une application de forceps, qu'une notion instinctive et vague, vague surtout au point de vue de l'étiologie. Tous, oubliant la si judicieuse explication de Baudelocque, se bornent à dire que le forceps ne peut pas agir comme l'utérus, que son action est brusque, instantanée, qu'elle s'exerce sur des surfaces limitées, etc.

Il faut arriver à M. Joulin pour assister à une vérita-

ble révélation de la différence des effets produits par la
matrice, et de ceux obtenus par certains forceps ; pour
voir la nature prise sur le fait comme dans une saisissante photographie, nous montrant d'une part le froncement des sutures et des fontanelles, et de l'autre la distension de ces membranes.

On n'observe pas avec tant de perspicacité des phénomènes de cette importance, sans en apprécier plus ou
moins exactement les conséquences pratiques, et cependant M. Joulin les entrevoit à peine, il s'efforce d'en atténuer la portée, et se borne à cette simple observation :
« Sans être exempte de sérieux inconvénients, je crois,
que cette compression de totalité est moins grave pour
le fœtus, que celle plus locale qui se fait au contact de
l'angle sacro-vertébral. » (1).

On pourrait jusqu'à un certain point comprendre ce
raisonnement si, avec cette compression de totalité, on
évitait les compressions plus locales qui se font au contact de l'angle sacro-vertébral ; mais loin de les éviter,
on les aggrave au contraire dans des proportions considérables, car il faut toujours que l'angle sacro-vertébral déprime le diamètre qui lui correspond, et il est bien
évident que cette dépression sera d'autant plus grande
et plus difficile, que ce diamètre sera lui-même plus
agrandi, plus distendu et plus résistant.

L'évidence tire les yeux, et cependant M. Joulin s'y
refuse, instinctivement peut-être, parce que c'est une

---

(1) Joulin, *Traité complet d'accouchements*, page 1065.

question de vie ou de mort pour l'aide-forceps, mais surtout aussi parce qu'il n'a vu que le fait matériel sans en poursuivre l'interprétation. S'il était remonté de l'effet à la cause, il aurait bien vite reconnu que, s'il était dans le vrai en disant que la tête, serrée dans deux sens différents, doit naturellement, en raison de son incompressibilité, s'allonger dans le sens de son diamètre vertical, il s'en écartait en ne reconnaissant pas que son forceps s'opposait à cet allongement, en ne reconnaissant pas qu'il avait été dupe d'une illusion lorsqu'il constatait que ce phénomène est très-facilement appréciable sur son bassin d'expérimentation, et qu'il s'était infailliblement trompé, puisque la distension des sutures et des fontanelles ne peut et ne doit se produire que lorsqu'il existe un obstacle à l'allongement.

Les expériences cadavériques, aussi bien que les faits cliniques, établissent il est vrai, que, lorsque la tête traverse la filière du bassin, saisie par le forceps de l'auteur, elle se réduit par des procédés absolument identiques à ceux qu'emploie l'utérus, et sans qu'on puisse constater la distension des sutures signalées dans les expériences de M. Joulin. Mais cette distension des sutures n'est qu'une preuve rationnelle de la compression du cerveau, elle n'en est pas un phénomène objectif certain ; on ne voit, on ne constate la preuve matérielle de cette compression que dans les cas rares où la substance cérébrale a été refoulée en dehors de la cavité crânienne, et repoussée jusque dans la poitrine comme dans les observations citées par M. Bailly. Or, la pulpe cérébrale est très-dense, elle adhère par des connexions

vasculaires nombreuses aux membranes qui la renfer-
ment, elle ne peut être exprimée en dehors du crâne
que par des ouvertures très-petites; aussi cette expulsion ne se produit que très-exceptionnellement et avec
des désordres, tels que l'on ne peut la reproduire expérimentalement dans nn but de comparaison. Il n'en est
pas de même de l'eau contenue dans la tête artificielle.
Pour peu que la cavité de cette tête ait une ouverture
qui la mette en communication avec l'extérieur, le liquide s'échappera en quantité d'autant plus considérable qu'il sera plus énergiquement comprimé, et nous
aurons tous les éléments d'une appréciation rigoureuse
et indiscutable des divers degrés de compression subie
par le liquide intra-crânien, suivant la variété du forceps employé, pour opérer l'extraction de la tête.

Pour donner à cette appréciation le cachet de la plus
scrupuleuse exactitude, il suffira de rendre les termes
de la comparaison parfaitement identiques, et pour cela
nous aurons à nous placer dans les conditions suivantes :

1° Permettre l'écoulement du liquide par une ouverture donnée, égale pour tous les forceps expérimentés ;

2° Saisir la tête dans une position identique avec les
différents forceps, et lui faire franchir une filière identiquement rétrécie ;

3° Ne permettre l'écoulement du liquide qu'à un moment donné, et lorsque la traction est arrivée à un degré d'intensité égal pour tous les forceps ;

4° Mouvoir la manivelle du tracteur avec une vitesse égale dans toutes les expériences ;

5° Mesurer ou peser après chaque expérience le li-quide écoulé, et en réintégrer une égale quantité dans la tête, pour opérer d'une manière identique dans l'expé-rience suivante.

Tel est le programme que nous allons essayer de réaliser.

Faisons d'abord pénétrer dans l'intérieur de la cavité de la tête artificielle, un tube qui permettra l'écoulement du liquide par un ajutage d'un demi-millimètre de diamètre ; ce tube est provisoirement fermé par un robinet.

Nous constatons que dans cet état la tête pèse 1 kil. 240 grammes.

Nous la saisissons avec le forceps de l'auteur dans le sens de son diamètre bi-pariétal, et nous l'engageons dans le bassin artificiel préalablement rétréci d'un cen-timètre dans chacun de ses diamètres. Nous exerçons des tractions progressivement croissantes jusqu'à ce que le dynamomètre indique un effort de 25 kilogrammes. Lorsqu'il est arrivé à ce point nous ouvrons le robinet, nous continuons la traction en faisant exécuter à la manivelle 4 tours par minute, et lorsque la tête est dégagée, nous constatons qu'il a fallu faire 8 tours de manivelle pour lui faire franchir la filière et qu'il s'est écoulé 7 grammes de liquide.

Réintroduisons ce liquide dans la cavité de la tête, et, après nous être assurés que nous lui avons rendu son poids primitif, nous répétons l'expérience avec le forceps de Hatin, et nous constatons qu'il a fallu 9 tours de manivelle, et que la quantité de liquide écoulé s'est élevée à 13 grammes.

Avec le forceps Pajot, le nombre des tours de manivelle sera encore augmenté, il n'en faudra pas moins de 11, et il se sera écoulé 20 grammes de liquide.

Si l'on veut bien me permetre de résumer en deux mots cette dernière expérience, je rappellerai que nous avons agi : sur la MÊME *tête, saisie dans le* MÊME *sens, traversant la* MÊME *ouverture, tirée dans les* MÊMES *conditions, remplie d'une* MÊME *quantité de liquide, laissant écouler le* MÊME *liquide par une* MÊME *ouverture.*

*D'où peut venir cette différence dans la quantité du
liquide expulsé? D'où peut venir cette différence de pression exercée par les divers forceps?*

Ai-je besoin de rappeler que, dans toutes les expériences qui précèdent, j'ai complètement supprimé, plus
qu'on ne peut le faire dans une traction manuelle, la
pression exercée directement par l'accoucheur. En tirant
sur deux cordons attachés isolément à chacune des cuillers du forceps, je n'ai conservé que la pression produite
par l'action du bassin lui-même. Je me suis rigoureusement placé dans les conditions décrites par M. Bailly,
lorsqu'appréciant les phénomènes de la compression il
s'exprime en ces termes :

« Si donc, dans quelques cas une tête fœtale extraite
au moyen du forceps présente des lésions étendues qui
accusent une action compressive intense, on doit bien
savoir que l'instrument n'en est pas responsable et que
l'effort compresseur leur est étranger. Il a agi d'une manière *passive* (1) et il n'a fait que transmettre à la tête
une action qu'il subissait lui-même d'une cause extérieure, qui n'est autre, dans l'immense majorité des cas,
que le cercle pelvien rétréci (2). »

Dans mes expériences le forceps n'a réellement fait
que transmettre à la tête la pression qu'il subissait lui-
même du fait du bassin, et alors il faut bien admettre
que cette transmission ne se fait pas de même par toutes les variétés d'instruments, et l'on aura pu se convain-

(1) Pajot, *Thèse de concours.*
(2) Bailly, *Thèse de concours*, Paris, 1866.

cre que dans la construction ou dans le choix d'un forceps, il y a autrechose à faire que d'éviter ceux qui sont
massifs et rigides, et de rechercher ceux qui sont légers, flexibles et élastiques (1).

Si j'ai comparé au forceps de l'auteur le forceps mas-
sif et rigide de Hatin, je lui ai aussi comparé le forceps
du professeur Pajot, c'est-à-dire le type d'un forceps
léger, *mince* et *élastique*.

« Et nunc erudimini! »

---

(1) Delore, *Mécanique obstétricale et Traité du forceps.* —
Bailly, *Thèse de concours.*

RÉSUMÉ

Des résultats obtenus par les expériences précédentes.

RÉPONSE.

A l'objection tirée de cette prétention : que l'on ne peut pas comparer une tête et un bassin artificiels, avec une tête et un bassin naturels.

Toutes les expériences qui précèdent démontrent péremptoirement, contrairement à une croyance presque séculaire, que les fonctions du forceps varient suivant le mode de construction de l'instrument. Je vais donner un résumé rapide de la série de propositions que j'ai dû établir pour affirmer cette vérité si simple, si élémentaire, dont l'énoncé seul devrait être considéré comme une naïveté :

1° Une même tête étant saisie par différents forceps dans le sens de son diamètre bi-pariétal, la réduction de ce diamètre comprimé avec le forceps de l'auteur est de 1 centimètre, elle est de 5 millimètres avec le forceps de Hatin, elle est nulle avec le forceps Pajot.

2° Pour obtenir ces divers degrés de réduction, la pression exercée par les forceps croisés est quadruple de celle exercée avec le forceps de l'auteur.

3° La pression exercée à l'extrémité des cuillers est nulle avec le forceps de l'auteur ; avec le forceps de Hatin les extrémités des cuillers se rapprochent de 5 millimètres, ce rapprochement est d'un centimètre avec le forceps Pajot.

4° Lorsqu'une tête est embrassée et serrée par différents forceps, dans le sens d'un diamètre oblique, d'une bosse frontale à la bosse occipitale opposée, le forceps de l'auteur, au plus grand écartement de son sinus, mesure 101 millimètres, cet écartement est de 115 millimètres avec le forceps de Hatin, il est de 130 millimètres avec le forceps Pajot.

5° Quand, la tête étant saisie avec le forceps de l'auteur, il faut pour traverser le diamètre bi-ischiatique rétréci, une force de traction de 18 kilogrammes, cette traction est de 25 kilogrammes avec le forceps de Hatin et elle atteint 30 kilogrammes avec le forceps Pajot.

6° Lorsque l'on répète l'expérience avec le bassin

disposé pour faire apprécier l'écartement des parois, on constate que cet écartement, nul avec le forceps de l'auteur, est de 5 millimètres avec le forceps de Hatin, et qu'il atteint 8 millimètres avec le forceps Pajot.

7° La même expérience permet de constater : que la pression à l'extrémité des cuillers est nulle avec le forceps de l'auteur, que les extrémités du forceps de Hatin se rapprochent l'une de l'autre de 6 millimètres, et que ce rapprochement est de 7 millimètres avec le forceps Pajot.

8° Lorsque la tête doit traverser un bassin rétréci d'un centimètre dans tous ses diamètres, la force de traction avec le forceps de l'auteur est de 45 kilogrammes, elle est de 50 kilogrammes avec le forceps de Hatin, elle est de 55 à 60 kilogrammes avec le forceps Pajot.

9° Si l'appareil est disposé pour permettre l'écartement des parois du diamètre antéro-postérieur, cet écartement est nul avec le forceps de l'auteur, il est de 3 millimètres avec le forceps de Hatin, et arrive à 5 millimètres avec le forceps Pajot.

10° Si pendant la traction on permet l'écoulement du liquide intra-crânien par une ouverture donnée, il s'en écoule : 7 grammes avec le forceps de l'auteur, 13 grammes avec le forceps de Hatin et 20 grammes avec le forceps Pajot.

Dans toutes les expériences sur lesquelles reposent ces propositions, lorsque j'ai poursuivi artificiellement la manifestation d'un phénomène, je me suis toujours, et avant tout, préoccupé de le produire dans des conditions aussi analogues que possible à celles qui président à sa manifestation dans le sein des organes; et cependant je n'ai pu échapper au reproche de m'être placé en dehors de la vérité, j'ai dû entendre dire que ces résultats étaient sans valeur, que rien ne prouvait qu'il dut se passer dans une véritable application de forceps, quelque chose d'analogue à ce que j'ai obtenu dans mes expériences.

Une telle objection n'est en réalité qu'une fin de non-recevoir, et à ce titre je me serais dispensé de la discuter si elle n'avait été mise en avant par des hommes sérieux, avec l'opinion desquels j'ai l'habitude de compter.

Je concevrais jusqu'à un certain point ce refus d'examen, si mes expériences n'avaient reposé sur aucune base scientifique, si me lançant en aveugle à la poursuite de l'inconnu, je n'avais demandé qu'au hasard, des résultats imprévus et peut-être insignifiants. Et cependant, si je m'étais contenté de faire passer dans une ouverture donnée, un forceps saisissant le corps le plus arbitrairement choisi et le plus éloigné de ressembler à une tête fœtale, si j'avais constaté que ce passage ne s'effectuait pas de la même manière avec tous les forceps, j'aurais indiqué là un fait d'une importance capitale, constituant de fortes présomptions en faveur de la non identité d'action de tous les forceps ; si, même en dehors de toute expérimentation, je m'étais borné à signaler un fait vulgaire, à dire que, dans un atelier de mécanicien, depuis l'ingénieur en chef jusqu'au dernier apprenti, tout le monde sait qu'un corps donné ne peut être également bien saisi par toute espèce d'étau, je serais en droit de conclure par analogie, qu'il doit en être de même des forceps par rapport à la tête fœtale, et j'imposerais déjà aux accoucheurs le devoir de constater ces différences d'action et d'en étudier le mécanisme et les conséquences.

Mais ce n'est pas ainsi que j'ai opéré ; j'ai d'abord étudié à fond le côté théorique de la question ; puis, en m'appuyant sur des données mathématiques aussi simples qu'incontestables, j'ai établi à l'avance ce qui devait se passer, et mes expériences n'ont plus d'autre but que de montrer la réalité, et de faire apprécier l'importance de phénomènes parfaitement prévus par l'auteur et par tous ceux qui ont bien voulu se donner la peine de suivre ses raisonnements.

Ces expériences ont complètement justifié toutes les prévisions théoriques, et l'on vient me dire que ces résultats sont insignifiants ! qu'ils ne pourront être pris en considération que si je parviens à les obtenir avec des têtes et des bassins naturels ! Non-seulement cette objection n'est pas sérieuse, mais elle est la négation absolue de la méthode expérimentale ; elle est la négation de parti-pris de toute espèce de démonstration ; car, si je parvenais à obtenir les mêmes phénomènes avec des têtes de fœtus et des véritables bassins de femme, on serait tout aussi bien autorisé à me dire : qu'il n'y a pas d'analogie entre la tête d'un enfant mort et celle d'un enfant vivant, qu'il n'y en a point entre des organes préparés par la nature pour le grand acte de la parturition, et un bassin que j'aurais artificiellement disposé pour les besoins de ma cause.

La méthode expérimentale consiste tout entière, à créer artificiellement des conditions favorables à la production de certains phénomènes dont on poursuit la démonstration, et à écarter toutes les circonstances qui peuvent s'opposer à leur manifestation. On ne peut en récuser les résultats qu'en établissant : ou que l'expérience a été mal conduite, ou que l'on a mal conclu, ou bien encore, que l'on s'est placé au départ dans des conditions erronnées, contraires à la vérité et sans analogie avec celles que l'on trouve dans l'état naturel.

En est-il ainsi dans l'espèce ?

Mon bassin, il est vrai, n'a pas la forme d'un bassin naturel, il est rectiligne ; mais, je l'ai déjà dit, il est une cause d'erreur que je devais éliminer : suivant la manière dont s'exerce la traction, on peut augmenter ou diminuer les pressions subies par la tête et par le bassin. Donc, pour éviter toute confusion, la construction de ma filière artificielle devait être telle, que la question des tractions ne fût pas préjugée, et qu'il ne pût s'élever aucun doute sur la direction des efforts. Je lui rendrai sa forme et ses courbures lorsqu'il s'agira d'étudier l'action du forceps comme instrument de traction.

Quant à la tête artificielle, j'ai reproduit les conditions de forme et de volume d'une tête naturelle, j'ai reproduit la densité relative des différentes régions, je n'ai fait d'abord que calquer la nature, et lorsque je vais être obligé de m'écarter de cette imitation servile, ce sera pour rendre possibles des expériences comparatives, et, pour éviter les chances d'erreur auxquelles peuvent donner lieu les têtes de fœtus, que la nature a créées dans un but physiologique et non pour servir à des expériences. C'est pour cela que ma tête artificielle va devenir élastique, afin de pouvoir reprendre après chaque expérience sa forme primitive ; c'est pour cela que je mettrai de l'eau dans la cavité crânienne afin de la remplir exactement, et de faire disparaître les vides qui, dans la pulpe cérébrale, existent peut-être dans le but providentiel d'atténuer les effets de la compression.

Certainement il n'y a rien là qui puisse conduire à des manifestations erronnées, et lorsque je constate des différences d'action, suivant les variétés du forceps employé, on n'est pas fondé à dire que ces différences naissent du mode de construction de la tête, et que ce n'est pas le forceps qui les crée. Lorsque je fais naître sous les yeux de l'expérimentateur les phénomènes de la compression, lorsque j'en dose l'intensité avec une précision mathématique, viendra-t-on me dire que cette pression est le résultat du mode de composition des parois de la tête, qu'elle ne se serait pas produite si j'avais rempli sa ca-

vité d'un tout autre liquide, si je l'avais fait passer dans
un cercle osseux, au lieu de lui faire franchir une filière
de hêtre ou de noyer, etc.?

En attendant que ces objections se reproduisent avec
une raison un peu sérieuse à l'appui, on me permettra
de maintenir l'exatitude des idées théoriques qui m'ont
inspiré ces expériences, et de croire à la précision des
résultats qu'elles m'ont fournis.

Je laisse à mes lecteurs et aux véritables amis de la
science et de la vérité, le soin de décider si j'en ai exagéré l'importance en déduisant les conclusions suivantes :

1° *Si un enfant vient mort après une application de forceps croisé, on doit penser que la mort
est le résultat de la compression exagérée du cerveau, et qu'on l'aurait peut-être évitée en employant
un instrument capable de diminuer cette compression.*

2° *Cette présomption sera bien près d'être une
certitude lorsqu'après avoir constaté le saignement
du cordon, des battements du cœur et quelques efforts
d'inspiration, il aura été impossible de ramener
l'enfant à la vie. Il est presque certain qu'il serait
né viable si on lui avait épargné le léger excès de
pression qui a déterminé la mort.*

3° *Lorsqu'un enfant extrait avec le forceps de l'auteur ne sera rappelé à la vie qu'après de longs efforts, et par l'emploi prolongé des moyens que la science met à notre disposition, on pourra affirmer qu'il aurait été infailliblement tué si la pression avait été tant soit peu plus considérable, et cette vie devra être mise à l'actif de l'instrument.*

4° *S'il est vrai que les dangers du forceps sont en raison directe de la pression qu'il exerce sur la tête fœtale et contre les parois du bassin de la mère, le forceps croisé doit être banni de l'obstétrique.*

« Quod ratio persuaserit aliquando fiet. »

Dr GALTIER-BOISSIÈRE. (Épigraphe.)

En commençant une étude sur le forceps par une critique contre tous les forceps employés jusqu'à ce jour, je n'ai certainement pas fait un exorde par insinuation, j'ai, au contraire, abordé la question par son côté le plus difficile et le plus scabreux, par celui ou je devais rencontrer les résistances les plus vives et me heurter contre le plus grand nombre d'idées préconçues, contre les préjugés les plus enracinés.

Et cependant, ce n'est pas sans un sentiment de profonde satisfaction que je jette un coup-d'œil rétrospecti sur l'étape que je viens de parcourir.

A moins de fermer systématiquement les yeux à la lumière, il est impossible de ne pas reconnaître les défauts des anciens forceps, de ne pas admettre les avantages du nouveau.

Tant que je me suis borné à des démonstrations théoriques, tout en ne trouvant pas d'arguments pour les combattre, on pouvait en méconnaître l'importance pratique ; on pouvait, au nom des services rendus, invoquer le culte des souvenirs, et prêcher le *statu quo* et le res-

pect de la tradition ; mais aujourd'hui tous ces compromis avec la conscience ne sont plus possibles. Ou les
expériences que j'ai instituées n'ont aucune signification,
ou elles établissent de la manière la plus péremptoire que :
dans les cas graves, un forceps défectueux est pour le fœtus
un instrument meurtrier, et que, même dans les cas de
moyenne difficulté, le succès est toujours acheté trop
cher par l'enfant, par la mère et par l'accoucheur ; par
l'enfant dont la tête subit des pressions exagérées et
irrationnelles, par la mère contre le bassin de laquelle
on réagit avec trop de violence, et par l'accoucheur enfin qui s'impose un déploiement de forces beaucoup
plus considérable que celui qui serait rigoureusement
nécessaire.

Ce sont là des faits avec lesquels il faudra compter
tôt ou tard. La vérité a des droits imprescriptibles ;
qu'elle descende du haut de la chaire la plus autorisée
ou qu'elle émane de l'homme le plus ignoré, elle est la
vérité et elle s'impose.

Je sais très-bien qu'elle ne s'établit pas sans lutte, je
sais combien il est difficile de secouer la poussière des
préjugés, je sais qu'elle est la puissance de l'habitude et
de la tradition ; je sais que le forceps croisé doit vivre
longtemps encore sur sa réputation ; mais je sais aussi
qu'à certains moments donnés, peut-être même dans des
cas en apparence de la plus grande simplicité, on rencontrera une tête trop volumineuse, un diamètre antero-
postérieur ou bi-ischiatique trop étroit, une symphyse
trop inclinée, etc. Des tractions plus énergiques devien-

dront nécessaires, et pendant un temps de repos imposé par la fatigue, la réflexion viendra, on se rappelera que j'ai appris à lire dans la profondeur des organes, on y suivra son forceps, on en devinera l'action ; et lorsque la tête aura cédé sous de nouveaux efforts, on analysera les traces laissées par l'instrument, on constatera une pression exagerée de l'extrémité de ses cuillers, on trouvera des ecchymoses sous-cutanées ou sous-périos-tées, peut-être même des fractures ; on se souviendra que j'ai prévu ces lésions, que j'en ai expliqué le méca-nisme. Alors on entendra le cri de sa conscience, quel-ques prosélytes seront gagnés à ma cause, et j'aurai dimi-nué d'autant le nombre, sinon des aveugles qui nient absolument le progrès et se mettent brutalement en tra-vers, mais, au moins celui, des esprits timides qui l'en-rayent par leur force d'inertie et qui, éclairés par l'évi-dence des faits, trouveront peut-être dans la grandeur du danger, le courage de prendre un parti, et cesseront de répéter avec l'héroïne d'Ovide :

. . . . *Meliora video, probo que,*
Deteriora sequor. . . . .

DEUXIÈME PARTIE.

—

DU FORCEPS

CONSIDÉRÉ COMME AGENT DE TRACTION.

—

SON ACTION POUR ENTRAINER LA TÊTE DANS LA DIRECTION
DE L'AXE CURVILIGNE DU BASSIN.

MÉCANISME DE LA TRACTION

Lorsqu'elle est exercée par l'action directe sur les
manches du forceps.

SA PUISSANCE ET SES DANGERS.

*La tête n'est jamais extraite par une traction concentrique
aux axes du bassin, mais bien par une série de luxations.*

Dans mon premier mémoire sur le forceps, après
avoir décrit l'instrument que j'avais créé à l'époque,
instrument qui contenait en germe tous les perfectionnements apportés à celui que je soumets aujourd'hui
à l'examen de mes confrères, j'arrivais à l'étude de la
période de traction et je m'exprimais en ces termes :

« La tête est au-dessus du détroit supérieur, où elle
n'a pu s'engager ; on peut apprécier son volume, relati-

vement trop considérable, et en même temps un rétrécissement notable des diamètres du bassin ; tous les efforts
de la femme ont été impuissants, l'application du forceps est indispensable ; l'opérateur est parvenu à placer
solidement les branches et à les articuler, il a déployé
dans ce premier temps de l'opération toute l'adresse que
l'on est en droit d'attendre d'une main habile au service
d'une intelligence et d'un jugement exercés ; il laisse un
moment de répit à la malade, s'assure de la solidité de
la prise de l'instrument, se recueille et rassemble ses
forces pour la lutte qu'il va être appelé à soutenir. »

« C'est ici que j'aborde la partie la plus difficile de
mon travail, en même temps que va commencer pour
l'accoucheur le temps le plus ardu de l'opération ; et
j'en appelle aux souvenirs de tous les praticiens, quel
est celui, je parle des plus habiles et des plus aguerris,
quel est celui qui, à ce moment suprême a toujours pu se
défendre d'un certain mouvement d'appréhension en
présence de l'énormité de la tâche qui va lui être imposée ? Et ce sentiment n'est-il pas parfaitement justifié
quand on sent que l'intelligence est sur le point d'abdi-
quer au profit de la force brutale, et que l'homme d'étude,
l'homme de cabinet va être obligé de puiser dans l'énergie de sa volonté, dans la puissance de son dévoûment,
les forces nécessaires pour accomplir un labeur que personne n'oserait imposer au manœuvre le plus robuste et
le plus rompu aux fatigues corporelles (1) ? »

---

(1) Chassagny. Du Forceps à traction soutenue. (*Bulletin de
l'Académie de médecine*, 1862.)

Arrivé au point correspondant de ce nouveau travail je n'ai rien à modifier à cette appréciation ; mais je dois la compléter en ajoutant qu'il n'y aurait pas un accoucheur capable de développer l'effort musculaire exigé par une laborieuse application de forceps, s'il avait la notion scientifique de la puissance dont il dispose, s'il avait l'intuition du danger qu'il peut faire courir aux deux êtres dont l'existence lui est confiée.

Depuis près de dix ans je m'efforce de démontrer que lorsqu'un accoucheur tire sur les manches d'un forceps, il lui est très-difficile et le plus souvent impossible d'entraîner la tête dans la direction des axes du bassin. Quelque paradoxale que puisse paraître cette proposition, quelque opposée qu'elle soit aux idées généralement admises, elle est cependant de la plus rigoureuse exactitude, elle découle naturellement de cette donnée mécanique si simple et si élémentaire : *Pour tirer un corps dans l'axe d'un canal, il faut, avant tout, que la force qui opère la traction soit elle-même placée dans la direction de cet axe.* Or, comme les extrémités des manches du forceps sur lesquelles doivent agir les mains de l'opérateur sont placées tout à fait en dehors des axes du bassin, il est absolument impossible d'opérer une traction *directe* suivant ces axes, on ne peut y arriver qu'*indirectement*, en faisant agir les deux mains en sens inverse l'une l'autre, par une manœuvre excessivement complexe, une manœuvre toute d'intuition qui, par conséquent, échappe complètement à toute description.

En dehors de ces données techniques, il est un moyen

très-simple de se rendre compte de la difficulté que doit rencontrer l'accoucheur pour imprimer aux manches de son instrument une directionirréprochable ; il suffit de se placer dans l'hypothèse suivante : Tout le monde sait que, pour opérer son mouvement de descente, depuis l'entrée du bassin jusqu'à la vulve, la tête exécute une série de mouvements par lesquels elle s'accommode aux courbures, à la forme de ce canal ; c'est l'appréciation de ces mouvements qui constitue l'étude de l'accouchement naturel. Il est évident que si dès le début de l'accouchement, aussitôt que la dilatation est assez complète pour permettre l'introduction des branches, on appliquait le forceps, non dans le but d'opérer l'extraction de la tête, mais pour abandonner son expulsion aux efforts de la nature et observer les évolutions de l'instrument, il est évident, dis-je, que tous les mouvements que la tête exécute devraient se reproduire à l'extrémité des manches du forceps par lesquels ils seraient agrandis dans une proportion considérable, et dessinés comme par un pantographe.

S'il était possible de connaître exactement à l'avance ce tracé opéré par la nature, le rôle de l'accoucheur pourrait paraître considérablement simplifié, car tous les préceptes afférents à la période de traction devraient être remplacés par cette formule unique : *Il faut tirer sur les manches du forceps de manière à leur imprimer la même direction que celle qui leur aurait été imprimée par l'utérus opérant lui-même l'expulsion de la tête et du forceps.*

Malheureusement ce précepte est absolument impraticable, car nous ne connaissons, ni ne pouvons connaître à l'avance, les mouvements que devraient exécuter les manches du forceps, et cela pour plusieurs raisons principales :

1° Parce que nous voyons très-souvent les positions se transformer sous l'influence des efforts utérins, et l'accouchement se terminer par les évolutions de la tête les plus imprévues.

2° Parce que c'est surtout dans les bassins viciés, qui constituent des obstacles à l'accouchement et qui rendent nécessaires les applications de forceps, que se passent les phénomènes les plus anormaux.

3° Parce que même dans les cas les plus classiques nous sommes induits en erreur par la science elle-même, qui formule des préceptes d'après lesquels, comme je le démontrerai plus tard, nous dirigeons les manches du forceps dans des directions diamétralement opposées à celles qu'ils devraient suivre normalement.

Et cependant, pour comprendre combien il importerait de ne pas s'écarter de cette direction, continuons de nous placer dans l'hypothèse précédente, et réfléchissons au minime effort qu'il faudrait exercer sur l'extrémité des manches du forceps pour annuler l'effort utérin ; on comprend qu'il suffirait d'attacher ces manches avec le fil le plus délié pour rendre toute progression impossible, que sera-ce donc lorsqu'on les entraînera violemment hors de cette direction en agissant sur l'extrémité

de l'instrument transformé ainsi, en un levier d'une puissance formidable ? N'y a-t-il pas là tous les caractères
d'une véritable luxation ? Et, lorsque l'on porte les
manches alternativement en haut, en bas, à droite, à
gauche, ne suis-je pas fondé à dire que la tête n'est
extraite que par une série de luxations ?

J'ai longuement étudié cette question dans un mémoire publié en 1864 (1). J'ai démontré l'exagération
de pression que subissent les parois du bassin par le fait
de l'excentricité de la traction ; j'ai établi qu'à un moment donné la tête peut être solidement engagée dans la
filière pelvienne, qu'elle peut avoir atteint son maximum
de réductibilité, en même temps que le bassin lui-même
peut être arrivé à son maximum d'extensibilité. et que,
dans ce cas, pour peu que la pression ne soit pas parfaitement concentrique, il suffit d'un effort excessivement
minime exercé, à l'extrémité des manches du forceps,
pour déterminer la rupture des symphyses.

Ces idées, qui me paraissaient si simples et si rationnelles, ont cependant rencontré de nombreux contradicteurs, surtout dans les régions les plus élevées de la
science. Elles ont été vivement controversées par
MM. Berne et Delore de Lyon, par M. Bailly, M. Putegnat de Lunéville, et enfin par le savant professeur d'accouchements de Marseille, M. le docteur Villeneuve.

En général, mes honorables contradicteurs n'ont pas
discuté l'étiologie que j'avais adoptée, ils se sont bornés

(1) Chassagny. *De la rupture des symphyses,* Lyon, 1864.

à faire ressortir l'excessive solidité des symphyses. M. Delore a fait même à ce sujet, des expériences par lesquelles il a essayé de prouver, que l'on pouvait tirer avec une force de 200 kilogrammes, sans crainte de produire de rupture. Tous ont constaté l'excessive rareté de cette lésion, et ont conclu que si elle se produisait, ce ne pouvait être qu'à la suite d'une lésion pathologique des attaches ligamenteuses, et que dans tous les cas le forceps devait être exonéré de toute responsabilité.

Je sais très-bien que la rupture des symphyses pendant une application de forceps, est presque un événement en obstétrique. Cet accident est assez rare pour que chaque nouveau fait soit soigneusement enregistré, et religieusement conservé dans les archives de la science, où, comme ses devanciers, il figurera à titre de monument archéologique, pour la satisfaction d'une vaine et stérile curiosité historique, sans que personne se préoccupe d'y chercher l'expression d'un regret pour le passé, d'une espérance ou d'un enseignement pour l'avenir.

Cependant il est peu de sujets plus dignes de fixer l'attention, et de provoquer des études sérieuses et approfondies, car l'intérêt ne surgit pas seulement du fait lui-même, mais bien des phénomènes qui le précèdent, et dont il n'est, pour ainsi dire, que l'expression la plus accentuée.

En effet, entre une simple distension des symphyses et leur rupture, il est une foule de nuances; il y a place pour un vaste cadre, dans lequel viendraient se placer : les contusions plus ou moins profondes des parties molles, de l'utérus, de la vessie, de son col, de l'urèthre;

12

les gangrènes plus ou moins étendues qui peuvent en être la conséquence éloignée ; les déchirures qui en sont souvent la conséquence immédiate. Et lorsqu'on nie l'étiologie de la rupture des symphyses, c'est nier en même temps, celle de toutes les lésions que je viens d'énumérer, c'est montrer la nécessité d'étudier à fond les conséquences d'une direction vicieuse des efforts de l'accoucheur.

Mais avant de pénétrer plus profondément dans la question, et pour ne nous engager que sur un terrain solide et complètement exploré, il importe surtout de bien préciser ce que l'on doit entendre par une bonne et une mauvaise direction, et de bien déterminer les conséquences que doivent entraîner les écarts de cette direction.

J'ai vainement cherché, dans les auteurs, des traces de cette préoccupation, je n'en ai trouvé nulle part, si ce n'est dans la thèse de concours de notre savant confrère le docteur Bailly ; et c'est sans doute à cette absence de principes, que nous devons attribuer la légèreté avec laquelle sont formulés les préceptes relatifs à la traction, aussi bien que les monstrueuses hérésies mécaniques qu'ils consacrent.

CARACTÉRISTIQUE

d'une bonne et d'une mauvaise direction.

THÉORIE.

Des effe's produits par l'excentricité de la traction.

Que la tête soit poussée par les contractions utérines, ou quelle soit tirée par un forceps, elle ne peut traverser la filière du bassin, qu'en exerçant, contre ses parois, des pressions excentriques proportionnées à l'intensité de la résistance ; or, à quelque point de vue que l'on se place, il est évident qu'il ne saurait y avoir de bonne direction, en dehors de celle qui répartit également cette pression sur tous les points du bassin, avec lesquels la tête est en contact.

Cette définition a l'avantage d'être à l'abri de toute contestation, de plus elle ne préjuge pas la question, et cependant, elle lui fait faire un grand pas, en nous montrant le but parfaitement défini vers lequel doivent converger nos efforts.

Essayons d'abord de montrer en quoi consiste cette égale répartition de pression, et dans quelles conditions il faut se placer pour l'obtenir.

On voudra bien me permettre deux comparaisons dont on me pardonnera la vulgarité, en raison de la fidélité avec laquelle elles rendent ma pensée, en montrant dans un cas, l'exacte répartition des pressions sur tous les points, et dans l'autre, leur exagération, leur accumulation sur des points limités.

Tout le monde connaît l'artifice à l'aide duquel on extrait un bouchon tombé dans une bouteille ; après avoir fait un nœud à l'extrémité d'une ficelle, on l'introduit dans la bouteille, et en même temps on cherche à engager le bouchon dans son goulot ; puis en retirant la ficelle, le nœud qui la termine forme un crochet qui sert à opérer l'extraction.

Il est évident que dans cette traction la pression est loin d'être répartie également sur tous les points de la surface du goulot, l'effort tend à détruire le parallélisme du bouchon qui presse surtout par le point correspondant au nœud de la ficelle, et par le bord opposé de son autre extrémité.

Cet effet est tel, qu'il faut au bouchon une certaine longueur pour qu'il reste maintenu dans l'axe de la bouteille ; si l'on n'opérait que sur un tronçon de bouchon, au lieu de le tirer parallèlement à cet axe, on le mettrait en travers, on l'engagerait par son diamètre oblique, beaucoup plus grand que le diamètre de sa coupe horizontale ; et non-seulement la pression contre les parois serait beaucoup plus considérable, mais elle ne s'exercerait plus que sur deux points très-limités, correspondant aux extrémités de ce diamètre. C'est là le type d'une mauvaise direction.

On réalisera au contraire une direction irréprochable, en plantant un tire-bouchon au centre du bouchon, et en opérant la traction avec une vis tirant exactement dans l'axe de la bouteille, à l'aide d'un appareil prenant son point d'appui sur les bords du goulot; il n'est certainement personne qui ne comprenne que, dans ce cas, la pression est exactement répartie sur tous les points du goulot, avec lesquels le bouchon est en contact. Quels que soit le terre à terre et la trivialité même de ces comparaisons, j'estime qu'elles montrent, mieux que tous les raisonnements, le but que doit poursuivre l'accoucheur, et les dangers qu'il doit éviter.

Elles nous permettent de donner une définition plus complète d'une bonne direction ; et je serai parfaitement compris en disant, que chaque coupe transversale du corps engagé dans un canal, doit rester parallèle au plan de ce canal, sous peine de répartir inégalement les pressions, de les exagérer en les accumulant sur des surfaces limitées, et d'engager un diamètre majeur au lieu d'un diamètre mineur.

Ce que je viens d'exposer, en prenant pour objectif un canal rectiligne, s'applique très-bien à un canal courbe ; il suffit de considérer ce canal comme composé d'une série de plans disposés en éventail, et le problème se réduira à agir sur le corps dont on opère l'extraction, de manière à le maintenir toujours dans une position parallèle au plan avec lequel il est momentanément en rapport. Cette idée, comme je l'ai dit plus haut, est parfaitement exprimée dans la thèse de M. Bailly, qui la développe dans les termes suivants :

« On peut se représenter le bassin comme étant formé par une série d'anneaux rapprochés, et disposés de manière à former un conduit courbe. Pour que la tête fœtale puisse franchir chaque anneau sans qu'on ait à redouter, pour le bassin, des pressions dangereuses, il est nécessaire qu'on l'entraîne perpendiculairement au plan de l'ouverture (1). »

J'espère avoir fait comprendre, comme le comprend très-bien M. Bailly, en quoi consiste la bonne direction des efforts de l'accoucheur, et fait apprécier le mécanisme par lequel peuvent se produire les lésions qui sont la conséquence d'une mauvaise direction ; mais je dois reconnaître qu'il me reste beaucoup à faire, pour démontrer l'importance de ces lésions, et surtout pour faire passer dans les esprits cette conviction : que dans les cas difficiles il est absolument impossible, même aux plus habiles, de les éviter complètement par les moyens que la science a mis jusqu'ici à notre disposition.

Il serait très-facile, il est vrai, de démontrer théori-

---

(1) Bailly. *De l'emploi de la force dans les accouchements.* Thèse de concours. Paris, 1866.

quement la justesse de ces assertions ; mais l'expérience m'a appris que je dois rencontrer un parti-pris d'incrédulité, contre lequel viennent se briser les arguments les plus irrésistibles.

Dans l'immense majorité des cas, une application de forceps se termine par l'extraction de la tête ; or, comment persuader à l'accoucheur, que cette extraction aurait pu être plus douce, plus inoffensive pour la mère et pour l'enfant? N'a-t-il pas suivi de tous points les préceptes des maîtres les plus autorisés? N'a-t-il pas tiré *secundum artem, dans la direction des axes du bassin?* Et si, dans l'espèce, on constate des lésions plus ou moins graves sur la tête de l'enfant et sur le bassin de la mère, n'en trouve-t-on pas l'explication toute naturelle, dans les difficultés d'un cas exceptionnellement grave? Ne peut-on pas abriter sa responsabilité derrière une quantité considérable de succès complets? A quoi bon rechercher des causes que personne n'a encore soupçonnées, à quoi bon étudier des effets qui jusqu'ici n'ont été décrits par personne, et dont un esprit inquiet cherche vainement à faire un épouvantail?

En présence d'un scepticisme qui est trop bien dans la nature humaine pour qu'on puisse songer à le blâmer, il faut cesser un moment de s'adresser à l'intelligence, pour parler exclusivement aux yeux. C'est dans ce but que j'ai institué une série d'expériences qui ont pour but de prouver d'une manière visible, tangible et palpable, l'impossibilité absolue d'entraîner un corps donné, dans un canal courbe, sans créer, contre les parois de ce canal, des pressions excentriques dont je pourrai peser, mesurer l'intensité, dont je ferai voir et toucher les effets, dont je ferai ainsi apprécier l'importance et les dangers.

Après cet appel à la force brutale des faits, le raisonnement reprendra tous ses droits, et je pourrai continuer de rechercher théoriquement les causes de ces difficultés et les moyens de les surmonter.

PREUVES EXPÉRIMENTALES

De la difficulté d'entraîner un corps dans la direction des axes d'un canal courbe.

Piston courbe glissant dans un canal de même courbure.
— Pression contre les parois du canal.

L'appareil représenté planche V, fig. 1, constitue un canal courbe régulier ; les parois antérieures et postérieures de ce canal, sont formées par deux segments de cercle concentriques dont le centre est au point C. La paroi postérieure A B est formée par un morceau de bois découpé suivant cette courbure, et fixé d'une manière inamovible sur la planche P, qui sert de support à l'appareil. La paroi antérieure D E est formée de 7 pièces mobiles F, G, H, I, J, K, L, susceptibles de s'enfoncer comme les touches d'un piano ; chacune de ces pièces est maintenue à sa place par la pression d'un fort ressort de caoutchouc, qu'il faut déprimer pour produire l'enfoncement de la pièce à laquelle il correspond. Ces ressorts sont excessivement puissants, il faut une force de 42 kilogrammes, appliquée à chacune des pièces, et par conséquent 6 kilogrammes par centimètre carré pour en amener l'enfoncement. Aussitôt que la pression, qui a déterminé cet enfoncement, a cessé, les ressorts agissent et les ramènent à leur place, mais le mouvement a été enregistré par une des aiguilles fonctionnant sur des petits cadrans F', G', H', I', J', K', L', correspondant à chacune des pièces.

Un piston P coulisse dans ce canal avec lequel il est parfaitement concentrique, c'est-à-dire, qu'il est formé par deux courbes parallèles, engendrées par un rayon qui a pour centre le point C, le même qui a engendré les parois du canal. Ce piston se prolonge en dehors du canal par une tige M, M' figurant les manches du forceps. Un coussinet à ressort, placé vers la grande courbure du piston, détermine un frottement qu annule les imperfections possibles de l'ajustage.

Pour faire marcher le piston dans le canal, sans faire fonctionner les aiguilles et par conséquent sans déterminer de pression contre des points limités de ses parois, il faut le tirer, comme nous l'avons exposé plus haut, de manière que chacune de ses coupes reste toujours parallèle au plan correspondant du canal ; en d'autres termes, il faut exercer une traction concentrique à ce canal, traction pendant laquelle chacun des points du piston et de ses dépendances, décriront des arcs de cercle dont le centre sera au point C.

L'opérateur qui va répéter l'expérience en cherchant à faire mouvoir le piston à l'aide de ses mains placées aux points M M' simulant les manches du forceps, l'opérateur, dis-je, sait à l'avance deux choses capitales : 1° que la manœuvre peut s'exécuter sans exercer de pression excentrique sur des points limités de ce canal ; 2° que, pour obtenir ce résultat, il suffit de faire décrire à chacune de ses mains, un arc de cercle qui a pour rayons les deux lignes CM, CM'.

Rien ne semble plus facile que d'exécuter ce mouvement parfaitement régulier, parfaitement connu et déterminé à l'avance, et cependant, après chaque expérience, on observe une déviation plus ou moins considérable des aiguilles, surtout de celles qui correspondent aux parties mobiles formant les extrémités de l'arc qui constitue la paroi antérieure, établissant ainsi, que la pression a été inégalement répartie, et que l'on a déterminé sur des points limités du canal, des pressions qu'il eût été très-facile d'éviter en mettant en œuvre le procédé dont je ferai plus tard la description.

SECONDE EXPÉRIENCE.

Forceps entraînant une tête de fœtus dans un bassin oscillant. — Déplacement du bassin. — Appréciation de la pression subie par les parois.

L'expérience précédente prouve péremptoirement, combien il est difficile de faire exécuter par nos organes, les ordres donnés par notre intelligence ; nous avons vu que dans un cas où l'esprit est éminemment conscient, les mains agissent néanmoins de la manière la plus inconsciente, et nous savons de science certaine que si, pour entraîner un corps dans la direction d'un canal courbe, nous agissons sur une tige rigide, placée en dehors de ce canal, nous faisons fatalement de notre instrument un levier, et que nous déterminons sur des points limités des parois du canal, au point d'appui et à la résistance, des pressions considérables, proportionnées à l'écart de la direction et à la longueur du levier.

Ces données s'appliquent très-bien au forceps, et, par a plus rigoureuse analogie, on est en droit de conclure : que ce qui se passe par rapport à un canal construit régulièrement, d'après des données mathématiques parfaitement appréciées à l'avance, doit à plus forte raison se passer dans un canal irrégulier, dont on ne connaît qu'imparfaitement les dispositions, et dont on ignore absolument les proportions et les rapports avec le corps qui doit le parcourir. Il est évident que ce qui se passe dans le premier doit fatalement se passer dans le second, et qu'entre les mains de l'accoucheur, le forceps sera nécessairement transformé en levier.

Cependant cette analogie est loin d'être admise, et je dois reconnaître que je ne saurais faire un pas de plus avant d'avoir répondu à une objection sérieuse, la seule qui ait eté dirigée, et qui puisse être dirigée contre les faits dont je poursuis la démonstration.

Le forceps, m'a-t-on dit, n'est pas lié avec la tête d'une manière tellement indissoluble, qu'il puisse être considéré comme ne faisant qu'un avec elle, et comme devant nécessairement l'entraîner dans tous les mouvements que l'accoucheur sera tenté de lui imprimer.

Au point de vue théorique, et même dans certaines conditions pratiques, cette manière de voir est parfaitement admissible et soutenable. Il est évident que c'est ainsi que les choses doivent se passer au début de l'opération et avec certains forceps, mais je me crois en droit d'affirmer qu'il en est autrement, lorsque l'engagement de la tête est un peu avancé, et surtout, lorsqu'on se sert d'un forceps bien compris, se moulant exactement sur la tête, et remplissant toutes les conditions d'un bon instrument de préhension.

Cependant, je ne saurais me le dissimuler, ce fait qui joue un rôle si capital dans la théorie du forceps, ce fait qui doit être le point de départ et la base de toute mon argumentation, est trop important pour qu'il puisse être admis gratuitement, d'après de simples données intuitives et même en se basant sur des raisonnements, quelle qu'en soit du reste la valeur. Il ne peut avoir l'imposante autorité que je lui attribue, qu'à la condition d'être démontré de la manière la plus éclatante, et d'être tellement mis à l'abri de toute attaque, qu'il plane au-dessus de la discussion comme un fait irrévocablement acquis et ayant toute la valeur d'un axiôme.

Mais ce n'est pas sur le cadavre que l'on peut instituer les expériences qui seules peuvent fournir cette démonstration. En effet, il est très-difficile de trouver à la fois, un bassin de femme et une tête de fœtus présentant les rapports de dimension et de volume nécessaires pour réaliser les conditions de point d'appui et de résistance, qui constituent un levier ; d'ailleurs, lorsque le hasard aurait permis de réunir toutes ces conditions, l'expérience ne pourrait être répétée que devant un nombre très-limité de témoins, et, de plus, le bassin serait toujours un organe passif et muet, incapable de traduire par aucun signe sensible les violences qui seraient exercées contre lui ; la porte resterait donc ouverte à toutes les hypothèses, à toutes les explications les plus contradictoires. C'est pour cela que j'ai dû chercher à créer un appareil délateur qui enregistrât au dehors, et rendît visible à une nombreuse assistance, tout ce que l'opérateur produit dans l'intérieur de sa cavité ; tout en permettant de multiplier, autant qu'on le désire, les expériences, afin d'être toujours prêt à répondre à tou tes les objections et à réagir contre toute recrudescence de scepticisme.

Cet appareil se compose d'un bassin artificiel en

tôle E (pl. V, fig. 2). Au milieu des fosses iliaques ex ternes, et de chaque côté sont plantées solidement deux fortes tiges de fer qui correspondent à son centre de gravité et qui, placées dans des conditions aussi complètes que possible d'équilibre, peuvent lui servir de pivot. Ces deux tiges traversent les parois d'une boîte rectangulaire AD, par deux trous qui leur servent de support ; une de ces tiges est représentée en *aa*, on la voit d'une part fixée au bassin, et de l'autre, à son point d'émergence de la paroi latérale gauche de la boîte, paroi qui, dans le dessin, est échancrée pour laisser voir le bassin et l'insertion de cette tige.

A l'extrémité de ce pivot est fixée solidement et à angle droit, une autre tige *ab*, qui occupe la place de la ligne ponctuée horizontale lorsque l'appareil est au repos, c'est-à-dire lorsque le bassin est placé dans la boîte, de manière à former avec elle le même angle que forme, avec l'horizon, le bassin d'une femme couchée sur un plan légèrement incliné. Dans cette position, deux séries de ressorts *dd*, au nombre de quatorze à chaque série (il n'en est représenté que sept sur la planche pour éviter la confusion), sont placés au-dessus et au-dessous de cette tige. Les quatre premiers ressorts, les plus rapprochés du centre, sont en contact avec la tige, la maintiennent dans la position horizontale, et donnent au bassin une certaine fixité ; mais lorsque cette tige s'écarte de la ligne horizontale, soit en haut, soit en bas, c'est-à-dire lorsque l'on fait tourner le bassin sur ses pivots, elle vient successivement se mettre en rapport avec des ressorts plus nombreux et plus éloignés du centre, de manière à éprouver une résistance qui croît dans une proportion excessivement rapide. En même temps elle entraîne avec elle les aiguilles fixées à frottement sur les petits cadrans *cc'*, aiguilles qui restent en place pour indiquer quelle a été la déviation.

Une pièce F représente un sacrum mobile avec lequel, en l'écartant plus ou moins, on produit à volonté des rétrécissements du diamètre sacro-pubien, proportionnés au volume de la tête sur laquelle on veut expérimenter.

G représente une bande d'étoffe que l'on tend plus ou moins pour supporter le tronc de l'enfant.

Tout étant ainsi disposé, plaçons un fœtus dans l'appareil, et après avoir saisi la tête au-dessus du détroit supérieur avec un forceps, exerçons des tractions énergiques pour amener l'engagement. Au commencement de l'expérience, tant que la tête ne sera pas engagée, le bassin doit rester immobile. En effet, de deux choses l'une : ou le forceps, médiocrement serré, ne se moule pas exactement sur la tête, et peut exécuter autour d'elle un mouvement de pivot, ce qui arrive surtout avec les forceps auxquels j'ai fait le procès, dont les branches, fortement courbées sur le plat, exercent leur principale pression par l'extrémité des cuillers ; ou bien, plus fortement serré et s'adaptant mieux à la forme de la tête, il fera corps avec elle, et alors les mouvements que l'on imprimera aux manches n'auront d'autre résultat que de la faire rouler au dessus du détroit supérieur, sans réagir contre les parois du bassin qui ne saurait encore lui fournir ni point d'appui, ni résistance.

Lorsque l'engagement est complet, la tête s'est allongée, elle s'est moulée dans le détroit supérieur,

qu'elle remplit exactement, le diamètre serré par le
bassin s'est réduit, et, en se réduisant, il a exagéré, dans
une proportion, moindre que ne le disent quelques confrères, mais il a exagéré suffisamment le diamètre embrassé
par le forceps, pour faire pénétrer le cuir chevelu dans
ses cuillers, pour en remplir exactement le sinus et pour
assurer sa solidarité. Alors le bassin ne pourra conserver
son immobilité qu'à une condition, c'est que les tractions
seront bien faites, et qu'elles auront pour résultat d'entraîner la tête dans la direction de ses axes. Mais si,
tendant à s'écarter de cette direction, on élève ou l'on
abaisse les manches du forceps, on verra aussitôt : que
ces mouvements sont communiqués à la tête, qu'en même
temps ils sont transmis au bassin, et qu'ils se traduisent
par une déviation de la tige horizontale, en sens inverse
de la mauvaise direction que l'on aura imprimée à l'extrémité manuelle de l'instrument. Les aiguilles placées
sur les petits cadrans indiqueront l'étendue de la déviation, et nous permettront, plus tard, d'apprécier l'intensité
de la pression qu'a supportée le bassin aux points d'appui et à la résistance.

Cette expérience nous démontre, grâce à l'irrécusable
témoignage des sens, la solidarité qui existe entre la tête
et le forceps ; et nous prouve l'impossibilité absolue d'imprimer aux manches de cet instrument une direction
quelconque, sans créer une force qui se transmet à la
tête, et tend à lui faire exercer des pressions plus ou
moins considérables contre les parois du bassin.

Elle établit péremptoirement que l'accoucheur, tirant
sur les manches d'un forceps, est placé dans des condi-

tions absolument semblables à celles que nous avions créées dans l'expérience précédente, et que, dans les deux cas, il est réellement armé d'un levier puissant, auquel le bassin de la femme, aussi bien que les bassins artificiels, fourniront les points d'appui et la résistance.

Ce fait établi, livrons l'appareil aux expérimentateurs : après avoir tout disposé, comme nous l'avons dit plus haut, remplaçons par un linge non transparent, les parois abdominales absentes, afin d'éviter la complicité du regard, et de ne laisser d'autres guides, que ceux qui nous dirigent dans une véritable opération, et examinons ce qui va se passer :

Certainement rien ne doit paraître plus simple et plus élémentaire que de tirer suivant les axes d'un bassin ainsi privé de ses parties molles, et dont rien ne masque ni la forme, ni les directions. A coup sûr, si ce bassin était fixé d'une manière inamovible, de manière à éloigner tout moyen de contrôle, les accoucheurs qui se montrent si ombrageux, lorsqu'on élève quelques doutes sur la manière dont ils dirigent leurs tractions sur la femme vivante, ne manqueraient pas, de se récrier avec une certaine apparence de raison, si on les accusait de ne pouvoir résoudre le problème d'une manière satisfaisante, lorsque les plus grandes difficultés en ont été éliminées. Il ne faut donc pas moins que les preuves écrites par mon appareil, pour ébranler d'aussi consciencieuses convictions.

Cette expérience a été répétée par un nombre considérable de confrères, parmi les quels je pourrais citer les

représentanls les plus élevés de la science obstétricale, et
tous, après s'être rendu *de visu* un compte aussi exact
que possible, de la forme du bassin, de la direction de
ses axes, de ses rapports avec la tête, tous ont néanmoins produit le mouvement d'oscillation que nous pro-
duisions tout à l'heure, en élevant et en abaissut volontairement les manches du forceps, tous ont stéréotypé
sur ies cadrans de l'appareil, l'excentricité de leur traction.

Cependant, je dois signaler des différences dans les
résultats obtenus par les divers expérimentateurs. Les
uns, d'une irréprochable orthodoxie, abordent l'expérience comme, dans leur pratique, ils abordent une véritable application de forceps, ils tirent en se conformant
scrupuleusement aux préceptes classiques. Dans ce cas,
on peut les arrêter immédiatement après le premier mouvement, et, en soulevant le voile, on leur montre qu'ils
ont d'emblée imprimé au bassin le maximum d'oscillation que permet son mode de construction. D'autres, au
contraire, ébranlés par mes raisonnements, rompant
avec la tradition, se rendant mieux compte de la direction que doivent suivre les manches du forceps, cher-
chent à leur imprimer un mouvement plus rationnel.
Dans ce cas, les oscillations du bassin sont beaucoup
moins marquées, et elles n'atteignent le maximum qu'au
moment où la résistance nécessite le plus considérable
déploiement de forces.

Il est évident, que ce déplacement du bassin ne peut pas
s'opérer sans réagir avec une certaine violence contre
ses parois, sans déterminer une compression plus ou
moins forte des parties molles interposées entre la tête et

le système osseux du bassin, et sans produire une distension plus ou moins considérable des attaches ligamenteuses de ce système. Nous allons essayer d'apprécier l'intensité de ces pressions.

L'expérience précédente peut déjà nous fournir de
précieuses indications; dans cette expérience la résistance est presque nulle. Il ne faut, si la traction est
bien faite, qu'une force de 10 kilogrammes pour entraîner le piston, en ne déterminant que d'insignifiantes pressions contre les parois du canal; et cependant,
l'opérateur qui agit sur les manches de l'instrument,
détermine sans le sentir, sans en avoir conscience, cet
effort qui, imperceptible au point d'application de
la force, devient assez intense au point correspondant
à la résistance, pour produire la dépression des pièces
mobiles, pièces qui n'ont que deux centimètres carrés de surface, et qui ne peuvent s'enfoncer que par
une pression directe de 12 grammes. Que sera-ce donc
lorsque la direction excentrique, imprimée aux manches
du forceps, devra être combinée avec les immenses efforts qu'exige une laborieuse application de forceps?

Nous allons trouver dans notre dernière expérience,
tous les éléments d'une appréciation presque rigoureu-
ment exacte. Lorsque volontairement ou involontairement nous avons abaissé les manches du forceps, nous
en avons fait un levier du premier genre, prenant son
point d'appui, en arrière et en bas, sur la face antérieure de l'angle sacro-vertébral; en haut et en avant, sur
la face postérieure de la symphyse pubienne. Si l'on
compare la longueur respective des bras de ce levier, le

peu de longueur de celui qui se mesure du point d'appui à la résistance, l'immensité au contraire de celui qui se mesure du point d'appui à la puissance, on peut déjà se faire une idée de la pression excessive exercée contre les parois du bassin, et l'on pourrait presque la mesurer mathématiquement ; mais nous ne saurions nous livrer à ce calcul, sans faire une pétition de principe, car nous ne devons pas oublier, que c'est au bassin seul que nous devons demander nos preuves et nos chiffres.

Tel qu'il est constitué, notre bassin d'expérimentation représente un levier coudé du premier genre, dont le point d'appui est en *aa*, sur les tiges plantées dans les fosses iliaques ; la résistance est aux différents points de la tige *ab*, sur lesquels s'appuie la série de ressorts *dd ;* quant à la puissance, elle s'exerce en deux points : en haut, sur la face postérieure de la symphyse pubienne, et en bas, sur la face antérieure de l'angle sacro-vertébral. Mais ces deux points correspondent précisément au point d'appui et à la résistance de notre forceps transformé en levier ; si donc nous pouvions savoir quelle force il faut exercer sur ces points pour produire un certain degré de déviation du bassin, nous connaîtrions de la manière la plus exacte, l'intensité de la pression que notre forceps exerce au point d'appui et à la résistance.

Pour acquérir cette notion, il suffira de fixer un lien à un trou *e* percé près du bord supérieur de la symphyse, puis de tirer sur ce lien dans le sens le plus favorable pour faire pivoter le bassin, et entraîner, dans un mouvement de rotation la, tige *ab*. On indiquera alors sur e cadran *c*, les déviations que ces efforts ont imprimées à l'aiguille. Lorsque, par exemple, on aura tiré avec une force de 5 kilogrammes, on inscrira le chiffre 5 au point que marquera l'aiguille, et ainsi de suite, celui de 10, 15, 20, 25, dernière limite que permet d'atteindre le mode de construction de l'appareil.

En répétant la même manœuvre par rapport à la partie inférieure de l'angle sacro-vertébral, le bras de levier étant de même longueur, on obtiendra la même graduation.

Lors donc qu'après une expérience, l'aiguille sera arrêtée sur les chiffres 5, 10, 15, 20 ou 25, nous connaîtrons l'action que les mains de l'opérateur, placées à l'extérieur du bassin, ont exercée dans l'intérieur de cette cavité ; nous saurons de science certaine que, pour le faire tourner sur le pivot que nous lui avons créé, elles ont agi sur des parties qui ne peuvent être déplacées que par une force de 5, 10, 15, 20 ou 25 kilogrammes, et nous pourrons affirmer, que la face postérieure du pubis et la face antérieure de l'angle sacro-vertébral ont supporté cette pression de 5, 10, 15, 20 ou 25 kilogrammes.

Les mêmes phénomènes, mais en sens inverse, se produisent lorsqu'on opère un mouvement exagéré d'élévation des manches du forceps ; nous pourrions par le même procédé, mesurer les pressions subies, dans ce cas, par la partie inférieure de la symphyse et par la partie supérieure de l'angle sacro-vertébral ; mais nous pouvons nous dispenser de ce travail, car tous les raisonnements que nous avons faits, et que nous allons faire par rapport au mouvement d'abaissement des manches du

forceps, s'appliquent exactement au mouvement d'élévation de ces manches.

Les effets que je m'efforce de démontrer sont tellement en opposition avec les idées généra'ement admi
ses, les accoucheurs ont une confiance tellement grande
dans l'innocuité de leurs manœuvres, que les délations
enregistrées par mon appareil, ne peuvent manquer d'a-
mener un peu de déception, et, quelquefois même, une
certaine nuance de dépit. On comprend, dans ces conditions, quelle réserve m'est imposée, et l'on ne saurait me
demander de désigner nominativement les expérimentateurs, et d'indiquer les résultats obtenus par chacun
d'eux.

Je puis néanmoins affirmer que toutes les fois que l'o-
pérateur devra surmonter une résistance un peu considérable, il imprimera toujours au bassin le maximum
de déviation; et que dans l'immense majorité des cas, ce
maximum serait de beaucoup dépassé, si l'appareil avait
été construit dans la prévision d'écarts aussi considérables.

Cependant, tout en ne faisant intervenir aucun nom,
je ne saurais avoir la prétention d'imposer ces expériences, et de les faire accepter sans autre garantie que
ma signature. Sans parler des démentis qui ne manqueraient pas de m'arriver de toute part, si je m'ap-
puyais sur des faits erronnés ou seulement mal interprétés, je dois rappeler que mes appareils existent, et
que je serai heureux de les mettre à la disposition de
tous ceux qui voudraient s'édifier par eux-mêmes, et
contrôler les résultats que je signale.

Ces réserves faites, on me permettra de considérer

comme démontré, que l'accoucheur ajoute à l'effort de traction qu'il produit pour faire descendre la tête dans la direction des axes du bassin, un autre effort qui a pour résultat, de transformer son forceps en levier, et que, par cet effort, il exerce en avant et en arrière du bassin, des pressions équivalentes au moins à 25 kilogrammes.

Je m'empresse de reconnaître que, si dans les tractions exercées à la main sur les manches d'un forceps, ces mouvements sont inévitables, ils sont encore plus absolument indispensables pour atteindre le but final de l'opération, pour opérer l'extraction de la tête. Si un accoucheur réussissait à les éviter, si, expérimentant sur le bassin oscillant, il laissait les aiguilles immobiles, et témoignait ainsi de la bonne direction imprimée à ses efforts, il serait fatalement frappé d'impuissance ; car, ainsi que je le démontrerai plus tard en traitant des mouvements de latéralité, ce n'est qu'en prenant ces points d'appui contre le bassin, que nous pouvons multiplier la force *manuelle* dans une proportion assez grande, pour vaincre les obstacles créés par un notable rétrécissement du bassin (1).

C'est certainement une chose énorme de répartir sur des parties limitées du bassin, un effort de 25 kilogrammes, et cependant, en comparant les pressions pro-

---

(1) Cette assertion semblerait indiquer que la force artificielle n'agit que par son intensité ; nous verrons plus loin que l'effort développé par une machine, est moins considérable que l'effort d'un homme, mais que ses avantages consistent surtout dans sa fixité, dans son action *soutenue* et *progressive*.

duites par des tractions concentriques aux axes du bassin, avec celles qui résultent de l'excentricité de cette traction, nous allons voir que ces 25 kilogrammes ne constituent qu'une faible partie de la différence.

Cherchons d'abord à apprécier la pression supportée par les parties molles interposées entre la tête et le système osseux du bassin, lorsque les points de contact sont aussi étendus que possible, et lorsque l'effort est également réparti sur tous ces points.

Supposons un accouchement au détroit supérieur, présentant de sérieuses difficultés, et devant exiger une traction de 50 kilogrammes, une traction atteignant les limites au-delà desquelles on ne peut plus espérer d'amener un enfant vivant, quel sera le rapport entre cette résistance et les frottements contre les parois du bassin ? On trouve bien dans les divers traités de mécanique, des tables indiquant ces rapports des frottements à la résistance, mais dans toutes, il est question du frottement de bois sur bois, avec ou sans interposition de corps liquide ou gras, de bois sur métal, de bois sur cuir, etc. On y chercherait vainement quelque chose d'analogue à ce qui se produit sur des membranes interposées entre des corps résistants, comme le système osseux de la tête d'un fœtus, et celui d'un bassin. J'ai donc dû résoudre moi-même la question par des expériences directes.

Le bassin artificiel, décrit page 17, et représenté pl. IV, va me fournir les moyens d'arriver à cette solution. Comme il s'agit d'un obstacle créé par le détroit supérieur, et que dans ce cas la tête est généralement libre sur les côtés du bassin, j'ai dû faire disparaître ce qui, dans l'appareil, permet de produire les rétrécissements des diamètres transversaux, je n'ai donc conservé que les deux segments de la lunette qui correspond au diamètre sacro-pubien, puis, pour me mettre autant que possible dans des conditions de glissement analogues à celles de l'état naturel, j'ai doublé chacun de ces segments avec un lambeau de peau épaisse, fraîchement disséquée, dont la face interne présente, comme surface de glissement, la plus grande analogie avec celle de la muqueuse utérine et vaginale.

Tout étant ainsi disposé, une tête de fœtus est saisie par le forceps de l'auteur, et engagée dans la lunette ; je tends alors le ressort R', jusqu'à ce qu'il appuie sur son segment supérieur avec assez de force pour que le passage de la tête ne puisse s'effectuer qu'avec une traction de 50 kilogrammes, et je constate que, pour faire équilibre à cette traction, le ressort doit presser avec une force de 30 kilogrammes. J'ai donc acquis aussi exactement que possible cette notion importante, que, lorsqu'on exerce, avec une force de 50 kilogrammes, des tractions parfaitement concentriques aux axes du bassin (1), on produit contre ses parois, une pression concentrique de 30 kilogrammes.

Les expériences de Coulomb, répétées depuis par le général Morin, ont démontré que les pressions sont indépendantes des surfaces, c'est-à-dire que, dans l'espèce, la résistance à vaincre est la même, quelle que soit l'étendue des points de contact de la tête, avec les parois

_____

(1) Ici encore la rectitude de la filière artificielle fait disparaître toutes les difficultés et tous les doutes qui pourraient exister par rapport à la rigoureuse exactitude de la direction.

du bassin. Seulement, les pressions qui résultent de cette résistance invariable, sont d'autant plus intenses que les points de contact sont moins étendus, et *vice versâ*. Si donc nous pouvions connaître les dimensions des surfaces sur lesquelles se produit le frottement de la tête, il suffirait d'une simple opération d'arithmétique pour traduire en chiffres la pression que supporte chaque centimètre carré de ces surfaces.

Il est difficile, de mesurer exactement ces surfaces, mais cependant, en y réfléchissant bien, il n'est pas impossible d'approcher de très-près la vérité. Comme nous venons de le dire, et comme tous les auteurs le reconnaissent, dans la dystocie au détroit supérieur, l'obstacle est causé surtout, en avant par la symphyse pubienne, et en arrière par l'angle sacro-vertébral. La tête se moulant en avant contre la face concave que représente la région pubienne, on peut estimer que le contact a lieu, en ce point, sur une surface de 10 centimètres de longueur et de 4 centimètres de hauteur, soit de 40 centimètres carrés ; en arrière, la tête pressant sur une région convexe, le point de contact est plus limité, on sera, je pense, assez près de la vérité en évaluant cette surface à 5 centimètres de haut en bas, et à 4 centimètres transversalement, soit à 20 centimètres carrés. En additionnant ces deux chiffres, on trouve que la tête exerce ses principales pressions sur une surface de 60 centimètres carrés. Si donc nous divisons 30,000 grammes, chiffre de la pression sur toute la surface de contact, par 60, chiffre représentant l'étendue de cette surface en centimètres carrés, nous obtenons pour quotient le chiffre 500, qui nous représente en grammes, la pression supportée par chaque centimètre carré des membranes interposées entre la tête fœtale et le système osseux du bassin de la mère.

On peut donc dire d'une manière très-approximative que, lorsqu'on exerce une traction *concentrique* avec une force de 50 kilogrammes, chaque centimètre carré, des points sur lesquels appuie la tête de l'enfant, supporte une pression de 500 grammes. J'ai souligné le mot concentrique, parce que nous en comprenons maintenant toute l'importance. Nous savons que le premier effet d'une bonne direction consiste à répartir également les pressions sur tous les points de contact, et qu'au contraire, ces pressions ne s'exercent plus que sur des surfaces limitées, dès que la traction cesse d'être faite exactement dans l'axe du bassin. D'un autre côté, nous avons expérimentalement démontré que l'accoucheur, en tirant sur les manches du forceps, ne peut jamais réaliser ces conditions de bonne direction; lors donc qu'il tirera en abaissant les manches de son instrument, lorsqu'il exécutera l'un de ces mouvements qui font tourner sur ses pivots, le bassin oscillant, et accusent l'action d'un levier, la tête, qui normalement doit presser également sur toute la face interne de la symphyse, ne pressera plus que sur sa partie supérieure, la pression sera nulle à sa partie inférieure. En arrière, elle s'exercera contre la partie inférieure de l'angle sacro-vertébral, en exonérant complètement sa partie supérieure; la tête ne sera donc plus en contact avec une surface de 60 centimètres carrés; mais seulement avec une surface de 30 centimètres. Ce n'est plus par 60, mais bien par 30 qu'il faut diviser le chiffre de la traction. Ce n'est plus

500 grammes, mais bien 1,000 grammes de pression que chaque centimètre carré de surface comprimée supporte du chef seul de la traction. Nous savons qu'à cette force de traction directe, nous avons à ajouter la force qui faisait tourner, sur ses axes, notre bassin oscillant; cette force est de 25,000 grammes. Nous avons donc à diviser ce chiffre de 25,000 par 30, représentant la surface pressée, et nous obtenons pour quotient le chiffre 833 qui, ajouté aux 1,000 grammes de la traction directe, nous donne le chiffre de 1,833. Et nous pouvons affirmer *qu'un accoucheur, quelque habile qu'on le suppose, ne peut tirer sur les manches d'un forceps sans exercer sur chaque centimètre carré des parties en contact avec la tête, un minimum de pression de 1,833 grammes, tandis que cette pression ne doit être que de 500 grammes avec une traction parfaitement concentrique.*

Peut-être objectera-t-on que je me suis placé dans des conditions de difficultés exceptionnelles; examinons ce qui se passerait dans un cas où la résistance à vaincre serait moins considérable, et admettons un accouchement nécessitant une force de traction de 40 kilogrammes, ce qui dans une application manuelle correspond à des efforts énergiques et prolongés, il est vrai, mais dont l'accoucheur triomphe généralement avec un plein succès pour la mère et pour l'enfant.

Une traction de 40 kilogrammes détermine contre les parois du bassin, une pression d'environ 24 kilogrammes; si, faisant les mêmes calculs que pour l'expérience précédente, nous divisons ces 24,000 grammes par 60, représentant, en centimètres, la surface des points de contact, nous obtenons pour quotient le nombre 400, qui nous représente en grammes, la pression supportée par chaque centimètre carré des points de contact ; mais si la traction cesse d'être exercée dans l'axe du bassin, la surface pressée n'étant plus que de 30 centimètres, nous aurons à diviser 24,000 par 30, et nous obtenons pour quotient le chiffre 800, représentant dans ces nouvelles conditions la traction directe ; si à ce nouveau chiffre nous ajoutons les 833 grammes produits au point d'appui et à la résistance, nous trouvons que *dans un accouchement où, avec une traction concentrique, les membranes interposées entre la tête et le système osseux du bassin, auraient supporté une pression de 800 grammes par centimètre carré, elles en supportent une de 1,633 grammes, lorsque l'effort cesse d'être concentrique.*

Ces chiffres sont certainement très-éloquents, et cependant ils sont bien loin d'être l'expression exacte de la vérité. Nous voyons qu'ils sont de beaucoup inférieurs à ceux que nous avait fournis l'expérience précédente, dans laquelle, avec un effort de traction bien moins considérable, nous avions constaté une pression excentrique de 6 kilogrammes par centimètre carré.

Cette différence tient à plusieurs éléments de calcul que j'ai négligés ; d'abord je n'ai pas tenu compte de la difficulté beaucoup plus considérable que l'on éprouve à faire passer un diamètre dans une position diagonale, au lieu de l'engager parallèlement au plan du canal ; en second lieu j'ai accepté le chiffre de 25 kilogrammes comme l'expression de la pression excentrique, tandis que ce chiffre serait infiniment plus considérable si mon bassin artificiel avait pu l'enregistrer ; troisièmement enfin, j'ai supposé que la pression ne s'exerçait plus que sur la moitié de la surface, tandis qu'elle ne doit probablement s'exercer que sur une étendue beaucoup moins considérable.

Quoi qu'il en soit, tout en acceptant ces chiffres comme vrais, on n'en contestera pas l'importance, et l'on voudra bien admettre qu'il ne peut être indifférent pour la mère et pour l'enfant, pour celle qui subit les pressions et pour celui qui les exerce, d'en voir quadrupler l'intensité, suivant le procédé opératoire employé; et l'on ne saurait nier, que l'on ne puisse trouver là l'explication d'un grand nombre d'accidents, depuis les simples contusions, jusqu'à la rupture du système osseux du bassin et de ses attaches ligamenteuses. On comprend théoriquement que ce dernier phénomène se produira, non-seulement par l'augmentation de la pression excentrique, mais encore parce que toutes les fibres ne seront plus toutes à la fois solidaires, que quelques-unes seront plus tiraillées que les autres, qu'il se produira, en un mot, un phénomène analogue à celui qui se produit par rapport à une étoffe qui se déchire avec la plus grande facilité, lorsqu'on est parvenu à entamer sa lisière.

TROISIÈME EXPÉRIENCE.

Passage d'une tête artificielle dans un bassin disposé pour simuler la rupture des symphyses. — Écartement de la symphyse pubienne.

Je m'empresse de reconnaître que la rupture des symphyses n'est qu'implicitement expliquée par l'expérience précédente ; aussi j'ai dû en organiser une nouvelle, destinée à démontrer *de visu* le mode de production de ce phénomène.

Lorsqu'on vient de terminer une application de forceps, il est très-difficile d'apprécier ce qui s'est passé dans la profondeur des organes, et de savoir si une modification dans la manœuvre n'aurait pas pu, dans une certaine mesure, atténuer le traumatisme ; cette appréciation n'est pas même possible lorsqu'on opère à découvert dans des expériences cadavériques.

S'il est très-facile de suivre la substitution d'un diamètre à un autre, il est, en revanche, à peu près impossible de se rendre compte si le même diamètre se présente d'une manière plus ou moins favorable, suivant la direction que nous imprimons à nos efforts.

Étant donné un diamètre irréductible, et ne pouvant traverser un détroit qu'en amenant un écartement d'un centimètre de la symphyse pubienne, si l'on considère qu'une réduction de trois millimètres suffirait pour faire passer ce même diamètre sans produire d'écartement, on comprendra sans peine combien le dynamomètre, le tact, et même la vue sont insuffisants, pour nousfaire reconnaître si l'effort ne se fait pas de manière à l'engager, en exagérant un peu ses dimensions.

Si les faits que j'avance ne peuvent être compris que par une espèce d'intuition, si l'on ne peut espérer d'en démontrer la réalité, et d'en faire apprécier la gravité, soit au lit de la malade, soit sur une table d'amphithéâtre, on peut cependant reproduire artificiellement les conditions du problème et en rendre palpable la solution. C'est ce que j'ai essayé de faire en remplaçant le bassin naturel, par un nouveau bassin artificiel dont j'ai fait un témoin actif, intelligent, dénonçant et enregistrant, comme les précédents, toutes les violences exercées contre lui, et en expliquant les résultats.

Les figures 1 et 2, planche VI, représentent un bassin artificiel AB, composé de pièces multiples en bois ; les os des îles, aux points correspondants aux symphyses sacro-sciatiques, sont articulés à charnière avec le sacrum ; ils sont réunis l'un à l'autre par un ressort excessivement puissant, qui les rapproche au point B, pour former une symphyse du pubis susceptible de s'écarter en simulant la rupture.

La tête est représentée par un ovoïde en bois D, dans lequel est plantée une tige de bois E, représentant les manches du forceps ; le diamètre bi-pariétal de cette pseudo-tête, mesure un centimètre de plus que le diamètre sacro-pubien, dans lequel il doit s'engager ; mais cette différence est rachetée par un coussinet à ressort, permettant, à la région en rapport avec l'angle sacro-

vertébral, de se déprimer, comme le font les têtes normales dans les rétrécissements du bassin. Grâce à cette
dépression, la tête peut traverser le bassin sans provoquer l'écartement des symphyses, mais à la condition
que ce sera toujours le point le plus étroit du diamètre
bi-pariétal qui se mettra en rapport, avec les plans suc-
cessifs qui constituent le canal courbe à franchir.

L'expérimentateur peut très-bien apprécier la direction des axes de ce bassin, ainsi que les rapports de la
tête artificielle. Il sait, que cette dernière peut passer
sans déterminer d'écartement des symphyses, et de plus
que, pour obtenir ce résultat, les manches, au fur et à mesure de la progression de la tête, doivent successivement
passer de la position E, à la position E', puis à la position E'' ; et cependant, dès les premiers efforts de traction on constate l'écartement de la symphyse. Avec un
effort insignifiant sur le manche de l'instrument, avec un
effort dont on n'a nullement conscience, on obtient la production de ce phénomène, qui pour être reproduit par une
traction directe suivant les lignes OP, O'P', exige un effort de 45 kilogrammes.

THÉORIE DE LA TRACTION

**Lorsque la force n'est pas placée dans la direction
des axes du canal.**

LA FORCE

*Pour agir rationnellement , doit toujours passer par le
centre de figure du corps dont on opère l'extraction.*

Nous avons démontré expérimentalement les difficultés que l'on rencontre, pour résoudre des problèmes en
apparence de la plus grande simplicité; nous avons
prouvé qu'un corps devant parcouriru n canal curviligne,
ne pouvait être rationnellement entraîné, lorsque l'on
agissait sur lui par l'intermédiaire d'une tige rigide, placée en dehors des plans de ce canal; nous avons établi
que le forceps n'échappait pas à cette loi, et que l'ac-

coucheur, en agissant sur l'extrémité de ses manches, opérait toujours contre les parois de la filière pelvienne, des
pressions excentriques plus ou moins considérables, et
indépendantes de celles qui résultent de la traction exercée normalement dans la direction des axes du bassin ;
il me reste à rechercher, quelle doit être la théorie de la
traction lorsque la force se trouve placée dans des conditions désavantageuses, et par quel artifice on peut
échapper aux fâcheuses conséquences qui en résultent.

Pour simplifier autant que possible la question, et la
dégager des complications qui résultent de la courbure
du canal, commençons par nous placer dans l'hypothèse
d'un canal rectiligne.

Étant donné un piston cylindrique ABCD (planche VI,
fig. 3), se mouvant à frottement doux dans un cylindre
droit, si la force est appliquée au point F, sur une tige
placée à la partie moyenne du piston et dans le prolongement de son axe longitudinal, il est évident que l'on devra tirer dans la direction EFG, c'est-à-dire dans l'axe
du cylindre ; mais si, pour une cause quelconque, la
force ne peut pas être appliquée dans la direction de cet
axe, si l'on est obligé, par exemple, de l'appliquer au
point H ; on ne pourra pas tirer dans la direction de
l'axe du cylindre, puisque l'on n'est pas placé dans la
direction de cet axe. Devra-t-on tirer parallèlement à
cet axe suivant une ligne HM ? Non, car on voit
de suite qu'en tirant dans cette direction, le piston
ira presser sur les côtés du cylindre, aux points A et C,
ainsi l'on tendra, à l'engager suivant sa diagonale AC,
et, s'il est juste dans le cylindre, s'il est incompressi-

b'e, il sera absolument impossible de lui faire exécuter le moindre mouvement. Pour le faire progresser on devra tirer suivant une ligne EHK, passant par le point E, c'est-à-dire par le centre de figure du piston.

Le même phénomène se produira, en s'exagérant encore, si la force est appliquée plus en dehors de l'axe, au point I par exemple; dans ce cas on ne devra pas non plus tirer dans la direction de la ligne IK, mais suivant une ligne EIL, passant aussi par le centre de figure du piston.

Si l'on applique simultanément deux forces au point H et au point I, on voit que la main appliquée au point H ne devra pas agir dans une direction parallèle à celle qu'imprimerait sa congénère au point I, puisque l'on ne peut obtenir le minimum de frottement, qu'en les faisant passer toutes les deux par le centre du piston. Si le centre du piston est soustrait à nos regards, on comprend combien il sera impossible de faire passer cette force, par un point dont nous ignorons absolument la position ; mais il suffit de jeter un coup d'œil sur la figure, pour voir que le problème est immédiatement résolu, si la force est insérée au point E, et que, dans ce cas, quelle que soit la direction que l'on donne à la ligne EO, on sera toujours rigoureusement dans le vrai.

Il est bien évident, qu'il y aura dans ce cas une légère déperdition de force, que la traction s'exercera dans des conditions un peu moins favorables que si l'on tirait suivant la ligne FG, mais le désavantage est tellement insignifiant, que, dans la pratique, on peut très-bien se dispenser d'en tenir compte, c'est, d'ailleurs, ce que l'on fait

toujours dans l'industrie, toutes les fois que l'on fait mouvoir un piston dans un cylindre, en agissant sur lui par
l'intermédiaire d'une tige mise en mouvement par une
bielle.

PRÉCEPTES

Formulés par les auteurs pour la période de
traction.

DISCUSSION DE CES PRÉCEPTES.

*Annulation du tact lorsque la résistance est un peu con-
sidérable. — Impossibilité de tirer suivant les axes
du basssin.*

Ce que nous venons de constater, par rapport à un
canal rectiligne, s'applique très-bien à un canal curviligne ; il suffit de raisonner pour chacun des plans avec
lequel le corps va se mettre successivement en contact,
comme nous l'avons fait pour le plan du cylindre droit,
et l'on voit combien nous sommes près de résoudre le
problème. Mais, avant d'aborder cette solution, examinons un peu quels préceptes ont été formulés par les auteurs, pour guider l'accoucheur pendant la période de
traction.

Tous les auteurs s'accordent à dire que l'accoucheur doit tirer avec une prudente réserve, qu'il doit surtout obéir aux sensations fournies par son tact, qu'il doit moins diriger son forceps que se laisser diriger par lui, etc. Ce précepte est certainement irréprochable, mais malheureusement il ne s'applique qu'aux cas les plus simples, les plus faciles ; qu'aux cas ou l'on pourrait, pour ainsi dire, se passer de préceptes. Tant que la tête obéit à un léger effort, rien n'est plus facile que d'en agir ainsi, cette ligne de conduite même est si naturelle que, à moins d'une incommensurable maladresse, il est impossible d'en adopter une autre. Mais lorsque la tête est un peu serrée dans le bassin, lorsqu'elle résiste aux efforts les plus violents, sans être le moins du monde ébranlée, l'accoucheur ne sent rien, et ne peut rien sentir, son tact ne peut lui fournir aucune notion.

Les appareils de démonstration qui viennent de nous servir pour les trois expériences précédentes, peuvent encore nous permettre d'établir expérimentalement, l'annulation du tact par l'augmentation de la résistance. Un expérimentateur habile, surtout s'il répète plusieurs fois l'expérience, peut arriver, par la délicatesse du tact, à sentir s'il engage convenablement le corps dont il cherche a opérer l'extraction, et il peut éviter les délations de l'instrument ; mais il ne le peut que dans les cas où la résistance à vaincre est très-peu considérable. Il suffit d'augmenter cette résistance, pour annuler complètement les notions que la sensibilité tactile pouvait lui fournir. Il faut donc demander à la science des préceptes un peu plus précis.

Il en est un sur lequel tous les accoucheurs sont unanimes; il faut, disent-ils, tirer dans la direction des axes du bassin.

Certainement, au premier abord, rien ne paraît plus incontestable, et cependant, ce précepte soulève, avant tout, une question préjudicielle de la plus haute importance : on ne peut évidemment tirer dans la direction des axes du bassin, qu'à la condition expresse de ne rien ignorer de la direction de ces axes ; or, un éminent professeur de Paris, me disait il y a quelques années que, *lui compris*, il y avait à peine en France dix accoucheurs connaissant bien les axes du bassin. A quoi donc pourraient servir des préceptes dont ne doivent bénéficier que dix personnes au plus, et les dix personnes qui peuvent le mieux s'en passer. Je suis plus radical encore que le savant professeur, et je soutiens que personne ne connaît, ne peut connaître, et ne connaîtra jamais la direction des plans et des axes du bassin de la femme qu'il va accoucher. Lorsque l'on tient à la main cet organe dépouillé de ses parties molles, il faut une règle, un compas, une équerre pour bien déterminer ses plans et ses axes ; et encore, tous les accoucheurs ne sont-ils pas d'accord sur cette détermination. Que sera-ce donc lorsqu'il s'agira de la faire sur la femme vivante, en ne disposant d'aucun de ces moyens d'investigation ?

Il y a plus encore ; lors même que l'on connaîtrait parfaitement toutes les dispositions anatomiques du bassin, lors même qu'il ne subsisterait aucun doute sur sa configuration, sur ses rapports avec la tête, je soutiens que le précepte de tirer, dans la direction des axes du bassin,

est absolument irrationnel, et qu'il constitue un monstrueux contre-sens mécanique. Qu'est-ce en effet que
l'axe d'un canal ? Sinon une ligne aboutissant au centre
du plan du canal et perpendiculaire à ce plan.

Ne suffit-il pas, après avoir introduit un forceps dans
un bassin, de mettre ses mains sur les manches de l'instrument, pour voir qu'elles sont placées tout à fait en
dehors de la ligne perpendiculaire qui aboutit au centre
du bassin, qu'elles ne sont pas dans la direction de l'axe
du plan avec lequel la tête est en contact ? Si donc la
force n'est pas appliquée dans la direction de l'axe,
comment pourrait-on tirer dans l'axe ? Le précepte est
donc non-seulement irrationnel, mais il est surtout absolument irréalisable, et nous allons voir bientôt, combien
il est dangereux de chercher à s'y conformer.

On pourrait peut-être interpréter la pensée des auteurs,
et dire qu'ils ont voulu formuler le conseil d'entraîner
la tête suivant la direction des axes du bassin ; mais on
ne saurait ainsi plaider les circonstances atténuantes ;
tous ont précisé le *modus faciendi*, tous ont dit, non-
seulement qu'il fallait tirer suivant la direction des axes
du bassin ; mais, qu'au détroit supérieur, il fallait tirer
en bas et en arrière. Le savant professeur de la Faculté
de Paris, avec cette lucidité qui caractérise son ensei·
gnement expose ce précepte avec une précision plus
grande encore : « Au début, on doit tirer de telle sorte
que l'instrument n'ait de limites que le périnée de la

femme (1). » Créant ainsi des repères à la mémoire, et
y gravant ses leçons en caractères ineffaçables.

Notre savant et spirituel confrère le docteur Monin
est plus radical encore, sinon dans l'exposé du procédé,
au moins dans les moyens de le mettre à exécution. Je
cite textuellement sa description :

« Une fois l'urgence de l'application du forceps au détroit supérieur bien établie, reste à fixer le mode opératoire. Il est des mains peu exercées pour lesquelles tous
les as sont graves ; il en est d'autres plus habiles ou
mieux guidées qui ne trouvent point de cas rebelles.
Pour moi, je le déclare, en priant le lecteur de me pardonner cet écart contre la modestie, j'ai été souvent heureux, à ce point de pouvoir amener avec facilité des têtes prétendues enclavées, sur lesquelles on se préparait à
pratiquer la térébration, après avoir vainement essayé
du forceps à plusieurs reprises. Or, si j'ose me vanter ici
de mes succès, croyez bien que ce n'est pas pour le vain
plaisir d'un amour-propre mal placé ; mais uniquement
pour communiquer, à ceux de mes confrères qui pourraient l'ignorer, la méthode qui m'a si bien réussi, et que
je tiens, il faut le dire, d'un opérateur non moins heureux qu'habile, qui a longtemps tenu avec succès, dans
cette ville, le sceptre obstétrical, le docteur Martin
jeune.

« Voici, du reste, cette méthode, qui n'est peut-être pas

_____

(1) Pajot. Leçons recueillies par le docteur Talon, manuscrit
1857.

nouvelle, mais qui n'a pas été, que je sache, professée dans aucun cours public.

« Lorsque vous voulez placer le forceps sur une femme dont le fœtus se trouve avoir la tête retenue au-dessus du détroit supérieur, après avoir fait placer la femme en travers du lit, soutenue par un aide qui la place sur lui entre ses jambes et la retient par-dessous les aisselles, ainsi que cela se pratique communément, tirez la femme à vous, de façon que le bassin porte presque entièrement dans le vide, et faites-la soutenir par un aide qui place ses mains sous le sacrum. Les deux jambes maintenues écartées et soutenues par deux autres aides, vous introduisez le forceps de manière à ce que chacune de ses branches, effleurant la commissure postérieure des grandes lèvres ou le périnée, vienne projeter le bord libre des cuillers jusque dans la région hypogastrique. Le forceps ainsi placé se présente suivant une ligne presque verticale, les branches en bas. Gardez-vous bien, en tirant, de relever les manches des cuillers. Ce mouvement, trop généralement pratiqué, est précisément la cause qui fait que les cuillers du forceps abandonnent en partie la tête de l'enfant et perdent leur parallélisme avec elle. Faites étendre par terre un tapis ou une couverture, et placez-vous tout de votre long sur ce tapis, le dos contre le sol, les pieds étendus sous le lit. Tirez alors fortement d'avant en arrière et de haut en bas, jusqu'à ce que vous sentiez la tête céder et plonger dans le bassin. Relevez-vous alors ; détachez les branches du forceps, sans le retirer ; faites-les glisser un peu sur les côtés de la tête, de manière à vous assurer que celle-ci est bien saisie ; puis tirez de bas en haut et d'arrière en avant, comme pour la position au détroit inférieur. Allez doucement, laissez le temps aux parties molles de se dilater, si vous voulez éviter une rupture du périnée ; faites soutenir celui-ci par la main d'un aide, ou soutenez le vous-même de la main gauche, en achevant de tirer de la main droite ; et vous aurez terminé en moins de rien un accouchement où un opérateur inexpérimenté aurait sué sang et eau, sans plus avancer qu'une paire de bœufs attelés à la colonne de Vendôme (1). »

Je ne multiplierai pas davantage les citations ; tous les auteurs sont unanimes, et tous se sont copiés textuellement ; je ne trouve dans ce concert qu'une seule note discordante ; notre regretté confrère, le docteur Baumers, est le seul qui se soit élevé contre le procédé classique de tirer *en bas* et *en arrière*.

« Les tractions doivent être pratiquées dans la direction de l'axe du bassin. Si la tête est au détroit supérieur, on tirera d'abord autant en bas et en arrière que possible. (Cazeaux, page 736.) Ce précepte, juste au point de vue de l'intention, et qu'on retrouve dans tous les auteurs, ne me semble pas possible à suivre, pris au pied de la lettre. Il est bien évident que la tête doit, en effet, être soumise à l'action d'une force qui la dirige d'abord en bas et en arrière dans le sens de l'axe du détroit supérieur. Mais pour obtenir ce résultat peut-on dire qu'il faille tirer en bas et en arrière ? Cette expression est

(1) *Le Bréviaire du médecin de campagne,* par le docteur Monin. (Paris, 1869.)

pour moi inintelligible, car les manches du forceps sont nécessairement dirigés en bas et en avant, et le mot *tirer* entraîne l'idée d'une force agissant dans le sens de l'axe de l'instrument. Il me semble qu'il faudrait, tout en pratiquant des tractions dirigées en bas et en avant, imprimer aux manches, fortement saisis à pleines mains, une espèce de mouvement de bascule qui, tendant à en relever l'extrémité, fît par conséquent abaisser l'extrémité des cuillers ; il faut éviter dans cette manœuvre de faire appuyer contre le bord inférieur du pubis, la partie du forceps où se trouve l'articulation, ce qui produirait sur la muqueuse une pression inutile et dangereuse. De cette manière le forceps agira comme un levier du premier genre, dont la résistance, représentée par la tête, serait à l'extrémité des cuillers, le point d'appui, au niveau de l'articulation et la puissance, à l'extrémité des manches. La tête est alors soumise à l'action d'une force qui tend à la faire descendre dans l'excavation, dans le sens de l'axe du détroit supérieur, et non à la faire arc-bouter contre le pubis, ce qui arriverait forcément en exerçant des tractions proprement dites, suivant le précepte généralement donné ; car tirer en bas et en arrière avec un instrument dirigé en bas et en avant, est pour moi chose impossible (1). »

Il est évident qu'en conseillant de tirer *en bas et en arrière*, les accoucheurs ont été dupes d'une illusion ; ils

_____

(1) *Mémoire sur les indications et les avantages d'un forceps courbé sur le plat*, par le docteur Baumers. (GAZETTE MÉDICALE, année 1849.)

ont oublié la courbure du bassin et celle de leur instrument, ils n'ont pas songé au point d'application de la
force par rapport au plan du détroit supérieur, ils n'ont
pas vu que pour tirer *momentanément* dans l'axe de ce
détroit, il faudrait employer un instrument droit traversant le périnée dans la direction de cet axe, leur précepte
doit donc être traduit ; et lorsqu'on conseille de tirer
en bas et *en arrière*, il faut bien se garder d'ajouter : pour
tirer dans l'axe du détroit supérieur, ce qui est impossible ; on doit dire seulement : pour tirer parallèlement à
l'axe du détroit supérieur. Mais si la ligne de traction
que l'on adopte est parallèle à l'axe du canal, il est bien
clair que la force ne passera jamais par le centre de figure du corps que l'on veut extraire, et l'on aura sans
s'en douter transformé son instrument en levier.

Est-ce à dire que ces préceptes, dictés par le hasard,
vulgarisés par l'irréflexion, n'ont pas leur raison d'être,
ne sont pas dans certaines circonstances d'une certaine
utilité ? Telle n'est pas ma pensée, j'estime au contaire
que, pour le but final de l'opération, pour l'extraction de la tête, ces mouvements sont beaucoup plus utiles
que la traction directe, et que très-souvent ils doivent
réussir dans des cas où l'accoucheur, réduit aux seules
ressources de la force manuelle, aurait inévitablement
échoué, même en s'adjoignant un ou plusieurs aides tirant *à peu près* dans la direction de l'axe du bassin, par
l'intermédiaire de lacs attachés au forceps.

Je vais plus loin, et je soutiens que les succès seront
en apparence d'autant plus brillants que la méthode aura
été mise en pratique avec plus de franchise et de réso-
lution. Certainement M. Monin, qui se place dans les

conditions les plus favorables pour opérer la luxation, qui ne change la direction de ses efforts qu'après avoir abaissé la tête, après avoir fortement engagé le pariétal antérieur, doit réussir mieux et plus vite que celui qui agit avec hésitation, qui, après n'avoir que très-peu engagé ce pariétal antérieur, le fait rentrer dans le bassin lorsqu'il relève les manches de son forceps en esssayant de produire le second temps de la luxation.

Tout en reconnaissant pour l'accoucheur, l'indispensable nécessité, de demander au levier un supplément à l'insuffisance de ses efforts, d'emprunter à cet agent la fixité, la stabilité, la tonicité qui, dans les tractions directes, font complètement défaut à la force animale, et ne peuvent être réalisées que par la force mécanique, il est bien entendu que je ne prétends point pactiser avec cette méthode, et l'accepter autrement que comme un pis-aller dont je comprends trop bien tous les dangers pour ne pas m'efforcer, par tous les moyens possibles, d'y soustraire les femmes, les enfants et les accoucheurs. M. Monin a eu l'insigne bonheur de dénouer, sans accidents, des situations excessivement difficiles; mais il a eu soin de nous le dire, il exerçait la médecine au sein d'une population forte, vigoureuse et bien constituée, peut-être eût-il été moins heureux s'il avait eu affaire à des femmes chétives, au bassin déformé par le rachitisme. L'examen attentif du mécanisme par lequel il atteignait le but, ne paraît pas propre à faire taire ces appréhensions.

Nous nous sommes bornés dans notre dernière expérience à démontrer, par la production, du fait lui-même

que l'accoucheur ne pouvait tirer sur les manches fixés
à notre tête artificiel'e, sans produire l'écartement de la
symphyse ; nous allons maintenant démontrer que cet
écartement se produit d'autant mieux, et d'autant plus
fatalement que l'on se rapproche davantage des préceptes formulés par la science.

Dans l'appareil représenté pl. VI, fig. 2, il ne peut
rester ancun doute sur la direction de l'axe du détroit
supérieur ; cet axe est représenté par la ligne LM, perpendiculaire au plan de ce détroit.

Si nous insérons notre force dans la continuité du
manche, en nous rapprochant autant que possible
de la tête, au point I par exemple, on voit, comme
nous l'avons dit plus haut, qu'il est absolument impossible qu'une ligne quelconque, passant par ce point, soit
dans l'axe du bassin ; tout ce que l'on peut obtenir,
c'est de tirer suivant une ligne KIH, parallèle à cet axe,
et s'en écartant d'autant moins que la force est insérée
plus près de la tête. Ce point I peut être considéré
comme correspondant, à peu près, à la partie inférieure
des fenêtres du forceps, c'est-à-dire, au point choisi par
les accoucheurs qui, comme M. Joulin, appliquent la
force mécanique au forceps, *quel que soit son modèle* (1).

Dans ces conditions je ne vais pas, suivant le précepte des auteurs, tirer *approximativement, à vue d'œil,
autant que possible*, dans l'axe du détroit supérieur. Je
vais me placer mathématiquement, rigoureusement, non
pas dans la direction de cet axe, ce qui est impossible,

_____

(1) Joulin. *Traité complet d'accouchements*, page 1057.

mais parallèlement à cet axe, en atteignant le seul but qu'aient pu viser ceux qui ont formulé le précepte.

Examinons ce qui va se produire :

Dès les premières tractions, le point dépressible de la tête se déprime contre l'angle sacro-vertébral ; cette dépression ne tarde pas d'être complète, et alors, le point d'appui est acquis en arrière, la tête s'immobilise contre le promontoire, et c'est le pariétal antérieur qui chemine; on engage ainsi un diamètre majeur, et l'on produit l'écartement de la symphyse. Cet écartement est d'un centimètre, et il n'est pas suffisant pour livrer passage à la tête, dans la position vicieuse que lui imprime la traction ; on rencontre donc un obstacle insurmontable, et l'extraction de la tête ne devient possible que par le relèvement des manches, c'est-à-dire en produisant le second temps, si magistralement décrit par M. Monin. Lorsque la force est insérée au point I, c'est-à-dire à deux centimètres de la tête, il faut, pour produire l'écartement, tirer avec une force de 35 kilogrammes ; cette force ne sera plus que de 20 kilogrammes si la force est insérée plus bas, à 10 centimètres de la tête ; et enfin, elle sera réduite à 10 kilogrammes si la traction s'exerce à l'extrémité du manche, dont la longueur n'est pourtant que de 24 centimètres. Quelle sera la puissance de l'accoucheur lorsqu'il agira sur l'extrémité des manches d'un forceps de 0,47 de longueur, ou d'un forceps de Thenance, qui ne mesure pas moins de 0,50 !

Je prie mes lecteurs de prendre bonne note de ces chiffres. J'aurai plus tard à les invoquer, lorsque je traiterai de l'emploi du dynamomètre en obstétrique.

On m'accusera, peut-être encore, de m'être placé dans des conditions toutes de fantaisie, et sans analogie avec ce qui se produit dans la nature. Voyons ce qui se passe dans les expériences de M. Joulin.

Nous savons que notre savant confrère attache le forceps, *quel qu'en soit le modèle*, à la partie intérieure des fenêtres, et il prend son point d'appui pour la traction, vers les tubérosités ischiatiques, sur le sillon fémoro-fessier. C'est là, d'après M. Joulin, un des grands avantages de l'aide-forceps. « On a reproché, dit-il, aux appareils de traction de ne pas tirer dans l'axe du détroit supérieur; cela peut-être vrai pour l'appareil de Chassagny, mais pour l'aide-forceps il n'en est rien; le lacs qui se réfléchit sur le bord inférieur du point d'appui dirige ses tractions dans l'axe du détroit supérieur, et avec beaucoup plus d'exactitude et de régularité que la main. L'instrument n'a pas de ces fatigues, de ces erreurs de direction qui appartiennent à l'action musculaire (1). » M. Joulin a donc bien cherché à se placer dans les conditions que j'ai réalisées dans mon expérience, le périnée seul a pu l'empêcher d'exercer ses tractions dans une direction complètement parallèle à l'axe du détroit supérieur.

L'analogie de position va-t-elle nous donner l'analogie des résultats? Laissons parler M. Joulin :

« Sur le bassin d'expérimentation, il est facile de surveiller la marche de l'engagement, et de se rendre compte des phénomènes qui se produisent sur les points rétré-

---

(1) Joulin. *Traité complet d'accouchements*, p. 1071.

cis. L'aide-forceps opère ses tractions dans l'axe du détroit supérieur, les phénomènes d'engagement sont donc les mêmes que dans l'accouchement naturel. En effet, c'est le pariétal situé en arrière qui s'engage le premier, l'os fléchit sur le point en rapport avec l'angle sacro-vertébral proéminent, ordinairement il se redresse après l'avoir franchi. La profondeur de la dépression est variable ; il n'est guère possible de la mesurer exactement, mais elle m'a paru de 6 à 8 millimètres, un peu plus un peu moins, selon le degré de la résistance et l'élasticité des os. C'est seulement après que le pariétal qui regarde en arrière est en partie engagé, que l'autre commence à se mobiliser et à glisser sur la surface pubienne (1). »

Est-il possible de voir deux descriptions se ressembler davantage, de voir les mêmes causes mieux produire les mêmes effets ? Des deux côtés la tête se déprime au point où elle offre le moins de résistance, au point où elle rencontre dans le bassin une saillie mieux disposée pour produire cette dépression, et des deux côtés, c'est lorsqu'elle s'est constitué un point d'appui solide en arrière, que la traction l'immobilise sur ce point pour faire marcher le pariétal opposé, pour engager la tête comme un coin avec lequel on voudrait faire éclater la symphyse pubienne, ou tout au moins démontrer son excessive solidité.

Après avoir si bien décrit les phénomènes de l'engagement avec son aide-forceps, comment M. Joulin peut-il dire qu'il agit comme la nature ? Comment ne com-

(1) Joulin. *Loco citato*, page 1065.

prend-il pas que sa traction s'exerce au rebours du bon
sens, en immobilisant la tête contre la grande circonfé·
rence du canal pelvien, et en la faisant cheminer contre
la paroi la plus courte? Ne voit-il pas que, pour rendre
l'extraction possible dans ces conditions, il faut exagérer
la dépression du pariétal engagé contre le promontoire,
exagérer la pression contre la face interne du pubis, afin
d'obtenir la réduction de la tête ou la distension du
bassin ? Par quelle miraculeuse intervention peut-il espérer que les choses vont changer, que le pariétal antérieur s'immobilisera à son tour pour laisser cheminer le
pariétal postérieur ? N'est-il pas évident que cet effet ne
se produira que lorsqu'on aura changé la direction de
la force ? Et, dans de semblables conditions, M. Bailly
a donc bien raison de formuler cette objection contre la
traction mécanique : « Les machines ne tirent que dans
une seule direction ; leur point d'appui (genoux, ischions)
étant invariables, elles ne permettent pas de changer la
direction de la force et d'agir suivant l'axe du bassin ;
par conséquent elles déterminent sur les parois du bassin des pressions obliques, etc. (1) »

Mais si notre savant confrère, le docteur Bailly, a mille
fois raison, en prononçant cette condamnation contre
l'aide-forceps, il a un million de fois tort en ne reconnaissant pas, que ses reproches ne peuvent atteindre la
méthode des tractions soutenues, avec laquelle, comme

---

(1) Bailly. *De l'emploi de la force dans les accouchements.*
Thèse de concours, 1866.

nous allons le voir bientôt, la force se place d'elle-même et constamment dans la plus irréprochable direction.

De l'examen des deux principaux préceptes formulés par les auteurs pour nous servir de guide dans une extraction de la tête par le forceps, il résulte que, l'un est absolument insignifiant dans les cas de dystocie sérieuse, et que l'autre expose la mère et l'enfant aux plus graves dangers.

On conseille encore de reproduire les phases de l'accouchement naturel, en imprimant à la tête les mouvements que lui imprime la nature, pour lui faire franchir la filière du bassin dans les positions les plus favorables. Nous consacrerons à ce précepte un examen spécial dans la troisième partie de ce travail.

Il est enfin un dernier conseil, formulé en désespoir de cause : Lorsqu'on est à bout de ressources, lorsque la tête a résisté à tous les efforts, il faut, dit-on, agir sur le forceps, en élevant et en abaissant successivement les manches, en les portant alternativement à droite et à gauche, en répétant, en un mot, la manœuvre que l'on exécute lorsqu'on veut arracher un clou d'une planche. Ce précepte, que je ne saurais trop fortement blâmer, sera examiné plus tard, lorsque j'étudierai les mouvements de latéralité et leur mode d'action.

En résumant rapidement ce qui vient d'être fait dans cette seconde partie, il est complètement démontré qu'il est absolument impossible d'engager un corps dans un canal courbe, en tirant sur lui en dehors de ce canal, par l'intermédiaire d'une tige rigide, sans déterminer contre ses parois des pressions excentriques, indépendantes de celles que le corps exerce naturellement en se moulant dans une filière trop étroite. L'analogie et l'expérience nous ont prouvé que l'accoucheur ne pouvait échapper à cette loi. D'un autre côté nous avons acquis un certain nombre de notions à l'aide desquelles on peut arriver à éviter ces frottements excentriques, et à ne produire que les pressions qui résultent inévitablement des rapports de forme et de volume existant entre le contenant et le contenu.

Nous allons maintenant essayer d'appliquer ces notions à la période d'extraction de la tête par le forceps.

APPLICATION

des notions et des expériences précédentes, à la traction sur le forceps.

DESCRIPTION

De l'appareil tracteur et de la méthode des tractions soutenues.

En étudiant la théorie de la traction, lorsque la force n'est pas placée dans la direction des axes du canal, nous avons vu que, pour exercer le minimum de pression contre les parois, il fallait que cette force fût toujours dirigée de manière à passer par le centre de figure du corps dont on veut opérer l'extraction ; d'où il résulte que, si l'on opère dans un canal curviligne, la direction de la force doit varier à chaque instant, au fur et à mesure des changements de rapport du corps avec les différents plans du canal qu'il parcourt. Nous avons montré combien il était impossible d'opérer des tractions passant par le centre d'un corps soustrait à nos regards; nous avons également établi qu'avec une force mécanique appliquée en un point invariable, on était fatalement conduit à imprimer, à un moment donné, une direction vicieuse, et ne passant plus par le centre du corps.

Il ne peut y avoir qu'un moyen de faire constamment passer cette force par le centre de figure d'un corps destiné à parcourir un canal courbe, tout en exerçant les tractions d'un point fixe et invariable pendant toute la durée de l'opération; il suffit pour cela d'insérer la force à ce centre lui-même, et le problème sera immédiatement résolu, comme nous allons le démontrer, en appliquant aux expériences précédentes, cette donnée si simple et si élémentaire.

Dans la première expérience (planche V, fig. 1) il nous suffira d'insérer notre force au centre du piston curviligne, et, en tirant sur les deux cordons attachés à ce centre, nous verrons le piston cheminer avec la plus grande facilité, et parcourir le canal sans déterminer de pression excentrique, sans imprimer la moindre déviation à aucune des aiguilles.

Dans la troisième expérience (pl. VI, fig. 1), au lieu d'appliquer notre force sur le manche représentant le forceps, appliquons-la au centre même de la tête, aux points DD', tirons par l'intermédiaire de deux cordons attachés à deux vis plantées à ces points, de chaque côté de la tête; et lors même que la traction ne sera pas faite dans l'axe du canal, lors même qu'elle fera avec cet axe un angle assez prononcé, nous verrons la tête suivre la courbure du canal, les manches

prendre successivement les positions E, E', E'', sans déterminer de pression excentrique contre les parois du canal,
et sans produire l'écartement de la symphyse.

Les choses se passeront de la même manière dans
notre seconde expérience (planche V, fig. 2). Pour résoudre le problème, nous n'aurons qu'à attacher le forceps à deux points correspondant aussi approximativement que possible au centre de figure de la tête, et,
dans ces conditions, sans nous préoccuper de tirer plus
ou moins exactement dans la direction des axes du
bassin artificiel, nous verrons la tête le franchir sans
lui imprimer aucun mouvement, et en le laissant complètement immobile sur ses pivots.

C'est ainsi que se trouve constituée la méthode à laquelle j'ai donné le nom de méthode des tractions soutenues ; c'est ainsi que j'ai résolu le problème de permettre à l'homme le moins habile, le plus inconscient, de
diriger une tête de la manière la plus irréprochable, de
lui faire suivre toutes les sinuosités du bassin le plus ac-
cidenté, et de l'entraîner constamment, sans produire aucune pression excentrique, dans la direction de cette ligne courbe qui commence à l'entrée du détroit supérieur,
pour se terminer à la vulve.

Les principes de la méthode étant ainsi établis, il me
reste à décrire l'appareil instrumental auquel je me suis
arrêté, après d'innombrables tâtonnements, après des
modifications sans fin qui ont pu exciter la verve rail-
leuse de quelques confrères, mais sans me lasser jamais,
et sans me détourner un instant du but que je pour-
suivais.

Des cordons de traction.

Lorsque j'ai commencé à exercer mes tractions au niveau du centre de gravité de la tête, c'est-à-dire, lorsque j'ai réalisé le progrès le plus considérable de la méthode, ou plutôt lorsque je l'ai réellement constituée, j'ai réservé, à la partie moyenne des cuillers, une traverse, et dans cette traverse était percé un trou auquel venaient se fixer les cordons de traction. J'ai reconnu que cette disposition présentait quelques inconvénients : elle empêchait le cuir chevelu de pénétrer dans les fenêtres des cuillers, et pouvait peut-être produire un certain degré de compression ; j'ai dû la faire disparaître. Les cordons de traction sont aujourd'hui fixés à deux petits crochets CC' (pl. II, fig. 1) ménagés vers les bords internes de la fenêtre des cuillers. L'entrée de ces crochets est un peu resserrée pour que les cordons n'y pénètrent qu'avec une certaine difficulté et y restent emprisonnés. Ces cordons sont en soie ou en chanvre, ils ont environ 2 millimètres de diamètre ; je les dispose de la manière suivante :

J'en prends une certaine longueur dont je noue les deux extrémités, de manière à en faire un cordon sans fin ; puis, repliant ce double cordon vers sa partie moyenne, j'en forme une double anse, dont chaque moitié va se fixer à chacun des crochets CC' ; la partie moyenne de cette anse se fixe provisoirement à un petit bouton B, planté à la face externe des manches, près de l'articulation ; l'opérateur évite ainsi d'être gêné pendant l'application, il n'a pas à se préoccuper des cordons, et, lorsque son forceps est appliqué, il lui suffit de les détacher, comme on défait une boutonnière, pour relier cette anse à l'appareil tracteur.

Il faut, pour l'appareil de traction, tenir compte de deux choses principales : 1° du point d'application de l'appareil lui-même ; 2° de son mode de construction.

Du point d'appui de l'appareil de traction.

Avant tout, l'appareil sera-t-il placé de manière à prendre son point d'appui sur la malade elle-même, ou le disposera-t-on en dehors d'elle, comme quelques accoucheurs semblent disposés à le faire aujourd'hui ?

En prenant un point d'appui sur la malade elle-même, on réalise un véritable appareil à extension et contre-extension, on se dispense de l'emploi des aides, toute la force employée est intégralement transmise au fœtus ; il y a donc un immense avantage à adopter cette disposition. Deux régions se présentent pour fournir le point d'appui : ce sont les ischions et les genoux. De nombreuses et puissantes considérations m'ont déterminé à choisir ces derniers organes, malgré les objections que ce choix a soulevées.

On m'a dit qu'en prenant son point d'appui sur les ischions, l'accoucheur se rapprochait bien plus de la direction de l'axe du détroit supérieur ; cette considération est parfaitement juste, et cependant c'est elle qui m'a déterminé à ne pas y placer mon appareil de traction. Suivant la judicieuse observation de M. Bailly, avec la traction mécanique, les points de l'application de la force sont invariables, tandis que la direction de cette force doit varier à chaque instant, au fur et mesure de la progression de la tête dans le canal courbe qu'elle parcourt ; si donc je parvenais, dès le début de l'opération, à donner à ma traction une direction irréprochable , cette direction ne tarderait pas à devenir vicieuse, et à le devenir d'autant plus, que l'accouchement progresserait davantage ; à tel point, qu'à la fin de la manœuvre, la ligne de traction ferait avec la ligne de direction, c'est-à-dire avec l'axe du dernier plan du canal pelvien, un angle presque droit.

En adoptant les genoux comme point d'appui, j'ai évité cet écueil, j'ai établi une moyenne ; si ma direction est un peu vicieuse au début de l'opération, elle se rectifie et devient irréprochable au milieu, pour redevenir légèrement vicieuse, en sens inverse, à la fin. Mais, dans toutes les positions, la ligne de traction ne fait jamais avec la ligne de direction, un angle de plus de 45 degrés, ce qui ne constitue qu'une insignifiante excentricité, surtout lorsque la force est insérée au centre de la tête.

Dans un mémoire lu au Congrès de Lyon, notre honorable confrère le docteur Debauge, préoccupé de ce que je n'exerçais pas mes tractions dans l'axe du détroit supérieur, me proposait de mettre à mon appareil une poulie de renvoi qui me permettrait de me rapprocher de la direction de cet axe ; je répondis à M. Debauge, que si je tenais absolument à tirer dans l'axe du détroit supérieur, c'était dans l'excavation même que je devrais placer cette poulie de renvoi ; M. Putégnat prend acte de cette réponse pour combattre la méthode des tractions soutenues, et il me félicite de la franchise avec laquelle j'ai avoué que je ne tirais pas dans la direction de l'axe du détroit supérieur; mais notre honorable confrère ne complète pas sa citation, il omet de dire que, dans ma réponse à M. Debauge, j'avais ajouté que je me garderais bien de créer une nouvelle complication instrumentale, pour éviter un défaut imaginaire; et, en effet, la déperdition de forces, résultant de la légère excentricité de la traction, est tellement insignifiante, qu'à moins de discuter sur la pointe d'une aiguille, il est absolument inutile d'en tenir aucun compte. Établir un parallèle entre les pressions excentriques qu'exerce contre le bassin une traction mécanique s'écartant légèrement de la direction des axes, et celle qu'exerce la traction manuelle pratiquée sur les manches du forceps, c'est véritablement comparer un acarus à un éléphant.

Toutefois cependant, je ne saurais le répéter avec trop d'insistance, s'il est permis de ne pas se préoccuper de la direction de la force, c'est à la seule condition que cette force, passant toujours par le centre de la tête, ne puisse jamais lui imprimer une mauvaise direction, et l'entraîner contre toutes les lois de la plus élémentaire logique, comme nous venons de le voir pratiquer par l'aide-forceps. Lorsque la force n'est pas appliquée au centre même de la tête, il est trop évident qu'il importe surtout de tirer par à peu près, dans la direction que doit suivre le forceps; car, si le bassin peut rectifier de légers écarts de direction, il ne le pourrait plus si l'excentricité de la traction était trop considérable. C'est là ce que je cherchais à réaliser, lorsqu'à mes débuts, j'insérais ma force au-dessous de la tête. Je savais très-bien alors que je ne tirais pas dans l'axe du bassin, mais je savais aussi que je m'en éloignais beaucoup moins qu'on ne le fait avec les tractions ma-nuelles, et que le bassin pouvait facilement redresser une erreur de direction que je m'efforçais autant que possi-ble d'atténuer. Pour faire comprendre ce rôle de recti-fication joué par le bassin, je le comparais à l'eau d'une rivière, corrigeant, par son action sur le gouvernail d'un bateau, ce qu'il y a d'irrégulier dans une traction exer-cée du bord de la rivière, dans une direction plus ou moins oblique par rapport à son axe. Si l'effort de l'eau contre le gouvernail est presque insignifiant, lorqu'il n'y a qu'une légère obliquité dans la direction de la trac-tion, il est évident que cet effort croît en raison de l'aug-mentation de cette obliquité, et que le bateau ne pour-rait plus être dirigé dans le sens du fil de l'eau, si la traction devenait perpendiculaire à l'axe de la rivière.

Le point d'appui sur les genoux offre encore l'avantage de permettre d'exécuter, sans déplacement de l'appareil, toutes les phases de l'accouchement, depuis l'entrée de la tête au détroit supérieur jusqu'à sa sortie à la vulve. Il n'en est pas de même avec l'aide-forceps, qui, obtu-rant en partie les organes génitaux externes, s'oppose à la sortie du fœtus.

Il est enfin une dernière considération qui milite en faveur du point d'appui sur les genoux, c'est que ces organes sont beaucoup plus éloignés du bassin que les ischions ; et les cordons de traction faisant, par rapport au forceps, l'office d'une bielle, il est avantageux de leur donner le plus de longueur possible.

Du mode de construction de l'appareil de traction et de son application.

L'appareil se compose d'un arc de cercle AA' (pl. III, fig. 1) élargi à chacune de ses extrémités GG' pour s'appuyer sur les genoux de la malade. Ces extrémités sont garnies d'un cordon tressé pour rendre la pression plus douce ; une charnière existe à la partie moyenne de l'arc, et permet de le plier et de le rendre portatif. Vers ce point et de chaque côté de la charnière, sont percés deux trous, dans lesquels s'implantent deux tourillons qui terminent une canule T, ouverte dans toute sa longueur. Dans cette canule tourne une vis à trois filets, mise en mouvement par une manivelle M.

En faisant mouvoir cette manivelle de gauche à droite, on entraîne un écrou logé dans la canule, et terminé en dehors d'elle par deux crochets DD'. Un cordon placé à cheval sur ces deux crochets se relie, par chacune de ses extrémités, aux anses de cordon préalablement appliquées au forceps, et l'appareil se trouve ainsi constitué. Lorsque l'opérateur tourne la manivelle, il attire à lui les cordons, et transmet ce mouvement au fœtus ; en même temps les extrémités de l'arc repoussent la malade et, sans le concours d'aucun aide pour la retenir, l'empêchent d'être attirée par l'effort de traction.

Il est certains détails d'exécution qui doivent être pris en sérieuse considération et qu'il importe de signaler.

Pour offrir un point d'appui solide et stable, l'arc de cercle qui supporte le tracteur, doit avoir une courbure parfaitement déterminée, cette courbure doit être engendrée par un rayon ayant la longueur d'un fémur. Dans ces conditions, l'arc appuie perpendiculairement sur le fémur, et les aides n'ont aucun effort à faire pour maintenir l'appareil en place. Il n'en serait plus de même si, comme dans mon premier appareil, les extrémités de l'arc étaient droites ; le point d'appui ne serait plus à la partie antérieure des genoux, mais un peu sur leurs faces latérales, et la traction aurait une tendance presque invincible à amener l'écartement des cuisses de la malade, ce qui constitue pour elle et pour les aides une fatigue extrême.

Le rôle de l'accoucheur et des aides est des plus simples. La malade doit être placée sur le bord du lit, le tronc dans la position horizontale, les cuisses écartées, non fléchies sur le bassin, de manière à continuer l'axe du corps, et à n'avoir pas de tendance à se replier sous l'influence de la pression qu'elles vont supporter ; les jambes sont pliées à angle droit sur les cuisses, et les pieds doivent reposer bien à plat, sur deux chaises de hauteur convenable, placées de chaque côté de la malade. Dans ces conditions, l'appareil se tient en place de lui-même, par le fait seul de la pression exercée par la traction ; pour qu'il ne se dérange pas, les aides n'ont qu'à veiller attentivement à ce que la malade ne se soulève pas sur la pointe du pied, pour chercher à se soustraire à la pression.

L'accoucheur commence alors à exercer la traction ;

quelques tours de manivelle amènent bientôt la tension des cordons, cette tension est lentement et progressivement augmentée; l'appareil n'étant mis en mouvement que par l'extrémité des doigts et sans aucun effort, l'opérateur conserve toute la délicatesse de son tact, et a parfaitement conscience de l'augmentation de la résistance. Lorsque cette dernière est arrivée à un point que nous préciserons plus tard, l'on s'arrête, et bientôt l'on peut constater que les cordons se sont relâchés et que, par le seul fait de leur tension et de leur élasticité, il s'est produit un peu d'engagement; on peut alors faire quelques tours de manivelle pour ramener la tension, puis marquer un nouveau temps d'arrêt, et, par une série de manœuvres semblables, on obtient sans peine, sans effort et surtout sans violence, l'extraction de la tête.

L'accoucheur ayant renoncé à toute direction des manches du forceps, et ayant rendu au bassin le rôle qui lui est assigné par la nature, devra veiller attentivement à ce que rien ne s'oppose à la libre évolution de ses manches. S'il s'agit d'une application à un point un peu élevé du bassin, les manches sont en arrière des cordons de tractions, mais bientôt, à mesure que s'effectue le mouvement de descente, ils se relèvent, et doivent passer au-devant d'eux; il est alors très-important de faciliter ce passage, en écartant tout ce qui pourrait arrêter les crochets et les saillies qui terminent les extrémités manuelles du forceps.

Je me borne pour le moment à ces courtes observations; j'aurai à leur donner des développements beaucoup plus considérables, lorsque j'étudierai la nature de la force mécanique, pour la comparer à la force manuelle, et lorsque je répondrai aux diverses objections qu'a soulevées la méthode des tractions soutenues.

TROISIÈME PARTIE.

—

DU FORCEPS
CONSIDÉRÉ COMME AGENT DE TRACTION.

—

DANS SES RAPPORTS AVEC LES MOUVEMENTS DE ROTATION DE LA TÊTE.

MANUEL OPÉRATOIRE DE L'APPLICATION DU FORCEPS. APPRÉCIATION DU RÉTROCEPS.

PRÉCEPTES

formulés par les auteurs pour reproduire artificiellement les phases de l'accouchement naturel.

IMPOSSIBILITÉ

[de mettre ces préceptes à exécution.

Jusqu'ici nous n'avons considéré la descente de la
tête dans le bassin, que par rapport au grand mouvement qu'elle exécute de haut en bas et d'avant en arrière, suivant la grande courbure de ce canal; mais
l'étude de l'accouchement naturel nous a appris qu'elle
en exécute d'autres d'une importance capitale, pour se
placer dans les conditions les plus favorables, pour mettre ses grands diamètres en rapport avec les grands
diamètres du bassin et *vice versâ.*

Nous voyons tous les jours l'utérus lutter contre des
obstacles en apparence insurmontables; la tête absolu-

ment immobile, résiste aux plus énergiques contractions, puis, tout d'un coup, on la voit s'ébranler, et traverser rapidement la filière du bassin. Ces efforts continués souvent pendant de longues heures, ne tendaient pas à pousser la tête de haut en bas, ils avaient pour but de la faire tourner sur elle-même, pour l'engager d'une manière plus favorable, et ce n'est qu'après avoir obtenu ce résultat, qu'ils ont amené la possibilité de l'engagement. Ces changements de position de la tête ont motivé les études les plus sérieuses et les plus importantes ; et les travaux de l'obstétrique moderne ont fait faire un pas immense à la science, non-seulement en décrivant avec une rigoureuse exactitude ces transformations des positions de la tête, mais encore, en fournissant les explications les plus rationnelles de leur mode de production.

La première pensée d'un accoucheur se substituant à la nature, a dû être d'en imiter scrupuleusement les procédés, d'en suivre tous les errements ; aussi tous les auteurs sont-ils unanimes pour recommander d'agir sur le forceps, de manière à imprimer à la tête les mêmes mouvements que ceux qui lui auraient été imprimés par l'utérus lui-même, et ils ont minutieusement décrit le manuel opératoire applicable à chaque cas particulier.

Quelque rationnels que puissent paraître ces préceptes, je n'hésite pas à dire qu'ils sont le plus souvent, et surtout dans les cas les plus graves, absolument impraticables, et que de plus ils sont éminemment dangereux. Lorsque l'accoucheur n'a pas assisté au début du travail, la tête est tellement déformée, le thrombus est si considérable que le diagnostic de la position devient excessivement difficile, même pour les hommes les plus habiles, et l'on comprend quelles doivent être les conséquences d'une erreur. Et d'ailleurs, même en supposant un diagnostic exact, quelle ne devrait pas être l'hésitation de l'homme de l'art, ignorant dans chaque cas spécial le procédé que va employer la nature, sachant que dans une foule de circonstances elle termine son œuvre par des moyens tout à fait différents de ceux que la science a prévus?

C'est surtout dans les positions occipito-postérieures que l'on observe le plus souvent ces transformations soudaines et imprévues; aussi ces positions ont de tout temps donné lieu aux plus sérieuses études obstétricales, et il est peu de cas de dystocie qui, soit par leur gravité, soit par leur fréquence, soit par la diversité de leur mode de terminaison, puissent à un plus haut degré, éveiller la sollicitude de l'accoucheur; il n'en est pas non plus sur lesquels les divergences d'opinion soient plus nettes et plus tranchées. Aussi, toutes les considérations émises à propos des positions occipito-postérieures, étant à fortiori applicables à toutes les autres positions de la tête, c'est surtout au point de vue de ces positions que je vais me placer pour examiner les préceptes formulés par les auteurs, et étudier ceux qu'il me paraît convenable d'y substituer.

DES POSITIONS

occipito-postérieures.

DIVISION

de ces positions, en occipito-postérieures normales, et en occipito-postérieures anormales.

La question de la conduite à tenir dans l'application du forceps sur une tête placée en occipito-postérieure, a de tout temps profondément divisé les accoucheurs; mais cette divergence d'opinions n'a jamais été mieux établie que dans ces derniers temps, où il nous a été donné de voir deux accoucheurs éminents, deux des représentants les plus élevés de l'obstétrique française, formuler à ce sujet les préceptes les plus diamétralement opposés.

En janvier 1868, M. le professeur Villeneuve, de Marseille, publiait dans la *Gazette médicale,* un mémoire dans lequel il professait, qu'étant donnée une présentation en occipito-postérieure, l'accoucheur devait toujours dégager l'occiput en arrière. Ce travail, était une réponse à un mémoire publié peu de temps avant par M. Bailly, mémoire dans lequel le savant agrégé de Paris avait professé qu'il ne fallait opérer le dégagement, qu'après avoir ramené l'occiput sous le pubis, et il citait à l'appui neuf cas de succès dus à l'emploi de cette méthode.

Ainsi, nous nous trouvons placés entre deux hommes d'un mérite incontestable et incontesté, qui, dans la même question, et à propos de l'un des cas les plus sérieux et peut-être les plus fréquents de dystocie, professent des idées diamétralement opposées.

Irons-nous penser que l'un de ces deux éminents confrères est dans le vrai absolu, et que l'autre, par conséquent, s'est grossièrement trompé? Je ne saurais me ranger à cette manière de voir. Deux accoucheurs de la valeur de MM. Villeneuve et Bailly ne peuvent ainsi errer du blanc au noir, ni professer une opinion absolument fausse et tout à fait inadmissible; je pense donc qu'il est beaucoup plus rationnel et plus philosophique d'aborder la question avec cette idée préconçue, que la vérité se trouve dans les deux camps.

Nous voyons très-souvent, et   . Villeneuve le reconnaît lui-même dans son travail   jous voyons des accouchements abandonnés aux efforts de la nature, se terminer par les seules contractions de l'utérus ramenant sous le pubis, l'occiput entraîné d'abord en occipito-iliaque, ou en occipito-postérieure directe; d'un autre côté,

nous en voyons aussi dans lesquels la nature se suffit
également à elle-même, tout en conservant jusqu'à la fin
la position occipito-postérieure. Ce fait étant admis et à
l'abri de toute contestation ; si, d'un autre côté, c'est
une vérité banale et passée à l'état d'axiome, que
l'art doit imiter scrupuleusement la nature, n'est-il pas
évident que le mode d'intervention de l'accoucheur doit
varier suivant certaines circonstances, comme aurait
varié celui de la nature elle-même ? Au nom du bon
sens et de la raison, il n'est personne qui puisse hésiter
à répondre par l'affirmative, et, pour ma part, l'expérience est venue largement confirmer la justesse de
cette donnée.

Avant de rechercher quelles sont les indications qui
pourraient déterminer l'accoucheur dans le choix du
procédé à adopter, qu'il me soit permis de citer succinctement un fait qui, fixant le premier mon attention,
a été pour moi un trait de lumière, et m'a donné la clef
de cette question.

Madame C... est arrivée au terme de sa dixième grossesse ;
elle a toujours eu des accouchements faciles, et se terminant
avec une promptitude exceptionnelle. Au moment où j'arrive auprès d'elle, je la trouve se livrant à de violents efforts d'expulsion ; la durée de ce travail dépassait déjà de beaucoup celle des
accouchements précédents, et jamais elle n'avait été obligée de
pousser avec autant d'énergie. Le toucher me faisant reconnaître une position franchement occipito-postérieure, cette lenteur
relative du travail était tout naturellement expliquée ; aussi,
trouvant la tête excessivement mobile dans l'excavation, n'éprou-
vant aucune difficulté à la faire tourner pour ramener l'occiput

sous le pubis, je pensais qu'en opérant cette manœuvre, j'allais me replacer dans les conditions des accouchements précédents, et obtenir une délivrance immédiate ; mais mon attente fut complètement déçue, les douleurs continuèrent avec la même énergie, sans autre résultat que de tendre à ramener en arrière l'occiput que je ne maintenais qu'avec beaucoup de peine sous le pubis.

Profitant d'un moment de calme pour m'éloigner un instant de la malade et me livrer à quelques préparatifs, je fus tout à coup rappelé vers elle par une douleur excessivement violente qui faisait exécuter à la tête un demi-tour, en sens inverse de celui que j'avais moi-même opéré, et l'expulsait après avoir reconstitué la position en occipito-postérieure.

Ce fait, en apparence si simple, fut pour moi toute une révélation. Il me donna l'intuition de cette notion capitale, que les présentations en occipito-postérieures ne sont pas toutes identiques, et qu'elles ne reconnaissent pas toutes la même cause. Il me parut hors de doute que je venais de me trouver en présence d'une de ces positions que j'appelle aujourd'hui des *occipito-postérieures normales*, d'une de ces positions qui sont la conséquence forcée des rapports respectifs de la tête et du tronc, lequel, présentant son plan antérieur en avant, rend l'accouchement absolument impossible, si l'occiput n'est pas dirigé en arrière.

Certainement, si au lieu de donner à la nature le temps de compléter sa leçon, j'avais cru devoir appliquer le forceps après avoir ramené l'occiput sous le pubis, si, surprenant la tête dans cet état de torsion du col, j'avais tiré sur elle pour la dégager comme dans un accouchement ordinaire, il est évident que mes tractions auraient pu avoir pour résultat d'allonger la spirale formée par le cou, d'amener la luxation des vertèbres et de compromettre la vie de l'enfant, comme le redoute avec tant de raison M. Villeneuve. Cependant, comme le bassin était très-développé, comme le fœtus était peu volumineux, comme l'accouchement ne se faisait pas à sec, peut-être aurais-je pu espérer que mes tractions entraîneraient le tronc de manière à amener la détorsion du cou, et à rendre possible l'accouchement en position occipito-pubienne, par un mécanisme analogue à celui qui, suivant l'hypothèse de M. Villeneuve, aurait permis à M. Bailly d'obtenir les résultats sur lesquels il s'appuie pour préconiser la conversion préalable.

Jusqu'ici j'ai été parfaitement d'accord avec M. Villeneuve, comme lui j'ai reconnu tout ce qu'il y a de dangereux à combiner les tractions avec la torsion du cou ; j'ai admis avec lui la possibilité de transmettre au tronc les mouvements imprimés à la tête ; mais je limite cette possibilité à quelques cas exceptionnels seulement, et je ne saurais suivre le savant professeur dans les explications qu'il donne du fait si remarquable, dans lequel Cazeaux, partisan du dégagement en arrière, avait cependant évité une crâniotomie qu'il se disposait à pratiquer, en faisant un nouvel effort, après avoir amené l'occiput sous le pubis.

De cette double considération, que Cazeaux a échoué en cherchant à dégager l'occiput en arrière, et qu'il a réussi après l'avoir ramené sous le pubis, il me paraît absolument impossible de ne pas conclure, qu'il y avait

une différence radicale entre la position occipito-postérieure dont je viens de rapporter l'observation, et celle
qu'a heureusement et si brillamment dénouée le savant
professeur de Paris. Nous sommes ainsi amenés à reconnaître qu'il existe deux grandes variétés de positions
occipito-postérieures; l'une, que j'appellerai occipito-
postérieure *normale*, dans laquelle le plan postérieur du
tronc de l'enfant est en arrière comme l'occiput lui-même;
l'autre, au contraire, que j'appelle occipito-postérieure
anormale, et dans laquelle l'occiput seul est en arrière,
tandis que le plan postérieur du tronc regarde en avant.

Suivant moi, Cazeaux était en présence d'une de ces
positions *anormales*, d'une de ces positions qui se produisent, non pas en vertu des rapports respectifs de la
tête et du tronc, mais bien en faussant ces rapports;
d'une de ces positions avec lesquelles l'accouchement
n'est possible que par la reconstitution de ces rapports
normaux, que par la réduction de l'occiput sous le pubis, soit par l'intervention de l'art, soit par les seuls efforts de la nature, comme nous l'avons tous vu, comme
M. Villeneuve lui-même en a constaté de nombreux
exemples.

Il me sera, je pense, très-facile de démontrer l'existence de ces positions, et d'en faire comprendre le mécanisme.

Supposons qu'avant les phénomènes initiaux du travail, le fœtus soit placé au-dessus du détroit supérieur,
de telle façon que son plan postérieur regarde en avant,
et que la tête soit avec le tronc dans des rapports tels,

qu'au fur et à mesure de sa progression, l'occiput doive se porter dans un des points de la moitié antérieure du bassin, pour constituer une première ou une seconde position. En coûterait-il beaucoup d'admettre que cette tête peut obéir à une certaine direction de forces, qu'elle peut se présenter sur les plans inclinés du bassin, de manière à ce que l'occiput soit roulé en arrière, au lieu de se rapprocher du pubis, en même temps qu'il se produirait une torsion du cou qui modifierait très-défavorablement les rapports de la tête et du tronc, et rendrait l'accouchement impossible tant que l'occiput n'aurait pas été ramené sous le pubis ?

Alors, serait-il bien difficile de comprendre qu'arrivée à ce point, la tête, continuant d'obéir aux efforts d'expulsion, peut rencontrer de nouveaux obstacles qui la ramèneront à sa direction naturelle, vers laquelle, par le seul fait de la torsion du cou, elle avait déjà une tendance énergique ?

N'est-ce pas là l'explication toute naturelle de ces positions occipito-postérieures se convertissant spontanément en occipito-pubiennes, et je le demande, quel est l'esprit judicieux qui, dans un cas semblable, oserait conseiller de ne pas imiter le procédé si bien indiqué par la nature ?

Sans doute, les arguments ne me feront pas défaut, pour établir que les choses n'ont pu se passer autrement, dans l'observation de Cazeaux. Mais avant d'arriver à des démonstrations plus précises et plus mathématiques, qu'il me soit permis de revenir et d'insister sur cette preuve tirée de l'impuissance des efforts de Cazeaux, tant qu'il cherchait à dégager l'occiput en arrière.

Pour expliquer cet insuccès, M. Villeneuve suppose un obstacle créé par la présence du diamètre bi-acromien au-dessus du détroit supérieur; il invoque, de plus, l'absence de flexion outrée. Mais on ne retrouve, dans l'observation de Cazeaux, rien qui rappelle la dystocie des épaules, dont les phénomènes ont été si bien décrits dans le savant mémoire de M. Jacquemier; quant à l'absence de la flexion outrée, lorsque j'étudierai le mécanisme de la descente de la tête dans les positions *occipito-postérieures normales*, j'examinerai le rôle que joue cette flexion outrée, et je montrerai, je l'espère, qu'elle est loin d'être indispensable pour la terminaison de l'accouchement. Je ne saurais non plus admettre l'obstacle créé par la rigidité du périnée, car, ainsi que le fait observer très-judicieusement M. Villeneuve, la résistance de cette région ne peut jamais être assez considérable pour paralyser les efforts d'un accoucheur, même beaucoup moins vigoureux que ne l'était le regretté Cazeaux. Il ne reste donc absolument que cette explication tirée de la torsion du cou, immobilisant la tête, et lui ôtant la possibilité de se diriger librement, pour s'accomoder au canal qu'elle doit parcourir.

Peut-être me demandera-t-on comment il se fait que les premières tractions de Cazeaux n'aient pas amené la mort de l'enfant? On pourrait répondre d'abord que c'est fort heureux, mais il est très-facile aussi d'expliquer cette immunité pour le fœtus :

La plus grande partie des efforts de Cazeaux était absorbée, et par la résistance du périnée, et par la difficulté d'engager le diamètre occipito-frontal dans le diamètre coccy-pubien ; une très-faible partie de la force se transmettait au cou ; et de plus, le savant accoucheur n'a pas commis l'imprudence de donner à la traction une trop grande intensité, et de la prolonger trop longtemps ; aussitôt son impuissance constatée, il n'a pas tardé de modifier sa ligne de conduite, et d'imprimer à ses efforts une autre direction.

IMPOSSIBILITÉ

de reconnaître, à priori, si on doit dégager l'occiput en arrière, ou le ramener sous le pubis.

du problème, par la liberté laissée au forceps de suivre la tête, sans la diriger.

En supposant exacte cette distinction des occipito-postérieures, en *normales* et *anormales*, on s'est peut-être déjà dit : Allons-nous être beaucoup plus avancés que par le passé, et ne nous trouverons-nous pas toujours entre M. Villeneuve qui, avec la majorité des accoucheurs, conseille le dégagement de l'occiput en arrière, et M. Bailly, s'appuyant sur des cas exceptionnels, et faisant revivre les idées de Clarck, de Blundel et de beaucoup d'autres encore, pour entraîner la jeune génération médicale à adopter une méthode diamétralement opposée?

Notre hésitation pourra-t-elle cesser si l'on ne nous donne en même temps le moyen d'établir, *à priori*, un diagnostic précis? Or, le toucher ne peut nous faire connaître que les rapports de la tête avec le bassin et rien au-delà ; quant aux données que pourraient nous fournir le palper abdominal et l'auscultation, elles seraient certainement trop vagues pour nous servir de guide lorsqu'il s'agit d'une aussi grave détermination.

Non-seulement je m'associe pleinement à ces scrupules, non-seulement je reconnais parfaitement l'impossibilité d'établir un diagnostic précis, mais je vais plus loin, et je dis que, même en supposant ce diagnostic exact, la manœuvre conseillée par M. Bailly est grosse de périls pour la mère et pour l'enfant, et que, dans certains cas, elle serait hérissée de difficultés telles, que toute l'habileté de notre savant confrère ne pourrait peut-être pas en triompher.

En effet, s'il s'agit seulement d'une occipito-iliaque postérieure droite ou gauche, on peut être à peu près certain que c'est dans la moitié correspondante du bassin que le mouvement de rotation doit s'opérer, et dans ce cas la tête n'exécutera qu'un demi-tour incomplet ; mais s'il s'agit d'une occipito-postérieure directe, si, d'un autre côté, l'on n'a pas assisté aux débuts de l'accouchement, si l'on ne sait pas de quel côté venait l'occiput, avant de se placer tout à fait en arrière, il est absolument impossible de savoir, de quel côté il doit tourner pour être ramené sous le pubis, et le plus habile risquerait fort de compléter la torsion du cou, au lieu de la faire cesser.

Il est donc bien vrai que l'on rendrait un triste service à la science si l'on se bornait à affirmer et même à démontrer la non identité de ces positions ; aussi aurais-je gardé le silence si je ne m'étais cru en mesure de proposer un moyen qui permît tout à la fois de dénouer la situation, d'établir le diagnostic, et de compléter la démonstration de la rigoureuse exactitude de mes assertions.

Essayons d'abord de préparer la notion de ce moyen, par quelques expériences qui pourront nous servir de terme de comparaison.

Supposons une tige cylindrique glissant dans une coulisse immobile et solidement fixée ; la tige est attachée au-delà de la coulisse, à l'aide de deux cordons élastiques ; ces cordons sont légèrement tordus l'un sur l'autre, et le glissement de la tige dans la coulisse ne peut se faire que dans une position donnée, correspondant à la détorsion des cordons d'attache ; un expérimentateur a saisi l'extrémité libre de la tige qui dépasse la coulisse, il est prêt à exercer des tractions, et il est bien entendu qu'il ne peut s'aider que du tact seulement ; quels conseils lui donnerions-nous pour le guider dans sa manœuvre ?

Nous ne manquerions certainement pas de lui dire qu'il faut tirer sans serrer la tige, qu'il faut la laisser libre de tourner dans ses mains, et de se diriger elle-même vers le point ou peut se produire le glissement ; en un mot, nous renouvellerions le conseil donné par tous les accoucheurs, de tirer sur le forceps sans chercher à le diriger, mais en se laissant conduire par lui ; conseil excellent, si la tête et la tige ne sont que médiocrement serrées dans leur canal respectif ; conseil illusoire si les frottements sont considérables. En effet, les tractions, dans ce cas, doivent être énergiques ; et, comme l'on ne peut tirer avec force qu'en serrant avec une intensité proportionnelle à la résistance, il faut nécessairement renoncer à cette sensation du tact et, à moins de connaître par avance la direction exacte que l'on doit suivre, se résigner à n'avoir plus d'autre guide que le hasard.

Toute la difficulté consistant à tirer sur la tige sans l'empêcher de tourner dans la coulisse ; il est un moyen bien simple de résoudre le problème : il suffit de fixer une corde au centre de l'extrémité de la tige, et de tirer sur cette corde ; on pourrait également en fixer une de chaque côté, et, dès les premières tractions exercées sur chacune d'elles, on verrait la tige tourner dans la coulisse, en opérant sur les cordons de traction une torsion correspondante à la détorsion des cordons d'attache.

En ne voyant que la surface des choses, et en se contentant d'une apparente et grossière analogie, on pourrait espérer obtenir le même résultat, par rapport à la tête de l'enfant, en se bornant à attacher le forceps au-dessous de la tête et à tirer sur ces attaches ; mais il faut, avant tout, tenir compte de cette considération capitale, que la tête ne se meut pas dans une gaîne rectiligne, qu'au-dessous d'elle, le forceps représente une tige coudée, qui, en suivant ses mouvements de rotation, décrit des courbes d'autant plus grandes qu'on les considère à des points plus éloignés de sa partie intra-utérine, à des points placés plus en dehors du centre. Il est évident qu'attachée à l'un de ces points, une corde, tirant toujours dans une direction unique, s'opposerait invinciblement à ces mouvements de circumduction, que le forceps est obligé d'exécuter pour permettre la rotation de la tête.

Tant qu'il ne s'agit que d'opérer le mouvement de descente de la tête, de la diriger de haut en bas, suivant la grande courbure du bassin, on peut ne pas faire passer rigoureusement la force par son centre ; les parois du bassin n'ont qu'à subir une légère augmentation de pression, pour rectifier l'écart de direction, pourvu toutefois, que cet écart ne soit pas trop considérable et que, pour suivre ma comparaison du bateau, on ne l'échoue pas au rivage, comme on le fait avec l'aide-forceps, lorsque, sous prétexte de tirer dans la direction des axes du bassin, on tire parallèlement à ces axes, en faisant faire à la ligne de traction, un angle presque droit avec la ligne de direction. Il n'en est plus de même lorsqu'il s'agit des grands mouvements de rotation, des grandes transformations de position de la tête; ces mouvements seront tout à fait impossibles, toutes les fois qu'on emploiera un appareil développant une force qui ne passerait pas rigoureusement, mathématiquement par le centre de la tête.

Certainement, dans une première ou une seconde position, l'occiput se dirigera toujours de la cavité cotyloïde à la symphyse; il y est si invinciblement entraîné, le trajet est si court, que rien ne saurait l'écarter de cette direction, pas même l'aide-forceps. Mais dans les positions transversales, dans les occipito-iliaques, et à plus forte raison, dans les occipito-postérieures, lorsque l'occiput devra parcourir le quart ou la moitié de la circonférence du bassin pour se restituer sous le pubis, cette transformation ne pourra se produire que dans les conditions de la liberté la plus entière et la plus absolue, c'est-à-dire, sous l'influence d'une force passant rigoureusement par le centre de la tête.

Mais, ne l'oublions pas, et l'on me pardonnera de le répéter si souvent, toutes les parties du forceps qui sont au-dessous de la tête ne sont pas dans l'axe du bassin, et, lorsque le forceps suit cette tête dans son mouvement de rotation, ces parties exécutent un mouvement de vilebrequin, un mouvement de manivelle. Or, en nous reportant à l'expérience que nous poursuivons, ce n'est pas en attachant notre cordon de traction à l'extrémité d'une manivelle, que nous parviendrions à faire exécuter à notre tige, le mouvement qui lui permet de glisser dans sa coulisse; puisque, même sans tirer sur la manivelle, il suffirait d'attacher le cordon à un point fixe et invariable, pour qu'il devînt impossible de produire ce mouvement de rotation, qui ne peut s'obtenir qu'avec des alternatives d'allongement et de raccourcissement du cordon, alternatives tout à fait incompatibles avec l'idée de la traction qui amène un raccourcissement progressif et continu.

Le problème ne serait donc pas résolu en insérant notre force à un point quelconque du forceps au-dessous de la tête ; il ne le serait pas même si, poursuivant notre comparaison, et recherchant les analogies avec notre expérience, nous considérions la portion de la tête qui se présente au centre du canal pelvien comme l'extrémité de la tige. En effet, si par la pensée nous plantions une vis à ce point, pour y attacher notre cordon de traction, nous nous serions certainement rapproché de la solution du problème, mais elle serait loin d'être complète ; car il nous faudrait encore considérer que la tête se meut, non pas dans un canal rectiligne, mais bien dans un canal courbe, et que, dans les mouvements de rotation, ce n'est pas le même point qui reste au centre du bassin ; le mouvement de vilebrequin se produit encore dans ce point, et la tête se comporte, pour me servir d'une expression technique, comme une pièce qui, mal montée sur un tour, ne tourne pas rond.

Que faudrait-il donc pour atteindre l'idéal que nous poursuivons ?

Supposons un moment que la tête est constituée par un corps solide et plein ; faisons, dans la partie qui correspond au centre du bassin, une large ouverture conique dont le sommet corresponde à son centre, plantons un piton au sommet de ce cône, et attachons-y notre cordon de traction ; il est évident que si l'obstacle est constitué par les rapports vicieux de la tête et du tronc, les efforts de traction auront pour résultat immédiat de restituer ces rapports normaux, en amenant la détorsion du cou et en permettant à l'occiput de venir se placer sous le pubis.

Mais, en dehors de cette hypothèse qui n'a pour but que d'éclairer la théorie et de conduire pas à pas à la solution du problème, serait-il possible d'arriver à l'équivalent de cette traction exercée sur le centre de gravité lui-même?

Si, au lieu d'insérer notre force au centre et dans les profondeurs de la tête, nous la dédoublions pour l'appliquer au-dehors, à la hauteur de ce centre ; si par la pensée nous tirions sur deux cordons attachés à un clou que nous aurions planté de chaque côté de la tête, au niveau des bosses pariétales, tout le monde a compris que ces tractions auraient le même résultat, et l'on se figure aisément ces deux cordons se tordant l'un sur l'autre par un mouvement correspondant à la détorsion du cou, et à la réduction de l'occiput sous le pubis. C'est ainsi que nous commençons à quitter le domaine de la fantaisie pour celui de la réalité, et que nous entrons enfin dans le vif de la question, en abordant son côté sérieux et pratique.

Si nous ne pouvons pas planter un clou dans les côtés de la tête, nous pouvons insérer notre force aux points correspondants, sur le forceps lui-même qui sera réduit au simple rôle d'une enveloppe métallique fournissant les points d'attache. Nous arrivons ainsi à donner au problème de la rotation de la tête, la même solution que nous avions donnée à celui de sa descente, suivant la courbure du bassin. Dans l'un comme dans l'autre cas, la force passant par le centre de la tête, la traction sera tout à fait indépendante de la direction ; et c'est le bassin lui-même, que nous aurons réintégré dans ses fonctions, assignées par la nature qui pousse la tête dans une direction le plus souvent vicieuse, et dont le but n'est jamais atteint, que par la transformation du mouvement initial qu'elle lui imprime.

Mon forceps n'est pas attaché seulement par deux points, comme il l'était lorsque les cordons de traction étaient fixés à la partie moyenne des cuillers, sur une traverse qui partageait la fenêtre en deux parties ; mais le résultat est identiquement le même. Il est évident que la résultante des deux forces CE et C'E (pl. III, fig. 1 bis) doit être nécessairement la ligne AB, passant au centre de la cuiller ; mais à une condition, c'est que le point B se déplace librement par le glissement du crochet B, sur la partie moyenne de l'anse CBC'. Si les deux cordons CB et C'B étaient noués ensemble au point B, et si la traction s'exerçait sur la réunion de ces deux cordons, dès que la tête se déplacerait dans le bassin, il n'y aurait bientôt plus que le cordon CB, ou le cordon C'B qui agirait, la force ne passerait plus par le centre de la tête, elle serait, de fait, insérée au point C ou au point C', au lieu d'être la résultante des deux forces, et de passer par le point A.

Lorsque les deux anses émergeant des deux branches du forceps, sont réunies entre elles par le cordon EDD'E', passant à cheval sur le double crochet DD' de l'appareil de traction, elles forment une anse unique, dans laquelle le forceps peut se mouvoir en toute liberté ; et il est impossible de ne pas comprendre que, si la position en occipito-postérieure est normale par rapport au tronc, le dégagement se fera en arrière ; que si, au contraire, cette position coïncide avec la présentation du plan postérieur du tronc en avant et la torsion du cou, les cordons vont immédiatement se tordre l'un sur l'autre pour permettre à l'occiput d'obéir à la tendance qui le ramène sous le pubis, et restituer à la tête ses rapports normaux.

Il est tout aussi facile de comprendre que, l'accoucheur renonçant à toute action dirigeante, c'est le bassin qui reste seul chargé de cette direction, et que, la tête restant libre de s'accommoder à sa forme, à ses dimensions, rien ne peut l'empêcher de se placer dans le sens le [plus favorable à son passage, et de subir tous ces changements de direction, de position, qui, dans les accouchements spontanés, se produisent si souvent, contrairement à toutes nos prévisions, et que nous avons tant d'intérêt à ménager lorsque l'intervention de l'art est jugée nécessaire.

Cependant il est encore une précaution indispensable pour que ces mouvements puissent se produire en toute liberté. Dans certaines circonstances on s'opposerait à leur libre évolution, si l'on tirait également sur les deux cordons; en effet, lorsque la tête exécute un mouvement de rotation, elle ne tourne pas sur place, c'est-à-dire qu'un point de sa circonférence ne vient pas se mettre à la place qu'occupait le point opposé, il se produit en même temps un mouvement de spirale, auquel il importe beaucoup de ne pas porter obstacle, et qui ne peut se manifester qu'en coïncidant avec une tension inégale des cordons.

Pour obtenir ce résultat, j'ai dû renoncer à mon premier appareil de traction, dans lequel les cordes se raccourcissaient d'une manière égale pour chacune d'elles, par le fait de leur enroulement sur un arbre.

Dans le nouvel appareil, au contraire, les deux cordons sont réunis l'un à l'autre, et l'anse qu'ils forment passe sur les deux crochets DD', qui lui forment une double poulie de renvoi, de telle façon que lorsqu'on opère la traction, l'équilibre s'établit de lui-même, et que chaque cordon est attiré spontanément et sans tâtonnement, en raison directe de la résistance qu'il doit vaincre.

Avant de demander à la clinique la preuve de l'analogie des résultats obtenus par l'art et par la nature, examinons brièvement les moyens mis en œuvre dans les deux cas.

Dans l'accouchement naturel, le double mouvement de progression et de rotation de la tête est le résultat des efforts utérins, agissant sur la base du crâne par l'intermédiaire de la colonne vertébrale. Suivant la judicieuse observation de M. Breyer, « on ne doit pas, dans l'accouchement, envisager la tête du côté de la partie qui se présente, mais bien du côté opposé. La voûte crânienne est relativement molle, elle change sous l'influence des obstacles qu'elle rencontre ; de son côté, on peut observer les effets et les obstacles, mais c'est sur le plancher de la tête qu'il faut étudier les causes du mouvement (1). »

---

(1) Breyer. (Société de médecine de Bruxelles, séance du 6 avril 1868.)

Ce qui est vrai dans l'accouchement naturel ne l'est pas moins par rapport à une application de forceps; dans l'un comme dans l'autre cas, c'est l'action de la force sur la base du crâne qui doit être prise en considération, et sérieusement étudiée. Avec l'effort utérin comme avec l'application de la méthode des tractions soutenues, le plancher de la tête représente un levier du troisième genre, sur lequel la puissance propulsive ou extractive agit entre le point d'appui et la résistance, alternativement placés à l'une ou à l'autre extrémité de l'ovoïde fœtal, au front ou à l'occiput; seulement tout est à l'avantage de la traction. En effet, le rachis, qui transmet l'impulsion des forces utérines ne correspond pas au milieu du levier. Agissant près de l'occiput, c'est à cette région qu'il tend normalement à imprimer le mouvement de progression, et c'est par une combinaison savante et compliquée, que la nature parvient à en changer les conditions, lorsqu'il s'agit d'immobiliser l'occiput, et de transmettre l'effort à la région antérieure de la tête.

Avec la méthode des tractions soutenues, telle que je l'ai constituée, par le point d'attache à la partie moyenne des cuillers, la puissance est, au contraire, juste au milieu du levier, à une égale distance du point d'appui et de la résistance; de manière à faire descendre la tête d'aplomb, si la résistance est égale à chacune des extrémités de ce levier, et à transporter sans artifice, sans aucun souci de l'opérateur, le point d'appui à l'une ou à l'autre des extrémités, suivant les points où la résistance devient plus considérable.

Si la théorie que je viens de développer est exacte, la pratique doit nécessairement lui donner sa sanction, et nous devons voir reproduire, artificiellement, tous les phénomènes de l'accouchement naturel. Bien plus, puisque nous avons fait disparaître l'imperfection des procédés de la nature, nous devons réussir avec moins de difficultés, et triompher d'obstacles rendus souvent insurmontables par le fait de cette imperfection.

Je vais citer trois observations de positions occipitopostérieures, transformées en occipito-pubiennes, sous l'influence de la traction exercée en laissant au forceps toute sa liberté.

PREMIÈRE OBSERVATION. — *Application de forceps sur une tête placée en position occipito-postérieure. — Réduction de l'occiput sous le pubis.*

Madame M..., âgée de 28 ans, est d'une constitution forte et vigoureuse ; son bassin est régulièrement conformé ; elle a eu deux enfants nés vivants, après un travail long et pénible, mais sans l'intervention de l'art. Enceinte pour la troisième fois, elle est arrivée, si ses calculs sont exacts, au dixième mois de sa grossesse ; le travail commence dans la matinée du 24 août 1863 ; les douleurs, légères mais continues pendant la journée, ont amené, le soir, une dilatation d'un franc ; elles se réveillent alors avec beaucoup plus d'intensité, et, à minuit, la poche des eaux est rompue ; la tête s'engage en position occipito-iliaque droite postérieure. Dès ce moment, les douleurs se produisent avec une excessive énergie, en rapport avec la puissance musculaire de la malade ; mais, malgré l'intensité de ces efforts, la tête n'avance pas, et, à six heures du matin, elle est à la partie moyenne de l'excavation, où elle s'est placée en position *occipito-postérieure* directe; la fontanelle antérieure, que l'on avait jusque-là sentie un peu à gauche, est maintenant tout à fait sous le pubis; les contractions les plus énergiques ne peuvent plus imprimer à la tête le moindre mouvement. C'est alors que je me décide à intervenir. Le docteur Bouchacourt, dont je réclame l'assistance, reconnaît comme moi la nécessité de délivrer la malade, et immédiatement une application de forceps est pratiquée.

La tête est saisie suivant son diamètre bi-pariétal, l'appareil à tractions est mis en place, et nous commençons les manœuvres d'extraction. La résistance est d'abord considérable, mais lorsqu'elle a atteint environ 40 kilogr., je la sens diminuer, et, en même temps, les manches du forceps, qui jusque-là étaient sur la ligne médiane entre les cuisses de la malade, se relèvent légèrement, puis ils se portent à gauche, tandis que l'instrument tourne sur lui-même, en continuant de se relever; les efforts de traction étant alors presque nuls, la concavité de la courbure sur champ vient regarder en bas et en arrière, le forceps tombe sur la cuisse gauche de la malade, et la tête est dégagée à la vulve en position *occipito-pubienne.*

L'enfant est fort et vigoureux; la tête, dont le diamètre bi-pariétal mesure 10 centimètres, est fortement ossifiée; si la petitesse de la fontanelle sentie sous le pubis pouvait laisser quelques doutes sur le diagnostic de la position, ils sont entièrement levés par l'absence complète de la fontanelle postérieure; il est évident que la malade ne s'était pas trompée sur le terme de la grossesse, et que nous avons réellement rencontré un accouchement retardé.

Cette observation, si simple en apparence, est féconde en enseignements d'autant plus précieux que le résultat a été plus facilement obtenu.

Il est évident, qu'agissant sur les manches du forceps, et mettant en pratique les préceptes qu'il formule, M. Bailly aurait eu à enregistrer dans ce cas un nouveau et légitime succès, et cependant il n'aurait pas échappé aux objections pleines de justesse de M. Villeneuve, qui aurait toujours pu l'accuser d'avoir été plus heureux que sage, et n'aurait pas manqué de le féliciter d'avoir entraîné le tronc dans le mouvement de rotation de la tête, tout en le blâmant d'avoir compromis la vie de l'enfant en s'exposant à ne pas obtenir ce mouvement.

D'un autre côté, en présence de cette rotation spontanée de la tête complètement libre et abandonnée à elle-même, le savant professeur de Marseille sera bien obligé d'admettre que, dans certains cas exceptionnels, toutes les manœuvres qui ne tendent pas à permettre ou à faciliter la tranformation en *occipito-pubienne*, sont dangereuses et absolument inutiles ; et lorsqu'il établit si judicieusement que le tronc est très-difficilement entraîné dans le mouvement de rotation de la tête, il reconnaîtra sans doute combien il est avantageux de faire mouvoir cette dernière isolément, en toute liberté, en imitant scrupuleusement la nature qui assure la complète immobilité du tronc, pendant tous les efforts qu'elle emploie à opérer la transformation de sa position.

Depuis que mon attention est éveillée sur ce point, je n'ai pas fait un accouchement sans constater que c'est pendant les contractions les plus énergiques de l'utérus que l'occiput se dirige sous le pubis, et qu'au moment où a lieu cette progression, le tronc est trop fortement serré par les parois utérines, pour qu'il puisse prendre part à ce mouvement. Je citerai surtout un cas de position occipito-iliaque gauche postérieure, terminé par les seuls efforts de la nature. Sentant que la position avait de la tendance à se transformer, je profitai d'une douleur pour faciliter cette transformation, et, pendant que d'une main je dirigeais, synergiquement avec les efforts de la nature, l'occiput sous le pubis, de l'autre je suivais attentivement les mouvements que le tronc aurait dû, suivant M. Villeneuve, exécuter dans la cavité utérine, et je pus constater son immobilité absolue ; une fois la réduction opérée, l'accouchement se termina très-facilement, et le plan postérieur de l'enfant placé en avant, démontrait que la restitution de l'occiput sous le pubis, n'avait eu d'autre résultat que de rétablir les rapports normaux de la tête et du tronc, et de faire cesser la torsion du cou, torsion que le dégagement en arrière aurait exagérée, en compromettant l'issue de l'accouchement et en multipliant les chances défavorables pour la mère, et surtout pour l'enfant (1).

SECONDE OBSERVATION. — *Application de forceps sur une tête en occipito-postérieure supra-pubienne. — Transformation en occipito-pubienne.*

Madame B..., âgée de 38 ans, demeurant à Lyon, rue Saint-Marcel, en est à son troisième accouchement ; son premier en-

---

(1) Baudelocque avait déjà constaté cette immobilité du tronc pendant la contraction ; mais il admettait que le mouvement qui ramenait l'occiput sous le pubis coïncidait avec la torsion du cou ; il est évident qu'il peut y avoir torsion ou détorsion, suivant les rapports respectifs de ces deux parties ; mais ce qui n'est pas

fant a 12 ans, le deuxième est mort et aurait 9 ans; les deux accouchements ont été faciles et se sont faits naturellement.

A son troisième accouchement, les douleurs se déclarent le 12 octobre 1864; d'abord légères, elles deviennent très-fortes le 15, et, malgré leur intensité et leur continuité, la dilatation n'est complète que dans la nuit du 19 ; c'est alors que la sage-femme qui l'assistait, opère la rupture artificielle de la poche des eaux ; Les douleurs continuent, et la tête reste immobile au-dessus du détroit supérieur. A six heures du matin, Madame Weith réclame mon intervention, et je suis mis par elle au courant de tout ce qui s'était passé.

Le toucher me fait reconnaître une position *occipito-postérieure supra-pubienne* (6ᵉ de Baudelocque); l'examen le plus attentif du cercle osseux qui constitue le détroit supérieur ne me fait rien connaître qui puisse expliquer cette position, si exceptionnelle, qu'elle est considérée comme impossible, et niée par un grand nombre d'auteurs.

Une application de forceps était indispensable ; je la pratiquai en plaçant les branches de l'instrument sur les côtés de la tête, après m'être fait le raisonnement suivant : ou, conformément aux apparences et aux appréciations qu'il m'est possible de faire, il n'y a rien dans la structure du bassin, qui puisse expliquer cette situation anormale, et alors les tractions étant faites suivant ma méthode, en laissant au forceps toute sa liberté, l'occiput roulera sur l'angle sacro-vertébral, le grand diamètre de la tête viendra se mettre en rapport avec le diamètre oblique du bassin, et l'accouchement se terminera de la manière la plus simple et la plus facile; ou bien il existe un obstacle que je ne puis apprécier, alors je serai forcé d'accepter la position telle

moins constant, c'est qu'il ne peut y avoir eu que détorsion lorsque, après avoir parcouru la moitié de la circonférence du bassin pour venir se placer sous le pubis, l'occiput se trouve dans l'alignement de la région dorsale du fœtus.

qu'elle est, malgré tous ses désavantages, mais j'aurai la satisfaction d'avoir rempli le premier de tous les préceptes, *primo non nocere.*

Malheureusement, c'était cette dernière hypothèse qui devait se réaliser. Dès les premières tractions, les manches du forceps se relèvent légèrement, l'occiput échappe à l'angle sacro-vertébral, en amenant un peu de flexion de la tête sur le col ; c'est alors le diamètre *sous-occipilo-frontal* qui est en rapport avec le diamètre *antéro-postérieur* du bassin.

A partir de ce moment, la région de la tête qui est en arrière ne peut plus cheminer, c'est le front qui doit se dégager sous la symphyse du pubis, et malgré des tractions excessivement énergiques, atteignant le chiffre de 55 à 60 kilogr., et continuées pendant plus de 20 minutes, la tête reste à peu près immobile. Je crois convenable alors de donner un peu de repos à la malade, et j'envoie chercher un confrère, le docteur Bourland, dans la pensée que nous serions obligés de pratiquer la craniotomie.

Au bout d'une heure, nous nous trouvons tous deux auprès de la malade, qui avait eu pendant tout ce temps les douleurs les plus énergiques ; nous la faisons remettre en position, et nous exerçons de nouvelles tractions sur le forceps, qui avait été laissé en place.

Ces nouveaux efforts ont bientôt pour résultat d'amener un peu de descente de la tête ; l'occiput descend dans l'excavation, et bientôt, par un mouvement rapide, il parcourt toute la demi-circonférence droite du bassin et vient se placer sous le pubis, pendant que les manches du forceps décrivent un arc de cercle correspondant, qui les porte sur la cuisse gauche de la malade, en leur faisant raser la figure de notre honorable confrère, qui suivait attentivement la marche de ce remarquable travail. La tête est alors extraite avec la plus grande facilité, et l'enfant n'est plus retenu que par les épaules placées transversalement, et immobilisées dans cette position par la difficulté de faire tourner le tronc, qui présente son plan postérieur en avant. Cependant, après quelques efforts, ce dégagement devient possible, et l'accouchement est terminé. Le cordon saigne, le cœur bat pendant près d'un quart d'heure ; mais la respiration ne s'établit pas, et l'enfant ne peut être rappelé à la vie.

La tête est très-volumineuse et fortement ossifiée ; les cuillers du forceps ont été appliquées sur les côtés de la face, où elles ont laissé une legère empreinte sans contusion marquée.

Le front est le siége d'un thrombus correspondant au vide qui existait sous la symphyse du pubis, vide produit par la courbure de cet os, plus prononcée que celle du front ; la peau de cette région a d'ailleurs été tassée et ramenée sur la racine du nez ; on ne constate aucune lésion ayant pu déterminer la mort.

Jusqu'ici, tout dans cette observation, paraissait inexplicable, depuis la présentation en *occipito-postérieure*, dès le début du travail, jusqu'au mouvement de rotation, et au demi-tour de cercle que la tête a exécuté en descendant dans l'excavation, lorsque le docteur Bourland, pratiquant la délivrance artificielle, pendant que j'étais occupé des soins à donner à l'enfant, me signala la présence d'une tumeur utérine, grâce à laquelle tout allait s'expliquer de la manière la plus simple et la plus naturelle.

Cette tumeur interstitielle occupe le côté droit du segment inférieur de la matrice ; elle commence en bas, près de la réunion de l'utérus avec le vagin, pour s'étendre en haut jusqu'aux deux tiers de cet organe, réduit après l'expulsion du placenta.

M. le docteur Louis Gubian, qui a présenté cette observation à la Société des sciences médicales, l'a fait suivre des réflexions suivantes :

« La relation de ce fait renferme plus d'un enseignement ; la tumeur, occupant le côté droit de l'utérus, a
transformé les diamètres du bassin ; le transverse est
devenu le plus petit, l'antéro-postérieur le plus grand,
ce qui a forcé le grand diamètre de la tête à venir se
mettre en rapport avec le grand diamètre accidentel du
bassin. Mais, en franchissant cet obstacle créé à sa descente dans le segment inférieur de la matrice, la tête a
sans doute rencontré cette tumeur sous un plan incliné,
qui a porté l'occiput en arrière, alors que le plan postérieur du tronc était dirigé en avant : d'où résultait la
nécessité d'accepter cette position.

« En cherchant à placer le grand diamètre de la tête
suivant le grand diamètre oblique ou transverse normal du bassin, il eût été peut-être difficile de le faire,
et si l'on y avait réussi ce n'eût été qu'en amenant une
compression certainement dangereuse de la tumeur.

« Dans tous les cas, ignorant complètement cette torsion du col, on aurait couru grand risque de l'exagérer
en portant l'occiput, au hasard, du côté opposé à celui
où il aurait dû être dirigé pour la faire cesser. A plus
forte raison, si l'on prétendait qu'il eût fallu ramener
l'occiput en avant, pourrait-on répondre que, si c'est un
précepte des auteurs, entre autres de Cazeaux, de ne
point imprimer avec le forceps le mouvement de rotation
de la tête en position *occipito-postérieure* simple, dans la
crainte que le tronc, maintenu par l'utérus resserré, ne
participe pas à ce mouvement, et que la torsion exagérée du cou, avec les lésions mortelles qu'elle entraîne,
n'en soit la conséquence, on s'exposait bien davantage,
dans le cas de M. Chassagny, à exagérer cette torsion,

qui existait déjà, et à l'exagérer dans un sens qu'il était impossible d'apprécier exactement. Quant au mouvement même de rotation produit spontanément pendant l'opération, nous pensons avec l'auteur, qu'il n'a été véritablement dû qu'à la torsion du col tendant à cesser aussitôt que la tête devenait libre ; il ne peut être le résultat de la direction imprimée à la tête par les plans inclinés du bassin, puisqu'il a eu lieu avant qu'elle soit descendue sur le plancher du bassin, avant par conséquent qu'elle ait pu y subir un mouvement de réflexion. On comprend tous les avantages de la rotation qui s'est opérée. La liberté laissée au forceps peut seule établir d'avance le diagnostic par rapport au plan postérieur placé en avant ; seule aussi elle peut indiquer si l'accouchement doit être terminé en *occipito-postérieure* ou si l'occiput doit être ramené avant (1). »

Après ces judicieuses réflexions de notre savant confrère, cette observation pourrait se passer de tout commentaire ; je vais cependant au-devant d'une objection. Peut-être me dira-t-on, et on me l'a déjà dit : L'enfant n'ayant pas survécu aux manœuvres d'extraction, ce n'est là qu'un bien mince résultat, dont la méthode des tractions soutenues ne doit tirer aucun profit. A cela, en me plaçant à un double point de vue, je réponds que l'enfant a donné quelques signes de vie, que j'ai multiplié pour lui, dans une proportion considérable, les chances favorables ; que si, en théorie, les moyens employés

---

(1) Louis Gubian. Société des sciences médicales, séance du 8 février 1865.

ne peuvent être passibles d'aucun reproche, j'ai fait tout ce qu'il était humainement possible de faire ; en second lieu, je ne crains pas d'affirmer qu'en ce qui concerne la mère, l'accoucheur le plus habile, avant de constater la nécessité de la céphalotripsie, lui aurait imposé plus de souffrances, lui aurait fait subir un traumatisme plus violent, que je ne l'ai fait moi-même pour extraire son enfant sans mutilation.

TROISIÈME OBSERVATION. — *Application du forceps sur une tête en position occipito-postérieure non diagnostiquée. — Terminaison en occipito-pubienne.*

Mme B..., d'une taille moyenne, d'un tempérament nerveux, d'une constitution sèche, a eu un premier enfant. Quoiqu'il fût d'un petit volume et que le bassin soit régulièrement constitué, l'accouchement, pour des causes qu'il est impossible de préciser, fut très-long, mais se termina cependant sans le secours de l'art.

Mme B... est arrivée au terme d'une seconde grossesse, le travail est commencé depuis huit jours, il a marché très-irrégulièrement. Cependant, après six jours de douleurs, la dilatation s'est complétée, la tête est descendue dans l'excavation ; mais à partir de ce moment les douleurs ont presque complètement cessé ; pendant près de deux jours, le travail a été presque complètement suspendu. Depuis huit heures les douleurs se sont réveillées avec une excessive énergie, mais sans produire de résultat ; la tête est immobile à la partie moyenne de l'excavation, et résiste aux plus énergiques efforts de contraction de l'utérus, c'est alors que le docteur Bianchi réclame mon concours, le 12 mars 1870, à 7 heures du matin.

A l'examen de la malade je trouve la tête à la hauteur que je viens d'indiquer, elle est médiocrement serrée dans le bassin et paraît d'un petit volume ; mais l'ossification en est très-avancée, la fontanelle antérieure, très-petite, nous donne le change sur la position, et nous diagnostiquons une première position réduite en occipito-pubienne. Nous pensons que l'obstacle est causé par les épaules ou par la brièveté du cordon. Le forceps est appliqué avec la plus grande facilité sur les côtés de la tête, et nous commençons les tractions.

Dès les premiers efforts, la tête s'ébranle, les manches du forceps, qui étaient directement sur la ligne médiane et entre les cuisses de la malade, commencent à se relever, puis ils se portent à gauche de la malade et, en même temps que la tête se dégage, la concavité du forceps de supérieure est devenue inférieure; le forceps a exécuté un demi-tour complet, l'occiput s'est dégagé sous le pubis, dans la direction du plan postérieur du tronc qui est en avant; le diagnostic que nous avions porté est rectifié, la tête était en occipito-postérieure, l'obstacle à sa progression résultait de ses rapports avec le tronc, et de la difficulté que rencontrait l'utérus, soit pour faire tourner ce dernier, et opérer l'expulsion en occipito postérieure, soit pour ramener l'occiput sous le pubis pour terminer en occipito-pubienne, comme l'a fait la traction se bornant à tirer le forceps, en laissant à la tête la possibilité d'évoluer librement dans le bassin.

On me reprochera peut-être d'avoir commis une erreur de diagnostic; j'accepte ce reproche, tout en ne reconnaissant qu'à celui qui est sans péché le droit de me jeter la première pierre; d'ailleurs le mal est-il donc si considérable, et un diagnostic exact, laissant l'accoucheur livré à toutes les hésitations, à tous les préceptes contradictoires de la science, pourrait-il être préféré à une erreur qui permet d'atteindre avec une précision mathématique, le but poursuivi ?

Ces trois observations suffisent pour établir que, conformément aux prévisions théoriques, les positions en

occipito-postérieures ne sont pas toutes justiciables des
mêmes procédés opératoires, que ces procédés devront
varier suivant des circonstances dont on ne peut acquérir la notion qu'à *posteriori*, et par rapport à chaque cas
particulier ; qu'en conséquence il serait inutile et dangereux de chercher même à s'appuyer sur la statistique,
et de supputer des chances aléatoires basées sur un calcul de probabilités, pour s'engager sous la bannière de
M. Villeneuve ou sous celle de M. Bailly.

J'ai bien, il est vrai, fait trente-cinq applications de
forceps, dans lesquelles l'extraction de la tête s'est ef-
fectuée en occipito-postérieure, et je n'ai vu que trois
fois la conversion de la position en occipito-pubienne ;
il paraîtrait donc rationnel d'admettre, avec M. Villeneuve, et avec la plupart des auteurs, qu'il est irrationnel, dangereux et contraire au vœu de la nature de
chercher à ramener l'occiput sous le pubis. Mais il faut
tenir compte des conditions dans lesquelles j'ai opéré. En
général mon intervention a été tardive, et dans tous les
cas auxquels je fais allusion, je n'ai jamais agi qu'a-
près avoir laissé à l'utérus tout le temps nécessaire pour
opérer lui-même la conversion ; je considère comme
certain que, ces données fournies par la statistique, seraient complètement renversées s'il s'agissait d'applications faites à une époque peu avancée du travail. En
effet, comme le constate le professeur Stoltz (1), dans

---

(1) Stoltz. *Nouveau Dictionnaire de médecine et de chirurgie
pratique*, article *Accouchements*.

l'accouchement naturel, les positions occipito-iliaques postérieures et même les occipito-postérieures directes, se terminent le plus souvent par la réduction de l'occiput sous le pubis. Il n'est donc pas douteux que l'on obtiendra le même résultat en substituant l'art à la nature, à la même période du travail et dans les mêmes conditions de liberté laissée à la tête.

Le procédé devra donc varier suivant la période du travail. Conformément aux préceptes de M. Bailly, on ramènera l'occiput sous le pubis toutes les fois que l'on n'aura pas laissé à la nature le temps nécessaire pour opérer elle-même cette réduction ; comme M. Villeneuve, au contraire, on devra opérer le dégagement en arrière, si une longue temporisation a rendu tout à fait improbable la possibilité de la réduction.

En ce qui me concerne, si je devais renoncer au bénéfice des tractions soutenues, je croirais devoir modifier complètement ma manière d'agir. Au lieu de me livrer à une longue expectation, j'interviendrais avant que les eaux fussent complètement écoulées, et avant que les parois utérines fussent trop exactement appliquées sur le corps du fœtus ; alors, je n'exercerais de tractions qu'après avoir ramené l'occiput sous le pubis. Reproduisant ainsi artificiellement ce que la nature exécute elle-même dans l'immense majorité des cas, non-seulement j'aurais beaucoup de chances pour tomber sur une manœuvre complètement rationnelle, mais encore je pourrais espérer que, dans les cas rares où la réduction ne devrait pas s'opérer, le tronc pourrait suivre les mouvements que j'imprimerais à la tête, et que la torsion du col n'aurait pas de trop fâcheuses conséquences.

Mais lorsque mon concours serait réclamé trop tard, lorsque les douleurs expulsives auraient assez duré, et auraient été assez énergiques pour faire supposer l'irréductibilité de la position, j'opèrerais le dégagement en arrière, et je serais certainement dans le vrai au point de vue du raisonnement et du calcul des probabilités. Cependant ma conscience serait loin d'être complètement à l'aise, car je pourrais me trouver en présence d'un de ces cas rares où l'accouchement n'est possible que grâce à la réduction de la position, où la dystocie n'est causée que par l'impuissance des efforts de la nature pour opérer cette réduction, et où la mort de l'enfant serait la conséquence inévitable de ma manœuvre.

De quelque côté que l'on envisage la question, en dehors de la liberté laissée à la tête et au forceps, on ne rencontre que le doute, l'impossibilité de prendre un parti rationnel, et la certitude d'aboutir à des manœuvres souvent dangereuses, toujours aléatoires.

Et cependant, la solution de ce difficile problème est loin d'être le seul service que l'accoucheur ait à attendre de la méthode des tractions soutenues; non-seulement il fera toujours à propos, et ne fera jamais qu'à propos la réduction sous le pubis, mais encore, dans les cas où la position occipito-postérieure devra être maintenue, il sera toujours sûr de l'exactitude de son procédé opératoire, et il évitera, dans toutes les limites du possible, ces larges déchirures du périnée, si redoutées des accoucheurs.

L'examen du mécanisme de la traction va faire ressortir, de la manière la plus évidente, les sérieuses garanties résultant de l'emploi de la méthode, qui, lorsqu'il n'y aura pas indication de modifier la position, va encore diriger la tête de manière à engager toujours ses diamètres mineurs dans les diamètres majeurs correspondants du bassin, et de manière à ne faire subir à ces organes que le minimum de pression.

Ces nuances sont tellement tranchées dans l'espèce, qu'en l'absence de tout diagnostic posé à l'avance, on reconnaît toujours, dès les premières tractions, et à la seule direction des manches du forceps, s'il s'agit d'une occipito-pubienne ou d'une occipito-postérieure.

En effet, si l'occiput est directement en arrière, s'il correspond encore à un point un peu élevé de l'excavation, on voit bientôt les manches du forceps se porter de côté, le plus souvent à droite, par un mouvement correspondant à celui que la tête exécute, pour profiter de l'extensibilité des parties molles fixées au coccyx ; puis, comme la résistance est moindre en arrière qu'en avant, et que c'est dans ce sens que le plus grand espace doit être parcouru, c'est le front qui représente le point d'appui vers le pubis, la résistance est en arrière, contre la région périnéale ; c'est de ce côté que la tête chemine, ce qui est indiqué par un léger mouvement d'élévation des manches de l'instrument. Mais ce temps est excessivement court ; bientôt la résistance du périnée augmente, cette région est distendue, non-seulement par l'occiput, par la nuque, le cou et les épaules, qui tendent à s'engager à la fois, sans solution de continuité, mais encore, par l'effort que fait toujours un accoucheur prudent pour s'opposer aux effets de cette distension ; les conditions du levier que représente la base du crâne doivent donc être modifiées, et cette modification se fait d'elle-même ; c'est le périnée qui offre à son tour le point d'appui à l'occiput, c'est en avant que la tête chemine, et l'on voit les manches du forceps s'abaisser par un mouvement correspondant au dégagement successif du front, des yeux, de la racine du nez ; ce n'est plus le diamètre majeur occipito-frontal, mais bien le diamètre mineur sous-occipito-sous-frontal, qui correspond au diamètre coccy-pubien ; la résistance, à ce moment, étant devenue presque nulle, et égale en avant et en arrière ; l'extraction se termine par une égale progression du front et de l'occiput, sans élévation et sans abaissement des manches du forceps, avec le minimum de distension du périnée ; et si l'on n'a pas évité complètement la déchirure de cette région, du moins a-t-on mis la malade à l'abri de ces immenses désordres qui sont si souvent le résultat d'une mauvaise manœuvre.

Peut-être me dira-t-on que je viens de rééditer les préceptes formulés par la plupart des auteurs modernes, rien n'est plus vrai ; mais l'on voudra bien convenir qu'il y a quelque avantage à faire tracer par la main la plus inconsciente et la moins exercée, l'esquisse d'un tableau que les maîtres les plus habiles n'ont pu exécuter, qu'en faisant appel à toute leur intelligence, à tout leur esprit d'observation.

Je sais très-bien qu'une fois d'accord sur l'opportunité du dégagement de l'occiput en arrière, on peut, en se conformant aux préceptes de l'art, pratiquer une opération brillante et irréprochable; mais je sais aussi que toutes les applications de forceps ne se font pas dans une maternité, ou dans une clinique d'accouchements. Dans presque toutes les petites villes, dans toutes les campagnes, c'est-à-dire dans l'immense majorité des cas, la pratique des accouchements est abandonnée aux sages-femmes, et le concours du médecin n'est réclamé que pour les dystocies sérieuses; aussi pourra-t-on regretter que sa compétence, dans les cas difficiles, ne soit pas le résultat d'études spéciales plus complètes, et surtout de cette initiation lente, progressive, qu'amène la pratique journalière des cas simples. Si l'on réfléchit aux dangers que doivent nécessairement entraîner cet oubli ou ces inobservances des préceptes de l'art, on ne saurait contester les avantages réalisés par une méthode qui, non-seulement fait passer dans les mains du néophyte le plus inexpérimenté toute l'habileté du maître le plus autorisé, mais encore supplée à l'insuffisance de ces préceptes, et peut seule faire cesser les divergences d'opinions qui se produisent dans les régions les plus élevées de la science.

QUATRIÈME OBSERVATION. — *Tête en occipito-cotyloïdienne gauche. — Application du forceps. — Terminaison de l'accouchement en occipito-sacrée.*

J'étais arrivé à cette partie de mon travail lorsqu'il m'a été donné d'observer un cas de dystocie qui est la contre-partie des observations précédentes et qui offre le plus grand intérêt, non-seulement par son excessive rareté, mais surtout parce qu'il n'a pu être révélé que par la méthode des tractions soutenues.

Mme P..., d'une taille moyenne, d'une constitution délicate, paraît avoir un bassin régulièrement conformé ; rien ne fait pressentir un cas de dystocie. Mme P... s'est blessée une première fois à six mois ; l'expulsion du fœtus mort s'est faite sans difficulté. Elle est arrivée au terme d'une seconde grossesse qui a été des plus heureuses ; les douleurs commencent dans la matinée du 16 août 1871 ; le soir la dilatation est complète ; le 17, à 2 heures du matin, la poche des eaux est rompue, la tête s'engage en première position, elle est au tiers supérieur de l'excavation ; tout fait croire à une prompte et facile terminaison. Cependant, malgré les efforts les plus énergiques, le travail n'avance pas, la tête est immobile, quoique paraissant médiocrement serrée ; non-seulement elle reste à la même hauteur, mais l'occiput est toujours vers la cavité cotyloïdienne gauche, sans tendance à se réduire sous le pubis. A 10 heures du matin, les choses sont dans le même état, les forces de la malade sont épuisées, les douleurs sont devenues presque nulles. En présence de l'énergie et de l'intensité de celles qui ont précédé, je m'abstiens d'en réveiller de nouvelles par l'administration du seigle ergoté, pensant que je fatiguerais inutilement la malade ; et je me décide à intervenir par une application de forceps. Le cas paraissait si simple que je ne juge pas convenable de réclamer l'assistance d'un confrère. Le forceps est appliqué avec la plus grande facilité sur les côtés de la tête et, au peu de divergence des branches, je reconnais que la tête est très-petite ; elle me paraît si petite, en comparaison des efforts auxquels s'est livré l'utérus, que je m'assure de nouveau qu'elle est bien embrassée.

Je commence alors les tractions, mais la tête résiste à mes efforts, comme elle avait résisté à ceux de la malade ; j'augmente

la tension des cordons, et je la porte progressivement, avec beaucoup de lenteur à environ 50 kilogrammes ; arrivé à ce point, je
m'arrête, pour laisser à l'élasticité des cordons le temps de produire tout son effet. J'étais déjà profondément étonné de rencontrer une résistance aussi considérable, dans des conditions où
je l'avais si peu prévue ; ou je m'étais si bien attendu à voir, dès
mes premières tractions, les manches du forceps se relever et se
diriger vers la ligne médiane, par un mouvement indiquant la progression de l'occiput vers le pubis. J'allais bientôt avoir le mot
de l'énigme.

Sous l'influence de la tension des cordons, je commence à
voir le forceps s'ébranler, mais en suivant une direction toute
autre que celle que j'avais prévue ; il tourne sur lui-même, la
concavité de sa grande courbure, qui était déjà un peu dirigée à
gauche, s'y dirige de plus en plus et d'occipito-cotyloïdienne
gauche la position devient transversale. Je continue la traction,
dont l'effort est devenu beaucoup moins considérable, le mouvement s'accentue de plus en plus, la tête descend en convertissant sa position, en occipito-iliaque gauche postérieure, puis
enfin elle se dégage en occipito-postérieure directe, la concavité
du forceps regardant en bas et à gauche ; *le plan antérieur de
l'enfant est dirigé en avant.*

L'opération a duré près d'un quart d'heure, les tractions ont
été maintenues pendant cinq minutes à 50 kilogrammes ; l'enfant est arrivé en état de mort apparente, mais il ne tarde pas à
faire quelques inspirations, et à rentrer en pleine possession de
la vie.

Les dimensions de la tête sont celles d'un enfant ordinaire, le diamètre bi-pariétal mesure 9 centimètres. Ce qui m'avait fait croire
à une petitesse extraordinaire, c'est que les cuillers du forceps dé-
passaient le menton, et que leurs extrémités se rapprochaient l'une
de l'autre au-devant du col. Cependant, malgré cette coaptation
parfaite, on constate sur le côté gauche de la face, au niveau de
l'arcade orbitaire, une dépression profonde produite par la bran-

che correspondante du forceps, dépression qui du reste n'avait produit aucune fracture et qui disparut complètement le lendemain, en ne laissant qu'une légère trace ecchymotique. La cuiller opposée n'avait laissé aucune trace apparente.

Cette observation, l'une des plus intéressantes qu'il m'ait été donné de recueillir, est remarquable à plus d'un titre. J'appellerai surtout l'attention de mes lecteurs sur le mode de dégagement de la tête, sur l'étiologie de cette modification de position, sur l'intensité de la force employée, et enfin sur le mécanisme par lequel s'est produite la dépression constatée sur le côté gauche de la face.

L'examen du bassin, fait avec soin au moment de la délivrance, a permis de constater qu'il est très-peu éloigné des dimensions normales ; l'angle sacro-vertébral est un peu proéminent, le doigt l'atteint avec facilité, le diamètre sacro-pubien en se conformant aux procédés ordinaires de mensuration, semble mesurer 10 centimètres, mais il n'en mesure en réalité que 9 1/2, car l'angle sacro-vertébral est très-bas et il n'y a qu'une très-faible déduction à faire pour l'obliquité ; tous les autres diamètres paraissent normaux. On ne constate donc qu'une certaine diminution de la hauteur de l'excavation, et un léger rétrécissement du diamètre sacro-pubien, trop peu considérable pour porter obstacle au passage d'une tête de petite dimension.

La dystocie n'était donc pas causée par des rapports

vicieux de dimension entre la tête et le bassin, elle ne résultait pas non plus d'une mauvaise position de la tête par rapport au bassin, car on ne peut en souhaiter de meilleure qu'une occipito-cotyloïdienne gauche. En procédant ainsi par voie d'exclusion, il me paraît impossible de ne pas arriver à reconnaître que l'obstacle était créé, non par la tête du fœtus, mais par le fœtus tout entier, par les rapports respectifs anormaux de la tête et du tronc.

De ce que, au moment du dégagement, l'occiput était en arrière, pendant que le plan antérieur de l'enfant regardait en avant, on doit nécessairement admettre qu'au début de l'engagement, la tête a été surprise dans une position correspondant à une torsion exagérée du cou, de telle façon que l'occiput ne pouvait être ramené sous le pubis sans augmenter encore cette torsion, et qu'il devait nécessairement être dirigé en arrière pour se restituer dans ses rapports normaux avec le tronc.

Si le bassin avait eu ses dimensions ordinaires, le mouvement de rotation en arrière se serait probablement produit sans difficulté; mais la saillie du promontoire et le léger rétrécissement du diamètre sacro-pubien apportaient à cette évolution, un obstacle presque insurmontable; insurmontable surtout pour les forces utérines qui agissaient dans les conditions les plus défavorables, puisqu'elles poussaient l'occiput par l'intermédiaire de la colonne vertébrale, c'est-à-dire par une tige en état de torsion sur elle-même, et ne pouvant par conséquent transmettre qu'une partie de la force qui lui était imprimée.

L'impuissance des efforts de la nature était surabondamment démontrée par l'immobilité absolue de la tête, pendant les longues heures de temporisation que je me suis imposées, aussi bien que par la cessation des douleurs et par la fatigue de l'utérus; elle a été prouvée plus complètement encore par l'énormité de l'effort que j'ai été obligé de produire. Sans parler de l'impossibilité de reconnaître à l'avance la cause de la dystocie et d'agir en conséquence avec les moyens ordinaires, la force manuelle n'aurait pu en aucune manière soutenir pendant cinq minutes cette force de 50 kilogrammes qu'il a fallu employer pour triompher de la difficulté. C'est en vain que l'accoucheur se serait adjoint un, deux, trois ou quatre aides, il lui eût été absolument impossible de donner à leurs efforts réunis la permanence, la régularité, la stabilité de la force mécanique; la tête aurait pu céder brusquement, être arrachée violemment par une force beaucoup plus puissante, développée à un moment donné où il y aurait eu, par hasard, consensus entre les aides qui opéraient la traction, et ceux chargé de retenir la malade; mais alors elle n'aurait pas cédé lentement, méthodiquement, progressivement à une traction régulière et *soutenue*.

Si l'on veut se rendre un compte exact de la résistance, et de la nature de l'obstacle qui nécessitait la mise en œuvre d'un effort aussi considérable, il suffit d'apprécier le mode de production de la dépression constatée sur la joue gauche de l'enfant. En voyant cette trace laissée par une des branches du forceps, j'ai d'abord pensé qu'il y avait eu un rapprochement énergique de ces branches au moment où la tête franchissait le détroit inférieur; mais j'ai trouvé à ce détroit ses dimensions normales, et d'ailleurs la résistance avait été presque nulle à cette période de l'opération ; d'un autre côté, si l'on considère qu'en traversant un détroit inférieur rétréci, les deux cuillers auraient été également serrées par les deux branches descendantes du pubis, on se convaincra qu'il faut chercher une autre explication de ce stigmate imprimé sur une des joues seulement.

Il me paraît évident que cette empreinte s'est produite pendant le mouvement de rotation, par la pression énergique exercée par l'angle sacro-vertébral sur la cuiller qui était en contact avec lui. Il est facile de comprendre l'importance du rôle qu'a dû jouer le forceps lui-même en s'appliquant,, en se moulant exactement sur la tête, en faisant corps avec elle sans la déborder en aucun point, et en diminuant dans toutes les limites du possible le diamètre embrassé. Si le forceps n'avait pas été flexible, s'il avait eu une courbure autre que celle de la tête, si la coaptation n'avait pas été parfaite, non-seulement le diamètre aurait été agrandi, la résistance aurait été plus considérable, mais ces bords de l'instrument qui auraient dépassé la tête n'auraient pu tourner dans le bassin sans produire sur les organes de la mère un râclement dont il est facile de prévoir les conséquences; et, arrivé comme je le suis au quatrième jour de l'accouchement, je n'aurais pas à constater des suites de couches aussi favorables, et aussi exemptes de complication que celles qu'il m'a été donné d'observer chez Mme P...

D'après toutes les considérations qui précèdent, je crois pouvoir affirmer, avec un sentiment de profonde et légitime satisfaction que l'enfant a dû la vie à l'emploi de la méthode des tractions soutenues, et que la mère lui a dû une délivrance prompte, facile, faite sans tâtonnements, sans hésitation et avec une douceur telle que pas une plainte, pas un gémissement ne lui ont été arrachés pendant la durée de l'opération. Cette opinion sera partagée, je l'espère, par tous ceux qui me liront, sans parti-pris, sans idée préconçue. Aurai-je le même succès auprès des irréconciliables, auprès de ceux qui, se refusant à tout examen, considèrent une question scientifique comme tranchée, lorsqu'ils ont dit : « Jamais, non jamais je n'accoucherai des femmes avec un treuil ou avec un cabestan (1). » Je n'ose l'espérer, ils se résigneront difficilement à douter de leur infaillibilité, et à admettre que l'art doit quelquefois céder le pas à la nature ; ils trouveront sans doute monstrueux de ramener en arrière un occiput placé en première position, et qu'ils auraient magistralement ramené sous le pubis. Cependant, je tenterai encore un dernier effort en montrant qu'il existe dans la science de nombreux exemples de dystocies causées par le rapport vicieux de la tête et du tronc, qu'il en existe beaucoup dans lesquelles l'accoucheur a employé des manœuvres dangereuses pour la mère et pour l'enfant, manœuvres qu'il aurait certainement modifiées s'il avait pu connaître à priori la nature de l'obstacle qu'il devait surmonter.

---

(1) Pajot. *Moniteur des sciences.*

On trouve dans les mémoires de Mme Lachapelle de
nombreuses observation d'accouchements terminés par
les seuls efforts de la nature, à l'aide de procédés absolument semblables à ceux que j'ai artificiellement re-
produits avec le forceps, dans les observations que je
viens de citer. J'en reproduirai surtout une qui me paraît des plus remarquables, et qui est accompagnée de
détails assez circonstanciés pour établir péremptoirement que la transformation de la position par les efforts
de la nature, n'a eu d'aure but que de restituer la tête
dans ses rapports normaux avec le tronc.

4e POSITION (3e). — *Terminaison spontanée insolite (réduction à la deuxième.)*

« Une femme forte et vigoureuse, d'une constitution
sèche et d'un tempérament bilieux, était en travail pour
la deuxième fois, lorsqu'elle arriva à l'hospice : c'était
dans le mois d'août 1804.

« Elle souffrait depuis environ neuf heures, et ses douleurs étaient devenues plus vives et plus rapprochées.
Elles se reproduisaient alors de dix en dix minutes, et
duraient environ deux minutes chacune.

« Les élèves touchèrent après moi cette femme, et trouvèrent comme moi la dilatation complète, les membranes entières, la tête haute et placée dans la quatrième
position ; on reconnaissait parfaitement les quatre angles de la fontanelle antérieure au-dessus de la région
cotyloïdienne gauche. La suture sagittale *descendait* de
là en arrière et à droite ; mais la poche des membranes

empêchait de sentir la fontanelle postérieure, qui devait être plus basse que l'antérieure. Malgré mes défenses, une élève voulut trouver les deux fontanelles ; elle appuya le doigt vers le milieu de la poche et la rompit . l'eau sortit avec violence et en grande quantité. Cet effort fit descendre la tête dans l'excavation et le diagnostic put être aisément confirmé. Cependant les douleurs se ralentirent beaucoup ; trois heures après elles se réveillèrent un peu. Pour en profiter davantage, je fis mettre la femme en travers sur le bord du lit ; je fis, sur le bord antérieur du périnée, des pressions méthodiques qui, excitant le ténesme, accroissaient l'intensité des efforts de l'utérus et des muscles volontaires. La femme poussait de tout l'effort dont elle était capable ; la tête avançait un peu et nous attendions que le front se portât sous le pubis ; nous suivions du doigt appliqué sur la fontanelle antérieure le mouvement rotatoire ; mais, au lieu d'avancer, nous le vîmes bientôt se porter en arrière. En deux contractions, la rotation fut complète, et la tête se trouva dans la deuxième position. Elle ne tarda pas à sortir après avoir, par une rotation nouvelle surajoutée à la première, porté la face dans le sacrum, et l'occiput dans l'arcade. Une fois sortie, la tête tourna spontanément la face vers la cuisse gauche de la mère. L'épaule gauche se dégagea en avant, et le reste sortit ensuite sans difficulté. »

« L'enfant pesait cinq livres : il était faible. Il y avait une grosse tumeur sur le pariétal et le frontal gauche : tout cela s'est dissipé. La mère en a été quitte pour une rétention d'urine qui, pendant quatre jours seulement, a nécessité le cathétérisme (1). »

Cette observation est remarquable à plus d'un titre : au point de vue de l'étude de l'accouchement naturel, elle nous offre un cas curieux de transformation de position de la tête ; au point de vue de la conduite qu'aurait dû tenir l'accoucheur, si la nature n'avait pu terminer son œuvre, elle nous pose un problème des plus intéressants, et enfin au point de vue de la méthode des tractions soutenues, elle nous démontre combien il est utile de laisser au forceps toute sa liberté pendant la période de traction.

A la sortie de la tête, la face se tourna vers la cuisse gauche de la mère, et l'épaule gauche se dégagea en avant ; la tête était donc dans la continuation de l'axe du corps sans torsion du col. Mais pendant l'accouchement, l'occiput avait parcouru presque la moitié de la circonférence du bassin ; donc les rapports de la tête et du tronc devaient être vicieux au début de l'accouchement, et si le front a parcouru un très-grand espace pour se porter en arrière, au lieu d'en parcourir un petit pour se diriger sous le pubis, comme l'attendait l'éminente accoucheuse, ce mouvement ne peut s'expliquer que par la nécessité de faire cesser la détorsion du col.

On ne manquera pas de m'objecter que je fais une

---

(1) Mme Lachapelle. *Pratique des accouchements*, deuxième mémoire, page 163.

pétition de principe, que cette explication suppose l'immobilité du tronc pendant la progression de la tête, et
que rien ne démontre cette immobilité ; qu'il est très-
possible, au contraire, que les contractions utérines aient
fait tourner en même temps et la tête et le tronc. Je
ne puis répondre à cette assertion qu'en répétant, comme
je l'ai dit plus haut, que le tronc m'a toujours paru
complètement immobile pendant les contractions utérines et que la position de la tête était seule modifiée
par ces contractions. Mais ce que je puis affirmer, c'est
que, si par l'intervention de l'art, le front eût été
porté dans une direction autre que celle qui, dans l'observation de Mme Lachapelle, lui a été imprimée par la
nature, le tronc n'aurait pas suivi le mouvement imprimé à la tête et, qu'après l'extraction de cette dernière, on aurait dû nécessairement constater des rapports anormaux de la tête et du tronc, et par conséquent, une torsion exagérée du col. Une observation
excessivement intéressante du même auteur va encore
nous fournir cette démonstration. Elle est le pendant
de celle qui précède, avec cette seule différence que,
dans la dernière, l'art s'est substitué à la nature.

4e POSITION (3e de ma cl.) — *Forceps pour inertie.*
Tête dans l'excavation.

« La femme qui nous occupe ici était âgée de trente
ans, d'un tempérament lymphatique, mais habituellement d'une assez bonne santé.

« Vers le cinquième mois de sa grossesse actuelle, qui

était la deuxième, un effort musculaire lui occasionna une hernie crurale qu'elle maintint réduite au moyen d'un brayer. Admise à l'hospice dans le mois d'août, elle était grosse de six mois, et fut employée aux menus travaux de la cuisine de la maison : elle y resta jusqu'à la révolution du neuvième mois.

«Dans la nuit du 27 au 28 novembre, elle vint à la salle d'accouchement, inondée des eaux de l'amnios, dont la rupture venait de s'opérer après quelques douleurs. L'orifice n'avait que quelques lignes d'ouverture, mais sa souplesse annonçait qu'il en avait eu davantage et qu'il s'était réduit faute de soutien : la tête était fort haute et difficile à toucher. Elle descendit un peu dans la matinée et permit de distinguer la fontanelle *antérieure* derrière la cavité cotyloïde *gauche*. A dix heures du matin une contraction vigoureuse poussa la tête dans le vagin et dans l'excavation du bassin, et alors les douleurs s'arrêtèrent et la tête resta là. Déjà dans l'intervalle des douleurs, la femme avait eu quelques vomissements de matières verdâtres : ils continuèrent dans la journée et affaiblirent singulièrement la malade.

« Vers minuit, l'immobilité de la tête décida l'application du forceps. La position était alors méconnaissable à cause de la tuméfaction ; mais on avait reconnu le matin la quatrième ; il fallait donc introduire la branche gauche la première et la placer sous le trou ovalaire droit, glisser au contraire la droite sur l'échancrure sciatique gauche : c'est ce qui fut fait. Mais avant d'en venir à cette opération, je voulus donner aux élèves une preuve de l'inutilité des tentatives dirigées vers la rotation de la tête : j'empoignai cette dernière avec la main droite, les doigts sur son côté droit, le pouce derrière l'oreille gauche, et je cherchai sans fruit à ramener le front derrière le pubis. J'en vins donc à l'application du forceps. Placées ainsi qu'il a été dit, les branches avaient leur bord concave tourné vers la face ; par un mouvement de torsion peu étendu mais assez énergique, je ramenai à la fois derrière les pubis et le bord concave des cuillers et le front du fœtus, opérant ainsi avec l'instrument ce que la main n'avait pu faire. Cela fait, quelques tractions directes entraînèrent la tête un peu plus bas, puis l'élévation des crochets du forceps combinée avec des tractions prudentes, fit parcourir à l'occiput le sacrum et le périnée qu'il distendait violemment : bientôt il se dégagea au-devant de la fourchette, et celle-ci se releva intacte sur la nuque du fœtus.

«Le périnée avait été vigoureusement soutenu par trois mains appliquées les unes sur les autres.

«J'ôtai l'instrument, et il me suffit d'appuyer avec deux doigts sur le haut du front pour pousser la tête en arrière et dégager la face sous l'arcade pubienne. Pendant ce temps, l'occiput se renversait et appuyait sur l'anus de la mère.

« La tête sortie tourna sa face antérieure vers l'aîne droite ; les épaules s'engagèrent et sortirent, la gauche en avant et la droite en arrière. L'aisselle droite fut saisie avec l'indicateur ployé en crochet et servit à achever l'extraction du tronc. L'enfant respirait. Quelques instants après sa naissance et la ligature du cordon, il parut violacé et eut quelques mouvements convulsifs. Deux sangsues appliquées au côté n'empêchèrent pas les accidents de continuer, et l'enfant périt le soir même.

« La mère fut délivrée sans peine ; sa hernie fut bien réduite et son bandage assujéti. Les vomissements et la fièvre continuèrent, le délire et la diarrhée s'y joignirent, et malgré les antispasmodiques, les dérivatifs et les évacuants, la malade mourut le troisième jour.

« On trouva un engorgement remarquable des vaisseaux du cerveau et de ses membranes:

« La face supérieure du diaphragme et le médiastin étaient parsemés d'ecchymoses, le péritoine et les plèvres fort rouges et mouillés d'une sérosité trouble.

« Les symphyses du bassin étaient tellement mobiles que l'élévation d'une cuisse suffisait pour mouvoir les pubis l'un sur l'autre.

«Les suites fâcheuses de cet accouchement doivent pour l'enfant comme pour la mère être attribuées en grande partie à la longueur du travail. Sans doute nous eussions pu opérer plus tôt ; mais l'espérance d'une terminaison spontanée nous a longtemps retenu. Ce n'est pas une chose indifférente qu'une application de forceps, et l'on ne doit point s'y décider à la légère et pour des craintes vagues et fondées sur des probabilités très-douteuses(1).»

Ces deux observations sont tout à fait semblables au début, et tout semble indiquer qu'elles devaient rester identiques jusqu'à la fin; le changement de procédé mis en œuvre pour opérer l'extraction de la tête a pu seul amener une terminaison si différente dans l'un et

(1) Mme Lachapelle. *Loco citato*, page 225.

l'autre cas. D'un côté, la tête obéit aux seuls efforts de l'utérus qui la pousse sans lui imprimer violemment une direction, et nous la voyons se diriger dans un sens que l'on ne pouvait deviner à l'avance, mais correspondant à la détorsion du cou ; d'un autre côté, dans un cas absolument identique, une accoucheuse d'un mérite aussi incontesté que celui de Mme Lachapelle intervient par une application de forceps. Après avoir montré à ses élèves la difficulté qu'elle éprouvait à faire exécuter avec la main la rotation de la tête, à faire parcourir au front le court espace qui le sépare de l'arcade pubienne, elle produit ce mouvement à l'aide de l'instrument, et termine l'accouchement en occipito-postérieure, comme le recommande M. Villeneuve ; la manœuvre s'exécuta sans de trop grandes difficultés, et cependant l'enfant arriva violacé, il eut quelques mouvements convulsifs et mourut dans la soirée ; la mère succomba le troisième jour et présenta ce fait remarquable que les symphyses du bassin étaient tellement mobiles que l'élévation d'une cuisse suffisait pour faire mouvoir les pubis l'un sur l'autre.

La savante accoucheuse estime que les suites fâcheuses de cet accouchement doivent, pour l'enfant comme pour la mère, être attribuées en grande partie à la longueur du travail.

Je m'étonne que l'attention de Mme Lachapelle n'ait pas été appelée sur le fait capital de la position respective de la tête et du tronc au moment de l'accouchement, position telle que la face antérieure de la tête étant tournée vers l'aine droite de la malade, et l'épaule gauche étant en avant et la droite en arrière, l'enfant regardait son dos, le col ayant subi un mouvement de torsion équivalant à un demi-tour complet.

Les tractions exercées sur la tête en exagérant cette traction du col, me paraissent bien mieux expliquer les convulsions et la mort de l'enfant que ne pourrait le faire la longueur d'un travail qui, en définitive, n'a pas duré plus de vingt-quatre heures; et quoique Mme Lachapelle n'ait pas parlé d'efforts de traction considérables, l'on serait peut-être bien fondé à penser que la mère a dû succomber aux suites d'un violent traumatisme, surtout si l'on considère cette excessive mobilité des symphyses qui ne peut s'expliquer que par une distension exagérée des attaches ligamenteuses du bassin, pendant les efforts nécessaires pour engager la tête dans une position si défavorable.

Je trouve encore dans cette mine inépuisable des observations de Mme Lachapelle, une observation du plus haut intérêt, qui prouve une fois de plus, et de la manière la plus péremptoire, combien les efforts tentés par l'accoucheur, même le plus habile, sont différents de ceux qui auraient été mis en œuvre par la nature elle-même.

4ᵉ Position (3ᵉ); réduction spontanée à la deuxième.
Forceps au détroit supérieur.

« Carlo W.......ès, négresse, âgée de dix-sept ans, enceinte pour la première fois et à terme, ressentit les premières douleurs de l'enfantement le 28 floréal, à midi. L'orifice n'était point encore dilaté ; mais le col de l'utérus était distendu et confondu avec le reste de l'organe en une seule cavité ovalaire. Le soir, les contractions prirent un caractère plus décisif, et l'orifice commença à se dilater ; la tête du fœtus était si haute qu'à peine pouvait on la reconnaître.

« Le lendemain, 29 floréal, à dix heures, la dilatation était entière ; une contraction de la matrice rompit les membranes et projeta au dehors un flot d'eau qui fut suivi par un écoulement lent et continu. Cependant la tête resta au-dessus du détroit abdominal, la peau du crâne se tuméfia peu à peu jusqu'à un degré considérable. L'élévation de la tête n'avait permis d'abord de sentir qu'une fontanelle vers l'éminence ilio-pectinée gauche ; une suture en partait pour se diriger à droite et en arrière. Était-ce la fontanelle antérieure ou la postérieure, et par conséquent la quatrième ou la première position ?

« La tuméfaction des téguments rendait la distinction impossible. Les douleurs revenaient de temps en temps, mais sans autre effet que de tourmenter la femme, d'appliquer l'utérus sur les membres de l'enfant, et de rendre par là la version impraticable. La fièvre survint dans la journée ; la chaleur brûlante et la sécheresse de la peau, la soif, les nausées et les vomissements verdâtres ou noirâtres, l'anxiété extrême qui s'y joignit, appelèrent sur cette femme toute notre attention. (*Bains de siége, boissons acidulées*) ; soulagement.

« Toute la nuit elle fut tourmentée de crampes dans les

cuisses et dans les jambes, résultats nécessaires de la compression des nerfs du bassin.

« A quatre heures du matin (30 floréal), nuls progrès ; tuméfaction du crâne augmentée : il fallut en venir à l'application du forceps.

« L'incertitude où j'étais restée sur la position était de nulle conséquence ; l'opération devait être presque la même dans l'un et l'autre des deux cas soupçonnés. Pour pouvoir croiser plus aisément les branches et me conserver la facilité d'introduire la deuxième au-devant de la première (1), je commençai par la branche droite ; j'en plaçai sans peine la cuiller entre la tête et la symphyse sacro-iliaque gauche. Il fallait alors porter sous l'éminence ilio-pectinée droite la cuiller gauche : ce mouvement fut impossible. La tête, serrée contre le détroit, ne permit point le passage de l'instrument. J'ôtai la branche droite, et alors la gauche se plaça comme d'elle-même ; la branche droite fut replacée ensuite en la glissant entre la branche gauche et le périnée : leur articulation fut facile ; mais je m'aperçus alors que les cuillers étaient devenues tout à fait latérales. Avaient-elles dans ce mouvement entraîné la tête ? Son élévation ne le rendait même pas probable, et le contraire nous fut bientôt prouvé. On tira d'abord en bas, puis en avant et en haut, la tête avança, non sans peine, jusqu'au détroit inférieur. Je crus devoir alors laisser se dilater lentement les parties extérieures, qui étaient fort étroites ; j'ôtai l'instrument, et je crus reconnaître sous

---

(1) « L'étroitesse de la vulve rendait ces précautions essentielles. »

le pubis gauche la fontanelle antérieure. J'attendais que les efforts de la mère la fissent avancer sous la symphyse, lorsque je la sentis rétrograder en arrière ; je la suivis du bout du doigt jusque vers le sacrum : ce fut l'affaire de quatre à cinq douleurs. Après cela, elle sortit comme d'ordinaire, sans autre secours que quelques pressions sur le bord antérieur du périnée pour activer les douleurs. La face, dégagée, se tourna en devant et à gauche ; les épaules sortirent, aidées par mes doigts ; la gauche sortit en avant, etc. Délivrance naturelle.

« L'enfant donna quelques signes d'une vie qu'il fut impossible de rappeler.

« La mère eut, une demi-heure après la délivrance, un violent frisson. Le lendemain, fièvre, vomissements bilieux, toux, douleurs hypogastriques, *incontinence d'urine*, avec distension de la vessie (paralysie). (*Infusion de tilleul et de graine de lin, potion calmante, lavements, injections émollientes, cathétérisme*). Marche rapide de la péritonite, délire, etc. Mort le quatrième jour au soir.

« Les principaux faits contenus dans cette observation sont : 1° l'immobilité de la tête au detroit supérieur : une quatrième position n'aurait pas dû l'empêcher de descendre ; 2° la réduction latérale et spontanée des cuillers, qui nous apprit que nous aurions évité bien des difficultés en les plaçant ainsi de prime-abord : une cuiller avait porté sur le frontal droit vers la tempe, et l'autre derrière l'oreille gauche ; 3° la rotation spontanée de la tête débarrassée du forceps, et sa réduction à une deuxième position du vertex ; 4° la faiblesse et la mort prompte de l'enfant, dues sans doute à la longueur du travail, mais auxquelles a peut-être contribué la torsion du col que nécessitait une rotation aussi étendue, si le tronc était véritablement dirigé comme il l'est d'ordinaire dans la quatrième position ; ou bien la torsion produite par la différence des directions de la tête et du tronc; si celui-ci était de prime abord dirigé comme dans la deuxième position ; 5° enfin le prompt et terrible développement de la péritonite, qu'il faut peut-être rapprocher des accidents qui existaient pendant le travail, en regardant ceux-ci sinon comme causes, du moins comme prédispositions, et peut-être comme premiers symptômes. »

Cette observation est plus probante encore que celles qui précèdent. En effet, nous voyons l'accoucheur intervenant suivant les principes formulés par la science, puis s'arrêtant et restituant le soin de terminer la dernière phase de l'accouchement à la nature, qui s'empresse de redéfaire ce que l'art avait fait pendant son interrègne.

Mme Lachapelle, en recherchant la cause de la mort de l'enfant et de la mère, émet plusieurs hypothèses, sans éliminer celles en faveur desquelles il n'existe aucune probabilité, sans conclure en faveur de la seule admissible, qu'elle expose cependant avec la plus grande sagacité. En effet, le travail n'a pas eu une très-longue durée, et d'un autre côté il est impossible d'admettre que la torsion du cou ait été le résultat de ce grand mouvement de rotation qui a ramené l'occiput sous le pubis, mouvement qui a été obtenu sans difficulté, puisque *ce fut l'affaire de quatre ou cinq douleurs.* Cette torsion n'aurait eu dans ce cas qu'une durée excessivement courte qui aurait pu ne pas compromettre l'existence de l'enfant, ou du moins ne pas amener immédiatement la mort.

Il est certain qu'il y a eu torsion du col, mais torsion violente, exercée par l'accoucheur lui-même, pendant les efforts d'extraction par le forceps. Il est certain que si après l'accouchement la tête s'est trouvée dans une direction normale par rapport au tronc, c'est que le demi-tour qu'a exécuté l'occiput sous le pubis, sous l'influence des efforts de l'utérus, a eu pour résultat de faire cesser cette torsion qui, suivant une des hypothèses de Mme Lachapelle, existait au début et était produite primitivement par la *différence des directions de la tête et du tronc.*

Les observations que je viens d'emprunter aux savants mémoires de Mme Lachapelle étaient évidemment des occipito-postérieures *anormales,* dans lesquelles, sous peine de compromettre la vie de l'enfant en agissant sur le col en état de torsion, on ne devait exercer de tractions qu'après avoir ramené l'occiput sous le pubis; et dans lesquelles cette réduction de l'occiput se serait certainement opérée d'une manière toute spontanée, sous l'influence de la méthode des tractions soutenues, laissant au forceps la possibilité de s'orienter de lui-même, en toute liberté, suivant les exigences de la situation.

En commentant avec attention les autres observations
d'occipito-iliaques postérieures, ou d'occipito-postérieu-
rieures directes, citées par Mme Lachapelle, on trouve
une longue série d'occipito-postérieures *normales*, dans
lesquelles, pendant le dégagement de la tête, l'occiput devait être conservé en arrière. La facilité de la terminaison de l'accouchement, la viabilité de l'enfant dans toutes ces observations établissent de fortes présomptions
en faveur de cette manière de voir, mais j'en trouve une
surtout dans laquelle le mode de dégagement des épaules est indiqué de manière à ne laisser aucun doute.

5e Position (4e de ma classification). — *Forceps pour
lenteur du travail.*

«La femme ici mentionnée était âgée de vingt-neuf ans,
d'une constitution forte et d'un embonpoint modéré,
quoique un peu molle et en apparence lymphatique ; ses
règles n'avaient paru qu'à l'âge de dix-sept ans, et elles
revenaient chaque mois pour durer quatre à cinq jours.
Elle en était à sa deuxième grossesse et arrivée à son
terme.

«Le 19 avril, à sept heures du matin, elle commença à
souffrir ; peu après on trouva l'orifice dilaté de douze à
quinze lignes, ses bords épais, mais souples et extensi-
bles, et sa totalité portée vers le côté gauche ; l'obliquité de l'utérus vers le côté droit était pourtant à peine
marquée. Les membranes, ouvertes depuis deux
jours, avaient donné continuellement issue à une petite

quantité d'eau ; on sentait la tête, mais difficilement, et bien au-dessus du détroit abdominal.

« Les contractions se succédèrent en augmentant de force et de fréquence, de telle sorte qu'à quatre heures de l'après-midi, la dilatation était complète et la tête engagée dans le détroit. La position devint facile à déterminer ; la fontanelle postérieure était au-devant de la symphyse sacro-iliaque gauche, et l'antérieure, beaucoup plus élevée, était derrière la cavité cotyloïde droite. L'action de l'utérus se soutint jusqu'à six heures du soir. La tête était alors dans l'excavation du bassin et avait franchi l'orifice. Dès ce moment les douleurs se ralentirent et les progrès cessèrent.

« Le forceps devint nécessaire, et je l'appliquai de la manière suivante.

« La branche droite entra la première devant le ligament sacro-sciatique gauche, puis l'extrémité de la cuiller chemina sur le côté du bassin, et arriva en montant par le mouvement-spiral jusque sous le muscle obturateur gauche, appliqué sur le côté droit de la tête. La branche gauche se plaça directement au-devant de la symphyse sacro-iliaque droite et sur le côté gauche de la tête.

«Les deux branches réunies avaient leur bord concave tourné en avant et à droite ; ce bord fut ramené directement en avant par un mouvement de torsion joint à l'abaissement léger des crochets, et le front se plaça ainsi derrière la symphyse pubienne. En élevant alors les crochets, je fis descendre dans la courbure sacro-périnéale l'occiput, qui bientôt franchit la commisure des grandes lèvres, en même temps que le front se renfonçait derrière les pubis. Après cela, j'ôtai l'instrument, et les efforts de la mère, aidés de mes doigts appuyés sur le haut du front, firent descendre la face sous l'arcade des pubis Après la tête les épaules sortirent, la droite en avant, et la gauche en arrière : celle-ci sortit d'abord de la vulve, le reste du tronc suivit sans difficulté. Le périnée fut un peu échancré, quoique bien soutenu : du reste, rien de fâcheux dans les suites de couches. L'enfant cria à peine extrait; il pesait sept livres, et c'était un garçon (1). »

Dans toutes les observations précédentes, pour diminuer le traumatisme de la mère, et sauvegarder dans toutes les limites du possible la vie de l'enfant, il eût fallu faire cesser la torsion du col, en ramenant l'occiput sous le pubis; dans cette dernière, au contraire, c'est par une manœuvre opposée, c'est en conservant l'occiput en arrière, en maintenant la tête dans la position favorable qu'elle occupait par rapport au tronc, que Mme Lachapelle a obtenu un succès complet pour la mère et pour l'enfant. Tout autre procédé opératoire eût été essentiellement nuisible et aurait certainement causé la mort de l'enfant. En effet, pendant le travail, le front était sous la cavité cotyloïde droite; au moment du dégagement, la face a donc dû s'incliner vers l'aine droite de la malade; et si dans cette position l'épaule droite était en avant, il est évident que les rapports de la tête et du tronc étaient normaux au début

---

(1) Mme Lachapelle, *loco citato*, page 257.

du travail, et qu'ils avaient été conservés normaux pendant toute la durée de l'opération.

On me pardonnera, en raison de l'importance du sujet, les longs développements que j'ai donnés à cette partie de mon travail. Il s'agissait pour moi de démontrer ce fait capital en obstétrique que, dans tous les cas de dystocie, l'accoucheur est fatalement en présence d'une inconnue que le plus habile ne peut pas dégager avant l'événement, et qu'il ne peut jamais apprécier que trop tard, et seulement par l'étude rétrospective du fait accompli.

Si l'on étudie attentivement toutes les observations que je viens de citer, on est amené à reconnaître l'existence d'une nouvelle cause de dystocie dont les auteurs ne tiennent presque aucun compte.

Toutes les fois qu'il existe un obstacle à la descente de la tête, si, les efforts expulsifs étant suffisants, cet obstacle n'est pas le résultat d'une disproportion entre le volume de la tête et les dimensions du bassin, ou d'une mauvaise position de la tête par rapport au bassin, on peut être presque certain qu'il est constitué par les rapports vicieux existants entre la tête et le tronc de l'enfant. Cette présomption acquiert un plus grand degré de certitude si, après de longs efforts, l'expulsion de la tête coïncide avec un de ces grands mouvements qui modifient complètement ces rapports; le doute n'est plus possible si, après la sortie de la tête, le fœtus est dans une attitude telle que la face regarde le sternum.

Cette cause de dystocie n'avait pas échappé à la pers-

picacité de Mme Lachapelle. Dans un grand nombre de
ses observations, la célèbre accoucheuse signale la différence des directions de la tête et du tronc, et elle se demande si cette différence n'a pas été une des causes de
la lenteur du travail. Cette idée est développée par elle
de la manière la plus explicite, dans les commentaires
dont elle accompagne l'observation d'un accouchement
où le dégagement du tronc avait été irrégulier.

« Cette opération fut faite devant moi par une personne
sûre ; elle n'offrait pas de difficultés bien considérables,
parce que la tête était basse et le bassin bien fait.

« J'ai déjà mentionné plusieurs fois l'irrégularité du dégagement du tronc, comme indiquant une direction différente du diamètre de la tête et de ceux du reste du
corps. Ainsi, par exemple, si après une première position l'épaule droite sort en arrière et la gauche en avant,
c'est pour moi un signe presque certain que les épaules
se sont engagées au détroit supérieur, parallèlement au
diamètre oblique de ce détroit qu'avait occupé la longueur du crâne ; le col était donc un peu tordu, car le
sternum regardait à gauche, tandis que la face regardait
à droite. Or, cette diversité de directions, je l'ai aussi
mentionnée plusieurs fois comme cause présumable de
retard dans le travail. En effet, comme elle nécessite
une certaine torsion du col, comme elle *force* la structure des parties du fœtus, il en résulte que chaque direction en est un peu altérée : dans la première position, la
face regarde un peu moins à droite, le sternum un peu
moins à gauche. En conséquence : 1° la tête s'engage

moins aisément dans l'excavation ; 2° les épaules fran-
chissent moins facilement le détroit supérieur.

« Donc c'est une cause de retard et lorsque la tête
est haute et lorsqu'elle est basse.

« Chaque fois que j'ai avancé des opinions ou proposé des idées seulement probables et non susceptibles de
démonstrations soumises aux sens, j'ai eu soin d'avertir
que je ne les donnais point pour incontestables : je réitère
ici le même avis au lecteur (1). »

Mme Lachapelle avait bien l'intuition des obstacles apportés au travail par les rapports vicieux de la tête et
du tronc ; mais elle n'avait pas la notion exacte des phénomènes qui sont la conséquence de ce fait important.
C'est ainsi que, dans les réflexions que lui suggère un
accouchement dans lequel il s'est produit un grand mouvement de rotation, elle s'étonne de l'étendue de ce
mouvement et s'exprime en ces termes :

« Cette rotation, qui, comme nous l'avons déjà vu,
est quelquefois plus considérable encore, donne un démenti formel à la théorie du mécanisme ordinaire. Comment ces plans inclinés, si aptes à conduire le front et
l'occiput dans le sacrum et dans l'arcade par un mouvement court et facile, comment peuvent-ils, dans certains
cas, occasionner un mouvement tout contraire, et un
mouvement très étendu, un mouvement toujours difficile, parce qu'il tord le col de l'enfant ? J'insiste sur cette
insuffisance de la théorie, afin d'accoutumer les élèves à

(1) Mme Lachapelle, *loco citato*, page 247.

la soumettre à la pratique, et à ne lui donner que sa valeur réelle.

« Je connais toute l'utilité d'une bonne théorie; je sais qu'elle facilite l'étude; je sais que c'est en partie sur cet avantage qu'est fondée l'ouvrage de Baudelocque; mais quand les faits se présentent avec un aspect et une réalité contradictoires à la théorie, il faut savoir abandonner cette dernière, sinon comme nuisible, au moins comme inutile et embarrassante (1). »

Comme l'observe très-judicieusement Mme Lachapelle, il n'est pas de théorie qui puisse expliquer ces grands mouvements de rotation dans lesquels l'occiput et le front parcourent la moitié de la circonférence du bassin, et on ne les expliquera jamais en admettant qu'ils coïncident avec la torsion du col, tandis qu'il est si facile de les comprendre, si l'on observe attentivement les faits, et si l'on constate qu'ils sont toujours, et qu'ils ne peuvent pas ne pas être la conséquence de la détorsion du col. En effet, lorsque les efforts de l'utérus dirigent la tête de manière à amener la torsion du col, l'effet produit est toujours excessivement lent, puisque la résistance à vaincre va toujours en augmentant dans la proportion de l'exagération de la torsion; lorsqu'au contraire ces mouvements se produisent à la fin de l'accouchement, lorsque l'obstacle qui maintenait le col en état de torsion, a été surmonté, ils se produisent avec une excessive rapidité en rapport avec la diminution de résistance qu'amène la détorsion.

---

(1) Mme Lachapelle, page 237.

L'idée de Mme Lachapelle ne devait pas de sitôt être fécondée, c'est à peine si l'on rencontre dans les auteurs une mention des obstacles que l'attitude du fœtus peut apporter à l'accouchement; il faut arriver au savant mémoire de M. Jacquemier pour trouver une étude sérieuse et approfondie de la dystocie par les épaules.

Malheureusement dans l'état actuel de la science, cette étude ne peut avoir qu'un intérêt de curiosité scientifique, elle ne peut donner lieu qu'à des spéculations théoriques, ne conduisant à aucune application pratique. Mais il n'en est plus de même si l'on se place au point de vue de la méthode des tractions soutenues dont elle permet d'apprécier toute l'importance, en montrant que l'accoucheur ignore complètement la direction qu'il doit imprimer à ses efforts, en faisant ressortir les dangers qui résultent de cette ignorance, et en prouvant qu'ils ne peuvent être conjurés qu'en laissant à la tête la liberté la plus complète de direction.

Pour établir ces avantages de la méthode des tractions soutenues, j'ai dû citer les observations les plus concluantes : celles où l'on ne pouvait agir rationnellement qu'à la condition de faire exécuter à la tête un demi-tour complet dans l'intérieur du bassin, celles où cette évolution a été facilement faite par la méthode de l'auteur.

Il est facile de comprendre que si le forceps, attaché au niveau du centre de la tête, laisse produire des mouvements de rotation aussi étendus, en vertu de l'axiome *qui plus potest, potest minus*, il agira d'une manière tout aussi efficace dans les cas de moindre difficulté. Je puis donc, en toute assurance, formuler le précepte d'exercer la traction, sans se préoccuper de la manière dont la tête a été saisie, en ayant soin par-dessus tout d'écarter les cordes pour laisser passer les parties saillantes du forceps, et de lever tous les obstacles qui pourraient s'opposer à la libre évolution de ses manches.

Ce précepte trouvera son application dans l'immense majorité des accouchements ; en décrivant le manuel opératoire de l'application de l'instrument, j'indiquerai les cas rares dans lesquels l'accoucheur doit y déroger ; mais je ne saurais terminer sans insister de nouveau sur ce point capital que ces mouvements de rotation ne peuvent être possibles et inoffensifs pour la mère qu'avec l'emploi d'un forceps rationnel, se moulant exactement à a tête, ne la dépassant pas et ne constituant pas par lui-même, un obstacle plus insurmontable que celui produit par la tête elle-même.

MANUEL OPÉRATOIRE

de l'application du forceps dans les diverses régions
du bassin et dans les diverses positions du fœtus.

EXPOSÉ

*des préceptes à suivre pour l'introduction de ses
branches.*

Au point de vue de l'introduction des branches du
forceps et de leur application sur la tête de l'enfant, le
manuel opératoire est le même pour le forceps de l'auteur que pour toutes les autres variétés d'instruments ;
les mêmes préceptes lui sont applicables, à l'exception
de ceux relatifs au décroisement des branches qui deviennent tout à fait inutiles, puisque ces branches ne
sont pas croisées, qu'elles restent toujours sur les côtés

21

du bassin et que l'on peut indistinctement commencer par la droite ou par la gauche (1).

J'aurais pu me borner à reproduire les préceptes formulés par les auteurs, pour ce temps de l'opération, mais j'ai dû reconnaître; que ces préceptes sont beaucoup trop multipliés, qu'ils surchargent la mémoire au lieu de la soulager, qu'ils reposent en général sur des subtilités scientifiques, sur des finesses de diagnostic trop peu à la portée du plus grand nombre, pour que l'accoucheur puisse en faire son profit; et pour qu'il ne s'empresse, au lit de la malade, de les déposer comme un bagage embarrassant, afin de s'inspirer de la circonstance présente, de ne demander conseil qu'à son tact et à son intelligence, en se conformant seulement aux règles les plus générales.

J'ai pensé faire une œuvre utile, en esquissant à grands traits une ligne de conduite applicable à l'immense majorité des cas, lors même que le diagnostic de la position est incertain ou qu'il fait complètement défaut. En posant ces principes généraux et d'une facile mnémothecnie, je m'inspirerai surtout de ce fait capital, que l'on ne

---

(1) Ne pouvant pas désigner les branches de mon forceps par les noms de branche à pivot et branche à mortaise, je les désigne par les noms de branche droite et branche gauche, en me conformant à l'usage adopté par le plus grand nombre des accoucheurs, d'appeler branche gauche celle qui correspond à gauche de la malade et *vice versâ*.

place pas toujours son forceps où l'on veut, et comme on le veut, mais que le plus souvent, es plus habiles eux-mêmes, sont forcés de le placer comme ils le peuvent ; car, dans un grand nombre de cas, et surtout dans les plus difficiles, on est obligé de reconnaître que l'application classique est un mythe. L'accoucheur s'agite, son forceps le mène.

APPRÉCIATION

Des régions du fœtus sur lesquelles le forceps peut être appliqué.

EXAMEN

des points de la circonférence du bassin avec lesquels il peut être mis en rapport.

Tous les accoucheurs sont unanimes pour reconnaître que le forceps doit être exclusivement appliqué sur la tête fœtale, et que ce serait seulement après la mort constatée de l'enfant, que l'on pourrait se croire auto-torisé à l'appliquer sur la partie inférieure du tronc. Cette appréciation est parfaitement exacte au point de vue du forceps croisé, mais elle cesse de l'être au point de vue du forceps de l'auteur. Certainement, si dans une présentation des fesses, on saisissait cette région avec un forceps ordinaire, les extrémités de cet instrument

qui dépasseraient les os iliaques, iraient à la rencontre
l'une de l'autre au-dessus de ces os en décrivant un arc
de cercle très-étendu et, comme on le redoute avec raison, elles contondraient violemment le foie, et tous les
organes renfermés dans la cavité abdominale. Avec le
forceps de l'auteur au contraire, la principale pression
s'exerçant sur les points correspondant à la partie
moyenne des cuillers, cette pression étant nulle à leur
extrémité, c'est la région trochantérienne seule qui sera
comprimée, l'extrémité de l'ovoïde fœtal sera allongée
et réduite, conformément aux principes que nous avons
exposés en étudiant la réduction de la tête.

L'expérience est venue pleinement confirmer ces prévisions théoriques. J'ai eu deux fois à appliquer le forceps sur le siége de l'enfant présentant cette région au
détroit-supérieur ; l'application a été des plus simples et
des plus inoffensives, l'enfant n'en a nullement souffert,
et, en recherchant les traces de l'instrument, on constatait que les cuillers avaient été assez fortement imprimées
sur la région trochantérienne et sur la partie supérieure
des cuisses, mais que la pression avait été complètement
nulle sur les points correspondant à l'extrémité des
cuillers.

Cette manœuvre est d'une extrême simplicité, et elle
expose beaucoup moins aux fractures du fémur qui se
produisent avec tant de facilité, lorsqu'on tire sur le
pli de l'aine avec un lac, un crochet ou même avec
l'extrémité du doigt.

De l'application du forceps sur la tête.

Dans l'immense majorité des cas le forceps est appliqué sur la tête du fœtus, et l'accoucheur se trouve en présence de ce double problème : Sur quelle région de la tête fera-t-il son application ? avec quels points de la circonférence du bassin son instrument sera-t-il en contact ?

Un certain nombre d'auteurs ne considèrent comme régulières que les applications dans lesquelles la tête est saisie dans le sens de son diamètre bi-pariétal ; et malgré la réaction qui se fait de nos jours contre cette appréciation, il en est beaucoup encore qui n'acceptent que comme un pis-aller, tous les autres modes de préhension. Il y aurait une explication toute naturelle de cette préférence pour les applications bi-pariétales, c'est que le forceps étant un instrument composé de deux moitiés symétriques, il ne. paraît destiné qu'à s'appliquer sur des régions symétriques du fœtus, et cependant ce n'est pas sur elle que repose le précepte ; il est plutôt fondé sur les craintes que font naître les défauts du forceps croisé.

Il est évident que les cuillers rigides et inflexibles du forceps ordinaire ne peuvent s'appliquer exactement que sur des organes d'une forme et d'une dimension données, pour la préhension desquels ils ont été construits ; et ce n'est pas sans raison que, dans les applications obliques ou transversales, on redoute le glissement de l'instrument, si les branches sont longues et peu courbées à leur extrémité, ou leur action agressive sur le fœtus si elles sont courtes et représentent une ellipse à courbure fortement prononcée.

Il n'en est pas de même, je le répète, avec le forceps de l'auteur ; ses branches longues, flexibles, à courbure sur le plat peu accentuée s'appliquent et se moulent exactement sur toutes les parties de la tête, et au point de vue de la solidité de la prise et de l'innocuité pour le fœtus, une application diagonale, d'une bosse frontale à la bosse occipitale opposée, est tout aussi irréprochable que l'application la plus classique sur les régions latérales de la tête.

Il pourrait donc paraître rationnel lorsqu'on se sert du forceps croisé de faire tous ses efforts pour appliquer ses cuillers sur le diamètre bi-pariétal ; et cependant, dans un grand nombre de cas, ce précepte est dangereux et par-dessus tout irréalisable. En effet, si le forceps est symétrique et si, par rapport à l'enfant, il doit, autant que possible, s'appliquer sur des régions symétriques de la tête, il est symétrique aussi par rapport au bassin de la mère, auquel il ne doit correspondre que dans des régions autant que possible symétriques. Et d'ailleurs il faut bien observer que si les deux moitiés du forceps sont symétriques par leur courbure sur le plat, elles ne le sont plus par leur courbure sur champ, et que ces deux moitiés réunies formeront un tout essentiellement asymétrique sur ses bords, qui présentent une courbure à concavité antérieure et à convexité postérieure, laquelle ne saurait logiquement correspondre qu'à la courbure analogue du bassin, courbure qui a servi de modèle à Smellie et à Levret pour apporter au forceps la modification qui a immortalisé leur nom.

On a déjà compris que par rapport au bassin, plus l'on s'écartera de l'application bi-latérale, plus la face externe des cuillers se trouvera en rapport avec des parties dissemblables, moins la courbure sur champ du forceps coïncidera avec la courbure analogue de cette cavité. Or, comme la tête peut être dans les rapports les plus variés avec les différents points de la circonférence du bassin, il en résulterait que, dans certains cas, pour la saisir dans le sens de son diamètre bi-pariétal, non-seulement la face externe des cuillers devrait être en rapport en avant et en arrière avec deux régions du bassin essentiellement dissemblables, mais que de plus la courbure sur champ du forceps au lieu d'être dans la direction de la courbure analogue de cette cavité, la croiserait à angle droit.

Il résulte de ces considérations que la tête ne peut être saisie dans le sens de son diamètre bi-pariétal, qu'autant que ces régions ne s'éloignent pas trop des régions latérales du bassin, et que, dans certains cas elle peut être avec cette cavité dans des rapports tels, que cette application soit absolument impossible. C'est ce qui arrive lorsque la tête est engagée en position transversale dans le détroit supérieur.

Sans rappeler ici l'irritante polémique d'Herbiniaux et de Baudelocque, ni les puissants arguments invoqués par Mme Lachapelle, Cazeaux, Chailly, etc., pour établir l'impossibilité de cette application, il suffit de jeter un coup d'œil sur la planche 11e de l'ouvrage de Baudelocque, pour se convaincre que le savant accoucheur a poussé le fanatisme de sa méthode, jusqu'à créer un bassin de fantaisie, pour montrer comment la tête, engagée transversalement dans le détroit supérieur, doit être saisie par le forceps dans le sens de son diamètre bi-pariétal. Il en fait du reste l'aveu le plus comp'et dans l'explication qu'il donne de cette onzième planche, il expose que : « La tête de l'enfant y est située de manière que l'occiput répond au côté gauche du détroit et le front au côté droit ; l'oreille droite étant au-dessus du pubis et l'oreille gauche au-dessus du sacrum. On la voit, dit-il, embrassée par les branches du forceps comme nous l'avons prescrit aux § 1806 et suivants jusqu'au § 1809 inclusivement. » Puis il ajoute dans une note : « Nous prévenons que les dimensions de la figure n'ont pas été réduites avec exactitude à la moitié de leur grandeur naturelle ; ce qui ne saurait être d'une grande importance, notre intention n'étant pas de prouver au moyen de cette figure la possibilité du manuel que nous décrivons, mais d'y jeter quelque jour (1). »

Si l'on rend au bassin sa forme véritable, si l'on augmente la saillie de l'angle sacro-vertébral, si l'on donne au sacrum sa courbure normale, si l'on allonge le coccyx et le périnée, si l'on donne à l'utérus son obliquité ordinaire, l'impossibilité de l'application, avouée

---

(1) Baudelocque. *L'Art des accouchements*, page 677.

par Baudelocque lui-même, ressortira jusqu'à la dernière évidence. Mais, en supposant qu'avec beaucoup d'adresse, et grâce à des dispositions exceptionnellement favorables, cette première difficulté ait pu être vaincue, on n'aura jamais pu saisir la tête assez avant pour l'embrasser exactement, l'extrémité des cuillers ira porter sur un diamètre considérable, et c'est en vain que Baudelocque prétendra que ces cuillers enveloppent la tête sans en augmenter le volume; il suffit d'un coup d'œil et d'un coup de compas, pour vérifier l'exactitude de l'objection d'Herbiniaux, et se convaincre qu'il soutenait avec raison qu'un forceps (celui dont il parle avait une courbure très-modérée) qui, fermé présente quatre lignes d'écartement à ses extrémités, et deux pouces huit lignes à la partie la plus renflée de l'ellipse, devra présenter à cette même partie un écartement beaucoup plus considérable que le diamètre bi-pariétal lui-même, lorsque les extrémités des cuillers auront dû s'écarter pour embrasser l'un des diamètres bi-temporaux, bi-malaires ou bi-zigomatiques. C'est en vain que Baudelocque cherche à échapper à l'étreinte de la logique; quelle que soit la violence de son langage, l'application, dans ce cas, n'est possible qu'avec la figure de fantaisie qu'il a été obligé de faire exécuter, à l'appui des préceptes par lui formulés. L'expérience, d'ailleurs, vient si bien confirmer la théorie que, dans une observation de Mme Lachapelle, grâce à la petitesse exceptionnelle de la tête, et à un commencement de putréfaction, l'application avait pu être faite entre le sacrum et le pubis, sur les régions pariétales; et cependant le renflement du forceps rendit inutiles tous les efforts de traction; l'instrument dut être désarticulé et appliqué sur les côtés du bassin, et l'extraction se fit avec la plus grande facilité (1).

Toutefois, cette difficulté d'appliquer le forceps, et de l'appliquer exactement, pourrait être facilement levée par l'emploi du forceps courbé sur le plat d'Uytterrhoven et de Baumès de Lyon, forceps qui, d'après M. Joulin, aurait déjà été inventé par Smellie. Mais, même avec cet instrument, je n'hésite pas à proscrire comme irrationnelle et dangereuse l'idée d'aller saisir avec un forceps une tête placée en position transversale au détroit supérieur.

Lorsque la tête ne peut descendre qu'en exécutant un long mouvement de spirale dans une cavité étroite, tapissée par des organes d'une excessive délicatesse, est-il rationnel de la faire tourner dans cette cavité en la doublant d'un instrument rigide, qui peut la déborder par des saillies plus ou moins considérables et qui, livré à tous les hasards de l'imprévu, ne saurait être guidé ni par l'œil, ni par l'intelligence de l'opérateur ? Ne serait-il pas de beaucoup préférable de la saisir avec un peu moins de stabilité, et de lui permettre d'exécuter, sinon la totalité, au moins une grande partie de son mouvement de rotation dans l'intérieur des cuillers du forceps, qui conserverait ainsi ses rapports normaux avec le bassin, ou qui du moins ne les perdrait que beaucoup plus bas et dans une partie du bassin, où il trouve assez d'espace pour s'y mouvoir en liberté ?

En second lieu, en saisissant la tête dans le sens de son

---

(1) Mme Lachapelle, page 275.

diamètre bi-pariétal, non-seulement le forceps n'amènera pas cette flexion de la tête sur le col que l'on obtient dans les applications transversales, et à laquelle Velpeau attachait une si grande importance, mais encore il la fera descendre d'une manière irrationnelle, et tout à fait opposée aux lois qui président à l'engagement et à la progression de ce corps dans le détroit supérieur.

C'est une grave erreur de comparer le passage de la tête au détroit supérieur à celui qui s'effectue à travers le détroit inférieur. Dans ce dernier cas la progression se fait d'une manière égale à droite et à gauche, les côtés de la tête sont également pressés par chacune des parois de ce détroit, les parties symétriques de l'enfant sont en rapport avec des parties symétriques de la mère, la progression se fait également à droite et à gauche ; il ne peut y avoir aucun inconvénient, et il y a même un immense avantage, à interposer entre ces organes un corps également symétrique, régulier et construit pour cette destination spéciale.

Il s'en faut de beaucoup qu'il en soit de même au détroit supérieur, où nous trouvons entre la paroi postérieure et la paroi antérieure des différences radicales, différences d'étendue, de forme, de construction anatomique, de voisinage, etc. En arrière la paroi osseuse du bassin commence beaucoup plus haut et finit beaucoup plus bas que la paroi antérieure ; elle est donc beaucoup plus longue, et par conséquent la tête devra parcourir dans ce sens un trajet bien plus grand que dans le sens opposé ; cette différence est encore augmentée par l'obliquité antérieure de l'utérus, d'où il résulte que la tête s'engage très facilement en avant, tandis que, dans les cas de rétrécissement du bassin, cet engagement ne se produit en arrière que par la rotation du pariétal postérieur, et par sa dépression contre l'angle sacro-vertébral qui se présente à lui et l'attend, comme l'outil du tourneur attend la pièce dans laquelle il veut produire une dépression circulaire plus ou moins marquée. Pendant ce mouvement le pariétal antérieur est presque immobile et il sert de centre à ce mouvement de pivot.

Quant aux différences de forme, elles ne sont pas moins tranchées : en arrière nous trouvons l'angle sacro-vertébral, c'est-à-dire une surface convexe, une masse osseuse, dure, solide, compacte et remplissant parfaitement bien les fonctions d'un agent de dépression ; en avant, au contraire, nous trouvons une paroi concave répondant à la convexité de la tête, mais non d'une manière assez exacte pour que ce vide soit entièrement rempli. La courbure du pubis étant engendrée par un rayon beaucoup moins grand que celui qui forme la convexité de la tête, un espace se trouve providentiellement ménagé entre ces parties pour soustraire à une pression trop considérable les organes les plus délicats, l'urèthre et la vessie.

Il résulte de cette disposition que, dans ce mouvement de rotation de la tête l'angle, sacro-vertébral pénètre dans la région pariétale postérieure, tandis qu'en avant la convexité du pariétal antérieur, au lieu d'être diminuée, est au contraire exagérée par son accommodation à la concavité du pubis.

Il suffit d'examiner une tête après un accouchement un peu laborieux pour se convaincre que les choses se sont ainsi passées, et apprécier tout ce qu'il peut y avoir d'imprévoyance et de danger à l'envelopper d'une armature en fer placée entre elle et les parois du bassin, armature qui empêche l'angle sacro-vertébral d'y produire la dépression, conséquence de sa forme, et qui empêche en même temps là tête de profiter du vide qu'elle rencontre en avant.

A tous ces points de vue il est heureux que le forceps courbé sur le plat ne soit pas entré dans la science, il l'est bien plus encore, que l'accoucheur rencontre dans la forme et dans les conditions anatomiques du bassin, des difficultés assez grandes pour rendre tout à fait impraticable l'application du forceps ordinaire, interposé entre la tête et le diamètre sacro-pubien.

Je sais très-bien que ce précepte s'annule de lui-même par l'impossibilité de le mettre en pratique, et qu'il est aujourd'hui complètement abandonné; mais il subsiste encore dans toute sa force, lorsque le diamètre bi-pariétal n'est pas exactement en rapport avec le diamètre sacro-pubien, et qu'il correspond à l'un des diamètres obliques du détroit supérieur. Dans ce cas, l'application bi-pariétale n'est pas absolument impossible, mais on rencontre, pour la réaliser, des difficultés telles que le conseil de la tenter est passible des mêmes reproches, et de quelques autres encore, que suscite cette apparente possibilité de l'application. En effet, avec un diagnostic exactement établi, avec beaucoup de tact et d'adresse, un accoucheur habile parvient assez facilement à placer chacune des branches de son forceps sur les côtés de la tête, mais au moment où il articule, l'instrument se déplace brusquement, et il se trouve en rapport avec les côtés du bassin ; démontrant ainsi de la manière la plus évidente que l'application doit être faite bien plutôt par rapport au bassin que par rapport à la tête.

On ne saurait contester que ce déplacement violent ne soit, dans de certaines limites, préjudiciable à la malade qui, après avoir subi les tâtonnements inévitables auxquels l'accoucheur a dû se livrer pour réaliser une application irréalisable, doit encore supporter toutes les conséquences des frottements violents que déterminent les cuillers du forceps, en se portant brusquement d'un point de la circonférence du bassin, à un autre point plus ou moins éloigné.

Un grand nombre d'accoucheurs, frappés des obstacles que l'on rencontre pour embrasser exactement le diamè-bi-pariétal de la tête, ont formulé un précepte tout à fait opposé, et conseillent de ne se préoccuper en rien de la tête du fœtus, et de placer d'emblée les cuillers du forceps sur les côtés du bassin. Cette pratique, à laquelle se rallie l'immense majorité des accoucheurs modernes, a reçu le nom de méthode allemande, désignation essentiellement vicieuse, puisqu'elle a été conseillée et exécutée en France bien longtemps avant que les Allemands ne l'aient formulée. C'était évidemment à des partisans anticipés de la méthode allemande que s'adressaient les reproches formulés par Baudelocque, Gardien, Capuron, Mme Lachapelle, etc., contre tous ceux qui croyaient pouvoir appliquer le forceps sur les côtés du bassin, quelle que soit la position de la tête.

Ce précepte est certainement beaucoup plus simple, et dans l'immense majorité des cas, il est beaucoup plus facilement réalisable que le précepte opposé, et cependant il n'est pas toujours rationnel, puisqu'il est dans certaines circonstances absolument impraticable ; je crois donc qu'il doit être remplacé par une règle beaucoup plus générale, et que l'on approchera bien plus de la vérité en disant, que les cuillers du forceps doivent être dirigés vers les points du bassin où l'on trouve le plus de place pour les loger. En se conformant à ce précepte, on arrivera à cette conséquence pratique que, lorsqu'il s'agira d'application au détroit supérieur, le forceps sera presque constamment appliqué sur les côtés du bassin, et que, très-souvent au contraire, il devra être placé dans une position oblique, lorsque l'application sera faite au détroit inférieur ou dans l'excavation. Nous n'aurons par conséquent à formuler qu'un nombre très-restreint de préceptes pour répondre à toutes les indications qui résultent des différentes positions de la tête.

INDICATIONS

des circonstances qui exigent l'application du
forceps.

RÈGLES GÉNÉRALES

à suivre pour toutes les applications.

Il est certains accidents qui nécessitent une intervention rapide de l'accoucheur. C'est en se hâtant d'appliquer le forceps que l'on peut sauver l'enfant, dans les
procidences irréductibles du cordon, que l'on peut sauvegarder à la fois deux existences, dans les cas d'éclamp-
sie, d'hémorrhagie résultant de l'insertion vicieuse du
placenta ou de son décollement prématuré.

En dehors de ces cas, je ne suivrai pas les auteurs
dans leurs recherches sur les indications de l'application
du forceps; le plus souvent ils poursuivent la solution
d'un problème dont une des données leur échappe complètement. En effet, s'ils peuvent apprécier plus ou

moins approximativement les dimensions du bassin, ils ignorent complètement le volume de la tête, et, le plus souvent, la cause de la dystocie ne se révèle qu'après l'événement.

Je me bornerai donc à dire que l'emploi du forceps est indiqué toutes les fois qu'il existe un obstacle à la progression de la tête ; que cet obstacle soit créé par le volume de la tête elle-même, par un rétrécissement du bassin, par une attitude vicieuse du fœtus ou par l'insuffisance des forces utérines. L'indication deviendra d'autant plus pressante que la malade sera plus épuisée, que la tête aura déjà subi une compression plus prolongée, et que la vie de l'enfant sera plus compromise, comme elle l'est généralement après trois ou quatre heures de douleurs expulsives énergiques.

Je n'essaierai pas de préciser quelles limites doit atteindre le rétrécissement du bassin pour que l'accoucheur croie devoir s'abstenir d'appliquer le forceps ; j'estime que l'on ne doit s'arrêter que devant l'impossibilité d'introduire les branches et d'opérer la préhension de la tête. C'est l'application elle-même qui doit résoudre le problème et montrer si la filière du bassin peut ou ne peut pas être franchie. En obtenant, par la méthode des tractions soutenues, la notion exacte de la force employée, on est toujours sûr de s'arrêter à temps, avant que l'intervention de l'art ait pu devenir nuisible.

En conséquence, je ne demanderai pour l'application du forceps que deux conditions que je considère comme tout à fait indispensables : 1° le col doit être dilaté ou dilatable; 2° dans les cas d'application au détroit supérieur, l'expectation doit avoir été assez prolongée pour donner, autant que possible, à la tête, le temps de se fixer.

Soins préliminaires.

APPLICATIONS

au détroit inférieur et dans l'excavation.

En général, lorsque l'on a décidé une application de forceps, la patiente est toute disposée à l'accepter ; car depuis longtemps déjà elle réclame à grands cris qu'on la délivre par tous les moyens possibles. Si elle oppose quelque résistance, l'accoucheur devra user de toute son influence, et employer pour la décider, tous les arguments qui lui seront suggérés par son tact, par la connaissance qu'il doit avoir du caractère, de l'intelligence, de la position sociale de sa malade. Il pourra, s'il le juge convenable, lui montrer l'instrument, en faire ressortir l'innocuité. Pour moi, il est un argument qui ne m'a jamais fait défaut ; j'ai toujours vu les malades complètement rassurées, cesser toute résistance, lorsqu'après leur avoir montré la vis et la manivelle du tracteur, je leur expliquais que le forceps ne servait qu'à saisir la tête de l'enfant, et qu'on la tirait ensuite, avec la plus extrême douceur, à l'aide de cette manivelle et par l'intermédiaire des petits cordons attachés au forceps.

Dans tous les cas, avant de pressentir la malade, on devra toujours avoir le forceps sous la main, et avoir tout disposé à l'avance pour, qu'après avoir enlevé son consentement, on profite immédiatement de ses bonnes dispositions, en lui épargnant les anxiétés de l'attente.

A moins que la tête ne soit tout à fait à la vulve, et que l'accoucheur ait la certitude absolue qu'il n'a de résistance à vaincre que celle qui résulte de la rigidité des parties molles, il doit toujours s'attendre à quelque difficulté imprévue, et la malade doit être placée en conséquence. On lui donnera donc la position que j'ai indiquée plus haut en parlant de la traction. Elle sera mise au bord d'un lit élevé, et à son défaut, sur un meuble solide, une table, une commode, etc. On se dispensera de faire monter sur le lit un aide chargé de la retenir, et de résister aux efforts de traction ; on supprime ainsi non-seulement un embarras, mais encore une des conditions qui inspirent le plus d'effroi à la patiente et à son entourage.

Tout étant ainsi disposé, l'appareil étant tout préparé et soustrait autant que possible aux regards de la malade, en ayant soin d'éviter d'en heurter les différentes parties les unes contre les autres, on procèdera à l'application du forceps, dont les branches auront été légèrement chauffées et enduites d'un corps gras.

Si la tête est au détroit inférieur ou dans l'excavation, il peut se présenter trois cas : 1° la suture sagittale est dans la direction du diamètre antéro-postérieur du bassin ; 2° elle est dans la direction de l'un des diamètres obliques ; 3° enfin, la tête est dans une position complètement transversale, et la suture sagittale est dans la direction du diamètre bi-latéral. Examinons quelle doit être la conduite de l'accoucheur dans ces différentes circonstances.

APPLICATION

au détroit inférieur ou dans l'excavation, lorsque la suture sagittale est dans la direction du diamètre antéropostérieur du bassin.

Ce cas est le plus simple qui puisse se présenter ; l'application des cuillers doit être normale par rapport à la tête et par rapport au bassin, sur les côtés duquel elles doivent être placées. Malgré cette excessive simplicité, il est des précautions dont on ne doit jamais se départir. Dans aucun cas, et sous aucun prétexte, les branches ne devront être introduites sans l'interposition d'un ou de plusieurs doigts entre la tête et l'utérus. L'accoucheur ne doit jamais oublier que souvent le col est excessivement aminci, et qu'il est appliqué si exactement sur le contour de la tête, que l'on ne sent cette dernière qu'à travers son épaisseur, et qu'il est alors excessivement facile d'égarer la cuiller de son forceps dans le cul-de-sac utérovaginal qui, dans ces conditions, se trouve dans un état de tension extrême, et peut être perforé avec la plus grande facilité. J'ai été une fois témoin de ce fâcheux accident, et si l'on pouvait reprocher au confrère qui en était l'auteur, de ne pas avoir convenablement fait la place de son forceps, on ne pouvait l'accuser d'avoir agi avec trop de violence ; la force avec laquelle il poussait la branche ne m'a pas paru être plus considérable que celle que l'on emploie dans les applications ordinaires.

Dans la position que nous venons de décrire, les branches du forceps étant toutes deux dans des conditions parfaitement identiques, il est tout à fait indifférent de commencer par la branche droite ou par la branche gauche, on pourra donc se conformer à l'usage habituellement reçu de placer la branche gauche la première.

Quelques auteurs font d'une application de forceps un véritable tour de prestidigitation, ils introduisent une des branches dans un point du bassin opposé à celui où i's ont l'intention de la placer ; c'est ainsi que Levret, introduisait la branche gauche à droite, la concavité de sa courbure sur champ dirigée en bas, et lui faisait parcourir en arrière, la moitié de la circonférence du bassin pour la porter à gauche au point où elle devait être définitivement placée ; d'autres ont conseillé d'appliquer le forceps sur une seule main, placée en arrière, et devant suffire pour diriger une des branches à droite et l'autre à gauche. Tous ces procédés peuvent être très-brillants, mais ils ont le grave inconvénient de ne pouvoir être appliqués d'une manière générale, et le plus souvent il faut y renoncer pour peu que le cas présente quelque sérieuse difficulté.

Je pense donc que chacune des branches doit être portée d'emblée sur le point du bassin où elle doit être placée. En conséquence, dans le cas qui nous occupe, quelques doigts de la main droite s'interposeront à gauche
pour le placement de la branche gauche. Cette dernière
étant saisie, près de son extrémité manuelle, par la main
gauche, l'accoucheur dirigera l'extrémité des cuillers
dans le vide ménagé par l'interposition de ses doigts;
puis les crochets de l'instrument, qui dans le principe
étaient dirigés en haut et vers l'aine opposée de la malade, seront progressivement abaissés et dirigés vers la
ligne médiane, par un double mouvement qui accom-
modera la face concave de la courbure sur plat, avec la
surface convexe de la tête, et dirigera la courbure sur
champ dans le sens de la courbure du bassin. Il est bien
entendu que les branches devront être poussées doucement, sans violence et par un prudent tâtonnement. On
aura eu soin d'écarter légèrement de la tête, les extrémités des cuillers, lorsque l'on aura supposé qu'elles étaient
arrêtées par un repli du cuir chevelu; on les aura au contraire rapprochées lorsque l'obstacle aura paru créé par
un repli du vagin.

La première branche sera ainsi introduite avec la plus
grande facilité, on la confiera alors à un aide, et l'on
procédera à l'introduction de la seconde par un procédé absolument analogue; puis l'articulation se fera,
et l'on opérera le rapprochement des branches par les
procédés indiqués plus haut, lorsque j'ai décrit les an-
nexes du forceps de l'auteur, son mode d'articulation, et
l'anneau coulant destiné à produire la pression plus ou

moins forte de la tête. L'application ainsi terminée, on exercera quelques légères tractions pour s'assurer qu'aucune des parties molles de la mère n'a été pincée par les cuillers ; l'on reliera alors le forceps à l'appareil de traction que l'on fera fonctionner, comme je l'ai indiqué en traitant de la traction soutenue.

APPLICATION

Lorsqu'au détroit inférieur ou dans l'excavation, la suture sagittale est dans la direction de l'un des diamètres obliques du bassin. — Choix des branches.

La plupart des auteurs enseignent que, dans les applications de forceps au détroit inférieur, ou dans l'excavation, la concavité de la courbure sur champ doit toujours être tournée du côté de la tête, qui doit être ramené sous le pubis. Les partisans exagérés de la méthode allemande recommandent, au contraire, de toujours placer les branches sur les côtés du bassin. Je ne saurais adopter le premier précepte, puisque je ne sais, ni ne veux savoir, quelle est la partie de la tête qui doit être ramenée vers le pubis ; quant au second, il n'est pas plus acceptable, par la raison bien simple qu'il n'y pas, sur les côtés du bassin, de la place pour loger le forceps ; cette place n'existe qu'en arrière, vers le ligament sacro-sciatique, et en avant, au-dessous du trou ovalaire, du côté opposé. C'est dans ces deux points que les branches du forceps doivent être dirigées.

L'opérateur n'a donc à se préoccuper que de la direction de la suture sagittale. Si elle est oblique de haut en bas et de gauche à droite, c'est-à-dire s'il s'agit d'une occipito-cotyloïdienne gauche, ou d'une occipito-iliaque droite, c'est la branche gauche qui devra être placée en arrière, et la branche droite en avant. Ce sera le contraire, lorsque la suture sagittale sera oblique de haut en bas et de droite à gauche, c'est-à-dire, lorsqu'il s'agira d'une occipito-cotyloïdienne droite, ou d'une occipito-iliaque gauche.

Pour réaliser l'application du forceps comme je viens de l'indiquer, le choix de la branche qui doit être introduite la première, n'est pas indifférent; si quelques auteurs recommandent de commencer toujours par introduire la branche gauche, le plus grand nombre, au contraire, est d'accord pour donner le conseil d'introduire en premier lieu la branche qui doit être placée en avant et en haut. Ce précepte me paraît tout à fait rationnel, d'autant plus qu'il est bon nombre d'applications de forceps qui seraient impraticables en suivant la pratique inverse.

M. Joulin est un des rares accoucheurs qui conseillent de commencer toujours par l'introduction de la branche postérieure ; il s'élève avec force contre l'idée de faire subir à cette règle aucune exception, et blâme impitoyablement tous ceux qui professent, qu'il est souvent utile de commencer par la branche antérieure. « Je ne comprends guère, dit-il, que l'on embarrasse la pratique de ces allégations dénuées de preuves, qui sèment le doute au lieu d'éclairer (1). »

A mon tour, j'ai eu peine à comprendre ce qui a pu conduire M. Joulin à se mettre ainsi, sans aucune preuve à l'appui, en opposition avec l'opinion généralement admise ; cependant j'ai fini par apprécier les causes de cette divergence, et il me paraît certain qu'elle ne peut être imputée qu'au procédé que laisse deviner l'argumentation de M. Joulin, procédé qu'il suivrait sans doute pour appliquer la branche antérieure la première.

« Lorsqu'on applique la branche postérieure la première, on peut, dit-il, reporter son manche assez en arrière pour qu'il ne gêne pas l'introduction de l'autre. Lorsqu'au contraire on applique d'abord la branche antérieure, son manche nécessairement abaissé masque la vulve et gêne tellement l'introduction de la seconde qu'elle peut être impossible (2). »

Il résulte de cette argumentation que, pour placer la branche antérieure sous le trou ovalaire, M. Joulin suivrait les mêmes errements que pour placer la branche postérieure. Le manche, dit-il, est nécessairement abaissé et il masque la vulve ; il est évident que, pour masquer la vulve, il faut qu'il ait été non-seulement abaissé mais porté vers la cuisse opposée de la malade, comme on

(1) Joulin. *Traité complet d'accouchements*, page 1034.
(2) Joulin, *loco citato*.

le voit dans l'excellente figure intercallée dans le texte de son livre. Or, si l'on suit, par la pensée, une branche de forceps dont l'extrémité de la cuiller correspond au trou ovalaire d'un côté, et le manche, à la cuisse du côté opposé, on voit que, loin d'embrasser la tête, la cuiller passe au-dessous d'elle, et croise diagonalement la courbure du sacrum ; et alors, comme le dit très-judicieusement M. Joulin, l'application de la seconde branche est rendue tout à fait impossible. Seulement, pour rendre cette application non-seulement possible mais même excessivement facile, il suffit de changer le procédé. D'abord, le manche de la première branche est-il *nécessairement* abaissé ? On peut, à bon droit, s'étonner de voir la nécessité de cet abaissement formulée par M. Joulin qui, quelques lignes plus loin, en exprime en si bons termes les conséquences ; lorsqu'il dit : « Une fois la première branche introduite, il ne faut pas craindre d'abaisser son manche vers la commissure postérieure de la vulve pour débarrasser le passage ; l'extrémité de la cuiller bascule en haut vers le pubis et n'est plus à sa place ; mais lorsque la seconde branche est appliquée, et avant de procéder à l'articulation, on la ramène à sa direction normale ; tout cela avec ménagement et sans efforts (1). »

Si la branche postérieure n'est plus à sa place, lorsque l'on abaisse fortement son manche vers la commissure postérieure de la vulve, il est facile de prévoir ce qui doit se passer lorsque cet abaissement se produit sur

---

(1) Joulin, *loco citato.*

une branche occupant un point du segment antérieur de la circonférence du bassin. Avant tout donc, l'accoucheur évitera d'abaisser cette branche, il considèrera qu'elle n'est pas seulement antérieure, mais qu'elle est aussi, supérieure par rapport à la branche postérieure ; il la laissera au-dessus d'elle, dans la position qui lui est naturellement assignée par la disposition des parties, et en manœuvrant au-dessous de son manche, il réalisera, sans aucune difficulté, l'application de la seconde branche ; il se sera ainsi conformé au précepte, éminemment rationnel, de commencer par l'introduction de la branche la plus difficile.

M. Joulin trouve ce précepte aussi puéril qu'étranger à la saine pratique ; il se plaint que les auteurs aient laissé entrevoir des difficultés imaginaires, sans préciser de quelle nature sont ces difficultés (1). Cependant, tous ont plus ou moins explicitement constaté qu'il y a moins de place en avant qu'en arrière, et que cette place est encore diminuée par l'introduction de la branche postérieure. Cette explication me paraît tout à fait satisfaisante, mais il en est une autre beaucoup plus irrécusable : c'est celle qui est fournie par la pratique. Pour peu que l'on ait fait un certain nombre d'applications de forceps, on a pu facilement constater que, dans certains cas, il est absolument impossible d'introduire la seconde branche, et que cette application se fait au contraire avec la plus grande facilité, lorsque l'on a retiré la branche postérieure pour commencer par l'antérieure.

---

(1) Joulin, *loco citato*.

C'est là un fait sur lequel tous les accoucheurs sont parfaitement d'accord.

Tous les auteurs ont commis la même faute que M. Joulin, et n'ont pas compris que la branche antérieure, introduite la première, ne devait pas être abaissée ; tous, par conséquent, ont reconnu la nécessité du décroisement des branches, lorsque la branche droite a été introduite la première ; c'est ce qui explique comment un certain nombre d'entre eux trouvent qu'il est difficile d'introduire la seconde branche au-dessous de la première.

Le professeur Stoltz est le seul qui ait apprécié les inconvénients de cet abaissement, et les difficultés qui en sont la conséquence.

M. le professeur Aubenas expose en ces termes la pratique du savant professeur de Strasbourg :

« Presque tous les auteurs admettent qu'il est très-difficile d'introduire la seconde branche au-dessous de la première ; c'est pour cette raison que beaucoup d'entre eux prescrivent d'appliquer le plus souvent, ou même toujours, *la branche gauche la première*, parce qu'elle occupera sa position naturelle une fois qu'on aura placé au-dessous d'elle la branche droite. C'est cette opinion qui donne lieu à la nécessité du décroisement des branches, quand, après avoir placé d'abord, par exception, la branche droite, on s'est cru obligé d'introduire la branche gauche au-dessous d'elle (1). Stoltz est d'un

_____

(1) Le professeur Aubenas exprime ici une opinion personnelle en avançant que, presque tous les auteurs prescrivent d'appliquer la branche gauche la première. Quelques lignes plus haut,

avis diamétralement opposé ; il affirme qu'il est toujours facile de soulever la première branche, et de glisser la seconde au-dessous d'elle, et que cette manœuvre s'exé-cute plus aisément que celle qui est généralement usitée. *Quelle que soit la position de la tête, il applique d'abord la branche droite* (la fréquence des occipito-cotyloïdiennes gauches et des occipito-iliaques droits explique cette pré-férence), puis il relève le manche qui a été plus ou moins abaissé, en attirant légèrement la cuiller, et introduit au-dessous, où il existe toujours plus d'espace, la bran-che gauche. Celle-ci amenée au point qu'elle doit occu-per, il saisit de la main droite le manche de la branche droite et l'abaisse vers celui de la branche gauche en faisant de nouveau pénétrer plus profondément la cuiller droite (1). »

Je suis heureux de me rencontrer si bien avec mon illustre maître, dans une question aussi importante. Je me bornerai à une simple observation : la manœuvre re-commandée par M. Stoltz est beaucoup plus facile avec le forceps de l'auteur qu'avec le forceps croisé. Par la rectitude et le parallélisme de ses branches, la branche antérieure est, dans toute sa longueur, supérieure à la

---

Nœgelé et Grenser disent formellement que, lorsque le forceps doit être appliqué dans un diamètre oblique, *il est de règle* d'in-troduire d'abord la branche dont l'application rencontrera les plus grandes difficultés. C'est habituellement celle qui doit se trouver placée en avant, parce que le bassin est moins spacieux dans cette direction.

(1) Nœgelé et Grenser. *Traité pratique de l'art des accouche-ments*, note du docteur Aubenas, page 279.

branche postérieure, ce qui permet d'élever son manche sans difficulté, tandis qu'avec le forceps croisé, la
cuiller seule est supérieure à la branche postérieure;
en deçà de l'articulation, son manche passe au-dessous
d'elle et lui devient inférieur, d'où résulte, un certain degré d'abaissement rendu obligatoire par la forme de
l'instrument.

J'ai longuement insisté sur la nécessité de ne pas appliquer le forceps sur les côtés du bassin, dans tous les
cas où la suture sagittale est placée dans la direction de
l'un des diamètres obliques de cette cavité; mais ce précepte n'est pas formulé dans le but de saisir la tête dans
le sens de son diamètre bi-pariétal, il a surtout pour
objet de permettre de réaliser une prise solide; ce qu'il
serait très-difficile d'obtenir en poursuivant une simple
application bi-latérale. En effet, malgré tous les efforts
de l'accoucheur, une des branches se placerait d'elle-
même et fatalement en arrière; et si la seconde n'était
pas dirigée en avant, elle se logerait aussi dans l'aire
postérieure du bassin, et l'on ne saisirait qu'un petit segment de la circonférence de la tête qui, aussitôt que l'on
rapprocherait les cuillers, s'échapperait perpendiculairement à l'axe longitudinal de l'instrument. C'est là
l'écueil contre lequel viennent, le plus souvent, échouer
les accoucheurs inexpérimentés.

354

APPLICATION

au détroit inférieur et dans l'excavation, lorsque la suture sagittale est transversale.

Lorsque la suture sagittale est dirigée dans le sens du diamètre transversal de l'excavation, il ne saurait y avoir d'hésitation ; le forceps doit être hardiment porté sur les côtés du bassin, pour saisir la tête dans le sens de son diamètre transversal. En dehors des raisons que j'ai exposées plus haut, l'accoucheur doit considérer que la tête est arrivée dans une région où elle aurait déjà dû exécuter son mouvement de rotation. Si ce mouvement n'a pas été exécuté, c'est qu'il existe quelque obstacle à sa production ; peut-être le diamètre antéro-postérieur de l'excavation est-il trop étroit, peut-être le diamètre occipito-frontal est-il trop considérable etc. ; et puisque nous voyons des accouchements se terminer spontanément, la tête conservant jusqu'à la fin sa position transversale, nous devons encore une fois imiter la nature, et ne pas chercher à produire un mouvement qui, pour des raisons que nous ne pouvons pas apprécier, est peut-être irréalisable. Il y aura d'ailleurs toute espèce d'avantage à embrasser d'emblée le diamètre transversal de la tête, pour en opérer la réduction, et, en amenant l'abaissement de l'occiput, faciliter son passage au détroit inférieur. Du reste, en descendant un peu plus bas dans

l'excavation, la tête trouvera peut-être la place nécessaire pour opérer son mouvement de rotation qui s'exécutera alors sans violence, et dans les conditions les plus
favorables.

Si nous résumons les préceptes que je viens de formuler, pour l'application du forceps au détroit inférieur et
dans l'excavation, nous voyons qu'ils sont peu nombreux
et d'une excessive simplicité ; ils présentent surtout cet
avantage de ne pas exiger une très-grande précision de
diagnostic, puisque l'accoucheur n'aura qu'à rechercher
la suture sagittale et à en apprécier la direction, pour placer son forceps diagonalement, dans tous les cas d'obliquité de la direction de cette suture, et pour le placer de
chaque côté du bassin, dans toutes les autres circonstances.

Lorsque la tête sera précédée d'un énorme thrombus,
lorsqu'elle sera trop tuméfiée pour permettre d'apprécier
la direction de la suture sagittale, cette absence de diagnostic ne doit causer aucun embarras à l'accoucheur qui,
en présence d'une tête tassée dans l'excavation, moulée
aux parois de cette cavité, ne peut trouver, que sur les
côtés du bassin, la place nécessaire pour loger les branches de son instrument.

APPLICATION

du forceps au détroit supérieur.

L'application du forceps au détroit supérieur peut être faite dans deux circonstances qui créent des conditions essentiellement différentes : la tête peut être plus ou moins engagée et fixée à l'entrée du détroit ; ou bien, malgré une longue expectation qu'il serait dangereux de prolonger davantage, aucun engagement ne s'est encore produit, et la tête est libre et flottante au-dessus du détroit.

Application du forceps au détroit supérieur lorsque la tête est fixée.

Comme nous l'avons exposé plus haut, les deux branches du forceps doivent toujours être placées sur les côtés du bassin, lorsque la tête est encore au détroit supérieur ; seulement quelques précautions sont absolument indispensables. C'est ainsi que toute la main, le pouce excepté, devra être introduite dans la cavité utérine, dans le double but de fixer solidement la tête, et de guider sûrement la branche de l'instrument. Pour l'introduction, le manche du forceps doit être beaucoup moins élevé ; et, lorsque la branche aura pénétré à la hauteur voulue, il devra être porté autant que possible en arrière, le périnée lui-même devra être un peu déprimé pour reporter en avant l'extrémité des cuillers, afin d'embrasser la tête en faisant correspondre son axe avec celui de l'instrument, et de ne pas saisir seulement le segment postérieur de sa circonférence, ce qui constitue l'écueil le plus difficile à éviter.

Je dois signaler ici un grand avantage du forceps de l'auteur, avantage dont je n'ai pas encore parlé. La rectitude de ses branches leur permet de glisser avec la plus grande facilité, sans risquer de repousser la tête au-dessus du détroit, comme on peut le faire avec le forceps croisé ordinaire dont la contre-courbure de l'ellipse a tant de tendance à produire cet effet.

Application au détroit supérieur lorsque la tête n'est pas engagée.

Lorsque la tête n'est pas engagée dans le détroit, les difficultés de l'application sont beaucoup plus considérables, et, dans certains cas, elles sont même tout à fait insurmontables.

Le plus grand obstacle est créé par l'obliquité utérine ; le ventre, dans ces cas, est toujours fortement projeté en avant ; il devra être fortement relevé par un aide qui, par cette manœuvre, s'efforcera de fixer la tête contre l'entrée du bassin, de la repousser en arrière, de diminuer son obliquité, et de la placer, autant que possible, au centre et dans l'axe du détroit supérieur ; l'accoucheur de son côté portera, dans toutes les limites du possible, les manches de son instrument en arrière. Cependant, malgré toutes ces précautions, malgré toute l'habileté de l'opérateur, il se rencontrera des cas où l'application du forceps est mathématiquement impossible ; c'est ainsi que, toutes les fois que l'angle sacro-vertébral sera à une hauteur assez grande pour constituer une obliquité considérable de l'axe du détroit supérieur, on ne pourra absolument saisir qu'un trop petit segment de la tête pour constituer une prise solide.

Un accoucheur habile aura bientôt constaté ces dispositions, il s'abstiendra de répéter des manœuvres qui ne peuvent être que nuisibles à la malade, et, comme cette obliquité extrême du bassin ne constitue pas un obstacle absolu au passage de la tête, il devra chercher à l'engager en pratiquant la version.

APPLICATION

du forceps dans les présentations de la face.

EXAMEN

*des procédés à suivre lorsque la tête est au détroit infé-
rieur ou dans l'excavation.*

L'application du forceps, dans les cas de présentation
de la face, est toujours une opération grave, difficile,
pénible pour la mère et le plus souvent compromettante
pour le salut de l'enfant. De même que pour les positions du sommet, j'étudierai sommairement la conduite
à tenir, suivant la position de la tête : par rapport à la
circonférence du bassin, et par rapport à la hauteur à
laquelle elle est arrêtée.

Dans les présentations du sommet, nous avons pris
pour guide la suture sagittale ; dans les présentations de
la face, nous en avons un beaucoup plus sûr, et qui

nous présentera un repère toujours facile à retrouver, c'est le menton qui, sans aucune exception, à moins d'ampleur excessive du bassin, ou de petitesse extrême de la tête, doit toujours être dégagé le premier et en avant sous le pubis. Dans le plus grand nombre des cas, après avoir saisi la tête avec le forceps appliqué suivant les règles correspondantes à chaque position, les tractions pourront être exercées en laissant à l'instrument toute sa liberté ; le plus souvent le menton viendra spontanément proéminer sous l'arcade pubienne. Mais il faut reconnaître que la tendance à la rotation spontanée est beaucoup moins prononcée que dans les autres présentations de la tête ; et dans certains cas, l'accoucheur fera bien d'aider à la production de ce mouvement ; ce qu'il peut toujours faire avec d'autant plus d'assurance, que l'erreur n'est jamais possible, et qu'il n'y a pas deux modes de terminaison.

Application lorsque le menton correspond au pubis.

Lorsque le diamètre occipito-mentonnier correspond au diamètre antéro-postérieur de l'excavation, et que le menton est dirigé en avant, c'est-à-dire dans les positions mento-pubiennes, l'opération est de la plus extrême simplicité, le forceps doit être appliqué sur les côtés du bassin, de manière à saisir les régions latérales de la tête. La traction faite en laissant à l'instrument toute sa liberté, amènera bientôt le dégagement du menton, et l'opération se terminera sans aucune difficulté.

*Application du forceps lorsque le menton correspond aux
côtés du bassin, mais dans un point antérieur de la
circonférence de cette cavité.*

Dans les positions mento-cotyloïdiennes droite ou
gauche, dans les mento-iliaques droite ou gauche, le
forceps doit toujours être appliqué sur les côtés de la
face, la concavité de ses cuillers dirigée du côté du
menton. Sous l'influence de la traction, le mouvement
de rotation, s'opère spontanément, et le menton se dirige
avec la plus grande facilité vers l'arcade pubienne.

*Application du forceps lorsque le menton correspond aux
côtés du bassin, mais dans un point postérieur de la
circonférence du bassin.*

Dans les positions en mento-iliaques postérieures droite
ou gauche, le forceps doit encore être appliqué sur les
côtés de la face ; mais dans ce cas la convexité de ses
bords ne regardera pas le menton. On exercera d'abord
la traction en laissant au forceps sa liberté, et l'on obser-
vera avec soin s'il y a tendance à la réduction du menton vers les régions antérieures du bassin ; ce mouvement
doit se produire spontanément et avec la plus grande facilité, lorsqu'il a pour résultat de ramener la tête dans
des rapports normaux avec le tronc. Mais si le plan postérieur du tronc est en avant, le menton ne pouvant être
ramené dans ce sens qu'en opérant la torsion du col, la

traction tendra à le diriger en arrière, et, si on la conti-
nuait dans ces conditions, on amènerait un allongement
si considérable du col, que la mort de l'enfant en serait
inévitablement la conséquence. Il faut dans ce cas, de
deux maux choisir le moindre, et, malgré la torsion du
col, combiner les efforts de traction avec un mouvement de rotation ramenant le menton en avant. Il résulte de nombreuses observations, qu'une torsion d'un
demi-tour peut très-souvent ne pas amener la mort de
l'enfant. Ces résultats sont parfaitement conformes à
ceux que m'a donnés ma pratique.

Il est bon d'observer que la torsion du col est bien
moins dangereuse dans les présentations de la face que
dans les présentations du sommet, parce qu'aussitôt le
mouvement de rotation opéré, le menton se dégage avec
assez de facilité sous le pubis, sans exiger de grands efforts de traction. Ce qui constitue le danger, c'est donc
moins la torsion du col que la traction exercée dans l'é-
tat de torsion.

*Application du forceps dans les présentations de la face,
lorsque, au détroit inférieur ou dans l'excavation, le
menton correspond à la région postérieure du bassin.*

Lorsque la face se présente en mento-sacrée, la conduite de l'accoucheur doit être la même que dans les
mento-iliaques postérieures ; le menton doit toujours, et
à tout prix, être ramené sous le pubis. Mais ici la difficulté est beaucoup plus considérable, d'abord parce que

le mouvement est plus étendu, et en second lieu, parce qu'il est impossible de savoir de quel côté le menton doit tourner pour ne pas exagérer la torsion. Cependant, il est probable qu'il peut être indifféremment dirigé à droite ou à gauche, parce qu'il serait difficile de comprendre une position en mento-postérieure ne coïncidant pas avec des rapports normaux de la tête et du tronc.

Application du forceps dans les présentations de la face, lorsque, au détroit inférieur ou dans l'excavation, la face est dirigée transversalement.

Lorsque la face est placée transversalement dans l'excavation, il est un écueil qu'il faut absolument éviter, c'est de placer le forceps sur les côtés du bassin ; car dans ces conditions, la tête étant saisie du front au menton, les tractions auraient pour résultat de produire un allongement du col qui amènerait fatalement la mort de l'enfant. Avant donc d'appliquer le forceps, tous les efforts devront être tentés pour réduire la position et diriger avec la main le menton sous le pubis. Si ces efforts sont impuissants, comme il est impossible, aussi bien dans les présentations de la face que dans les présentations du sommet, de placer une des branches sous le pubis et l'autre au-devant du sacrum, l'accoucheur essaiera au moins de réaliser une application oblique. Si malgré ses efforts son application était transversale, il s'abstiendrait de toute traction, et exécuterait simplement le mouvement de rotation ; mais alors, le forceps embrassant le menton et constituerent un obstacle à son dégagement, il

364

faudrait enlever l'instrument pour le réappliquer, afin de saisir la tête sur les côtés et d'agir comme dans les positions en mento-pubienne.

APPLICATION

du forceps dans les présentations de la face au détroit supérieur.

Les présentations de la face sont beaucoup moins fréquentes au détroit supérieur que dans l'excavation, par la raison bien simple que l'on trouve dans cette région, non-seulement toutes les présentations qui s'y sont secondairement produites par la transformation de présentation du sommet, mais encore le plus grand nombre des présentations initiales qui se sont ébauchées au détroit supérieur, pour se compléter au-dessous, contrairement à l'assertion de M. Joulin, qui prétend que, dans les présentations de la face : « le passage du détroit supérieur dans l'excavation n'est possible, que dans les cas où le bassin est très-large relativement au volume de l'enfant (1). »

C'est là une hérésie contre laquelle on ne saurait trop énergiquement protester, non-seulement parce qu'elle est contraire aux faits que l'on a si souvent occasion d'ob-

(1) Joulin. *Traité complet d'accouchements*, p. 1045.

server, mais surtout parce quelle conduirait aux plus déplorables conséquences, en motivant une intervention hâtive et intempestive, dans des cas où il faut avant tout savoir attendre, et pour lesquels on a eu surtout raison de dire que la patience est la première vertu des accoucheurs. C'est le contraire qui est vrai, et l'on peut dire que, si le bassin n'est pas rétréci, si le volume de la tête n'est pas trop considérable, on doit toujours constater la descente dans l'excavation. En effet, ce n'est pas au début que se présentent les plus grandes difficultés; la tête à ce moment n'est encore que très-peu défléchie, et ce n'est que plus tard, lorsqu'elle sera arrivée dans l'excavation, lorsque la déflexion se sera complétée, lorsque le col sera démesurément allongé, que les obstacles auront grandi, et seront devenus assez considérables pour nécessiter l'intervention de l'art.

Si, de l'aveu de presque tous les accoucheurs modernes, les présentations de la face se terminent presque toujours par un accouchement spontané, il est facile de comprendre combien la situation sera grave lorsque, dès la première phase de l'accouchement, la tête se trouvera invinciblement arrêtée au détroit supérieur.

A moins que cet arrêt ne soit la conséquence de l'inertie de l'utérus, on peut considérer ce cas comme l'un des plus graves de la dystocie.

L'application du forceps est alors hérissée de difficultés telles, que conformément à l'opinion de Mme Lachapelle et de la plupart des accoucheurs modernes, on doit sans hésiter donner la préférence à la version. Dans les cas où elle serait absolument impossible, et dans ces cas seulement, on devrait recourir au forceps qui, dans ces conditions, ne serait accepté que comme un pis-aller, ne laissant qu'un très-faible espoir de sauver l'enfant.

Pour les raisons que nous avons indiquées plus haut à propos des applications de forceps au détroit supérieur, les branches devront être placées sur les côtés du bassin, sans se préoccuper de la position de la tête. Si, comme cela doit arriver le plus souvent, le forceps n'avait pas été appliqué sur les côtés de la face, on pourrait, après avoir entraîné la tête dans l'excavation, désarticuler et tenter une nouvelle application faite dans les conditions qui ont été indiquées plus haut, pour les cas de présentation de la face au détroit inférieur et dans l'excavation.

APPLICATION

du forceps sur la tête retenue dans le bassin après l'extraction du tronc.

Lorsqu'après une version podalique, ou une présentation pelvienne, le tronc a été extrait, lorsque les épaules ont été dégagées, on ne rencontre, en général, que très-peu de difficultés pour l'extraction de la tête, à moins que la version n'ait été pratiquée pour un rétrécissement apportant un obstacle absolu à son passage dans la filière du bassin. Dans ce cas, l'on n'a fait que

changer la difficulté ; on l'a de plus exagérée, en compli-
quant la situation par la présence du tronc, et par le
danger que peut faire surgir la détroncation. Cependant,
même dans ces cas extrêmes, si l'enfant doit inévitablement succomber, on peut le plus souvent espérer d'opérer, sans mutilation, l'extraction de la tête. Des tractions
exercées sur le tronc, avec la précaution d'abaisser en
même temps le menton à l'aide du doigt introduit dans
la bouche, amènent presque constamment cette solution.

Ces tractions seront beaucoup plus douces et beaucoup plus méthodiques, si on les exerce par l'intermédiaire d'une cravate dont les deux chefs auront été reliés à l'appareil de traction, et dont la partie moyenne,
placée à cheval sur la nuque et ramenée en arrière devant le sternum, prendra son point d'appui sur les épaules. Cependant, malgré cet appoint apporté à la force
manuelle, si la disproportion entre les dimensions du
bassin et le volume de la tête est trop considérable, on
peut, dans certaines circonstances, se heurter contre d'insurmontables difficultés. On devra dans ce cas, ne fût-ce
que pour l'acquit de sa conscience, tenter une application de forceps ; mais le plus souvent on échouera, et
l'on échouera d'autant plus que l'on aura plus méthodiquement employé les procédés manuels.

Si la version a été bien conduite, si l'accoucheur s'est
conformé aux préceptes de l'art, en dirigeant en haut et
en avant le plan dorsal de l'enfant, le forceps ne doit
jamais être appliqué que dans une seule position de la
tête, dont on aura soigneusement évité le défléchissement,

en même temps que l'on aura conduit l'occiput sous le pubis, et le menton dans l'excavation.

Cependant, on trouve dans quelques auteurs, et notamment dans le livre de Chailly (Honoré), des préceptes formulés pour toutes les positions de la tête. Il suffit de jeter un coup d'œil sur les planches exécutées à l'appui de ces préceptes, pour se convaincre que ce qui est possible sur le bois du graveur ou sur la pierre du lithographe, est tout à fait irréalisable dans la pratique. Il me paraît évident que, le diamètre occipito-frontal étant toujours en rapport avec le diamètre antéro-postérieur du bassin, la tête ne peut jamais être saisie que dans le sens de son diamètre bi-pariétal. Dans tous les cas, on doit toujours soulever le tronc pour appliquer le forceps au-dessous de lui, lors même que l'on aurait à opérer dans un de ces cas exceptionnels où, le menton correspondant au pubis, l'enfant aurait son plan sternal dirigé en avant.

Je ne saurais clore ce chapitre sans exprimer le regret de ne pas avoir eu plus tôt une idée qui, lorsqu'il était entièrement terminé, m'a été tardivement suggérée par les recherches auxquelles j'ai dû me livrer pour faire dans le chapitre suivant, l'appréciation du rétroceps.

Avant d'exercer sur le tronc des tractions plus ou moins violentes qui distendent le col et compromettent toujours la vie de l'enfant, avant de tenter une application de forceps, le plus souvent irréalisable, je n'hésiterais pas aujourd'hui à appliquer le rétroceps. Ainsi que je l'exposerai plus loin, cet instrument est merveilleusement combiné pour remplir cette indication ; et quoique je ne le puisse encore apprécier qu'au point de vue théorique, il me paraît évident que, dans ces circonstances, il pourrait sauvegarder des existences infailliblement compromises par les procédés ordinaires, lors même qu'ils sont le plus méthodiquement appliqués.

DU RÉTROCEPS

considéré comme agent de préhension et de traction.

APPRÉCIATION

du mode d'action de ce nouvel instrument.

Le rétroceps a été récemment introduit dans la pratique obstétricale par le docteur Hamon (de Fresnay). Dans l'historique que j'ai fait du forceps, dans l'esquisse que j'ai rapidement tracée de ses différentes variétés, j'ai omis, à dessein, de parler de cette nouvelle création ; ayant à l'examiner au point de vue de la préhension et de la traction, ce que j'avais à en dire ne pouvait être bien compris qu'après l'exposé complet de mes idées sur la traction. Je puis maintenant aborder cette étude qui doit être d'autant plus sérieuse, que le nouvel instrument se présente sous un patronage plus recommandable, et protégé d'avance par ses liens de parenté avec les conceptions variées, ingénieuses et éminemment pratiques de son auteur.

Le rétroceps a rencontré de zélés partisans, mais d'un autre côté il s'est heurté contre des adversaires ardents et souvent passionnés; cependant, je crois qu'il n'a jamais été l'objet d'une appréciation réellement scientifique. Ses partisans me paraissent s'être laissé séduire par l'apparente simplicité de son application, tandis que ses adversaires l'ont combattu sans en avoir bien compris le mécanisme.

Je vais à mon tour aborder cette étude en essayant de me défendre de l'engouement des uns, et de l'opposition systématique des autres ; et en m'efforçant surtout de faire taire mes sympathies pour l'auteur, aussi bien que celles que j'éprouve pour notre honorable confrère le docteur Damoiseau (d'Alençon), l'un des plus fervents apôtres de l'instrument de M. le docteur Hamon.

Le rétroceps ne ressemble en rien à aucune variété de forceps, il n'a de commun avec eux que sa terminaison en *ceps ;* c'est ce qui ne me paraît pas avoir été suffisamment compris par la plupart de ses adversaires, et notamment par le savant accoucheur de Paris, le docteur Mattei, qui lui reproche de n'être qu'un leniceps déformé, sans se rendre compte que le rétroceps n'a de commun avec le leniceps que d'être, comme lui, composé de deux cuillers montées sur un manche commun ; mais qu'il en diffère essentiellement par la fonction que son auteur lui a assignée.

Pour bien faire comprendre ce mécanisme, je vais employer une comparaison qui, sans fatiguer l'attention du lecteur, fera sur son esprit une impression plus profonde que n'en sauraient produire les descriptions les plus complètes, et les planches les mieux réussies.

Supposons nos deux mains placées en face l'une de l'autre, légèrement recourbées, et se regardant par leur face palmaire ; si nous les rapprochons, ou les éloignons l'une de l'autre par un mouvement de flexion sur le poignet, nous reproduisons l'analogie d'un forceps ; mais si, ne conservant le mouvement de flexion qu'à une main, à la gauche par exemple, nous faisons mouvoir la droite exclusivement dans le sens de la supination, de manière à entraîner son bord cubital à la rencontre du bord cubital de l'autre main, et à représenter deux cuillers se touchant par leur bord postérieur, nous aurons exactement reproduit le *fac simile* du rétroceps. La main gauche représentera la branche que M. Hamon nomme branche basculante, et la main droite, conduite par le radius tournant autour du cubitus, représentera la branche droite qui tourne d'une manière tout à fait analogue sur le manche de l'instrument, et que l'auteur désigne sous le nom de branche pivotante.

Si nous supposons les deux mains ainsi juxtà-posées, introduites dans l'excavation, de manière à les placer au-dessous de la région de la tête correspondant à l'aire postérieure du bassin ; si, avec ces deux mains, nous exerçons des tractions sur la portion de la tête qu'elles embrassent, nous aurons exactement reproduit le mécanisme et le mode d'action du rétroceps.

Pour embrasser exactement la partie de la tête qui est

située en arrière dans l'aire postérieure du bassin, les branches du rétroceps sont très-fortement courbées sur le plat, de telle façon que, lorsqu'elles se regardent par leur face concave, comme dans le forceps ordinaire, elles constituent un instrument monstrueux dont on reconnaît de suite l'inaptitude à fonctionner en saisissant la tête symétriquement par deux points opposés. C'est même un reproche que l'on peut adresser au rétroceps de pouvoir être placé dans ces conditions, et de donner à un accoucheur inexpérimenté la tentation de l'employer comme un forceps.

S'il est vrai que le rétroceps ne peut être comparé à aucune des variétés du forceps, il existe cependant dans la science deux instruments avec lesquels il présente la plus frappante analogie ; je veux parler du tire-tête à trois branches de Levret, et de l'instrument analogue de Petit. Le mécanisme de ces divers instruments est loin d'être le même, et cependant ils sont construits d'après les mêmes idées théoriques, et sont destinés à réaliser les mêmes indications pratiques ; à tel point, que Levret en décrit la fonction en des termes absolument semblables à ceux que MM. Hamon et Damoiseau devaient employer un siècle plus tard, pour faire comprendre l'action du rétroceps.

Après avoir placé son tire-tête dans l'excavation, et en avoir développé les branches, de manière à saisir et à embrasser le segment postérieur de la tête qui correspond à cette région, Levret émet les considérations suivantes :

« Il est bon de remarquer ici que, par l'inspection anatomique, il est aisé de démontrer qu'une tête ainsi saisie est aisément amenée au-dehors, en faisant décrire au visage une grande portion de cercle, dont l'angle des os *pubis* peut être considéré comme centre, et la courbure de l'os *sacrum*, celle du *coccix*, et celle des parties charnues qui joignent ces dernières à l'ouverture du *vagin*, comme circonférence; en sorte que pendant que le visage de l'enfant fait tout ce chemin, le derrière de sa tête en fait si peu, qu'on pourrait presque le considérer comme immobile sous l'arcade des os *pubis;* ce qui fait que cette arcade fait l'office d'une quatrième branche, comme nous venons de le dire. Il n'est donc pas étonnant que la tête de l'enfant soit si bien contenue dans l'instrument, et qu'il puisse la tirer au-dehors si aisément (1). »

C'est la même idée que développe M. Damoiseau lorsque, décrivant le mécanisme de l'accouchement naturel qui doit être reproduit par le rétroceps, il dit : « Ce mécanisme nous est donné par la forme même du canal osseux pelvien que la tête doit parcourir. On sait en effet que ce canal est courbe, et que sa paroi antérieure qui correspond au pubis offre 3 ou 4 centimètres environ de longueur seulement, tandis que sa paroi postérieure qui correspond à la courbure du sacrum en a de 12 à 15. Considéré donc dans son ensemble, le mouve-

---

(1) Levret. *Observation sur les causes et les accidents de plusieurs accouchements laborieux*, page 108.

ment d'expulsion de la tête doit être nécessairement un mouvement général de rotation autour du pubis (1). »

Le docteur Hamon n'est pas moins explicite, et, dans son *Manuel du rétroceps*, c'est sur ce mouvement de pivot que la tête est toujours censée exécuter autour du pubis, qu'il fonde toute la théorie de son instrument.

Cette théorie qui au premier aspect peut paraître très-séduisante, repose malheureusement sur un fait inexact. Elle a le tort de considérer la paroi antérieure du bassin comme un point sans étendue, autour duquel on fait pivoter la tête que l'on immobilise en avant, pour ne faire marcher que la partie correspondante à la paroi postérieure. Mais ce n'est pas ainsi que les choses se passent et doivent se passer dans l'accouchement naturel ; la tête, en effet, exécute un mouvement de totalité plus étendu en arrière qu'en avant ; mais elle n'est pas immobile dans ce dernier point, et même à certains moments donnés, c'est la région située en arrière qui s'immobilise, pour laisser marcher à son tour celle qui est en avant, et amener l'engagement du diamètre dans le sens où il a le moins d'étendue.

Malheureusement, ce n'est pas là l'action du rétroceps. Aussi cette action, parfaitement rationnelle à certains moments donnés de l'opération, se trouve, dans certains autres, en opposition formelle avec les lois de la mécanique, et peut entraîner les plus fâcheuses conséquences.

(1) Dr Damoiseau, d'Alençon, *Tribune médicale*, 13 septembre 1868.

Examinons ce qui doit se passer dans les cas les plus simples, prenons pour type une tête placée dans l'excavation en occipito-antérieure, avant que l'occiput soit dégagé sous le pubis, et voyons ce que fait la nature : ce n'est pas en arrière qu'elle fait cheminer la tête, mais bien en avant; elle pousse l'occiput jusqu'à ce qu'il soit venu se dégager sous l'arcade pubienne; c'est après ce dégagement qui a exagéré la flexion de la tête, que la direction des forces utérines change par le fait de l'inclinaison de la colonne vertébrale sur la base du crâne, et c'est le menton qui se met à marcher à son tour, pour produire l'expulsion de la tête, en lui faisant présenter au diamètre antéro-postérieur de l'excavation, non pas son diamètre occipito-frontal, mais un diamètre mineur, le diamètre sous-occipito-frontal.

Est-ce ainsi qu'agit le rétroceps? S'il est appliqué après le dégagement de l'occiput sous le pubis, il produit très-bien l'extension de la tête, tout est pour le mieux, son action est irréprochable; mais si l'occiput n'est pas encore descendu, il fait exécuter prématurément l'extension de la tête, il engage le diamètre occipito-frontal dans sa plus grande dimension, et si le diamètre antéro-postérieur de l'excavation était assez étendu, il engagerait le diamètre occipito-mentonnier, et convertirait la présentation du sommet en une présentation de la face. Mais comme les dimensions respectives des parties ne permettent pas cette transformation, il arrive un moment où la rotation devient impossible, et alors l'instrument tire la tête tout d'une pièce, en tassant, en entraînant avec elle tous les replis membraneux qu'elle ramasse pour ainsi dire sur son passage. C'est là ce qui explique les efforts considérables de traction qu'accusent en général les partisans du rétroceps, même dans certains cas en apparence de la plus grande simplicité ; c'est là ce qui explique la durée si souvent considérable de l'opération, et la nécessité de suspendre à chaque instant la traction, sous prétexte de donner du repos à la malade et à l'accoucheur, mais en réalité pour laisser à la nature le temps de rectifier la direction viciéuse imprimée par l'instrument.

On peut faire, à propos des occipito-sacrées directes, des observations analogues, et d'autant plus importantes que la situation est devenue encore plus difficile. Examinons d'abord comment le docteur Hamon comprend et expose le mécanisme du rétroceps dans ces positions de la tête. Après avoir cité l'observation d'un accouchement en occipito-postérieure directe, terminé avec la plus grande facilité en trois minutes, et à l'aide de deux doigts seulement par le docteur Phelippeaux (de Saint-Savinien), M. Hamon établit un parallèle entre le forceps et le rétroceps et s'exprime en ces termes :

« Une seule remarque sur ce si facile succès. Il est hors de doute que le forceps croisé eût été assez aisé à mettre en œuvre. Que l'on veuille bien, toutefois, réfléchir au mode spécial d'action de ces deux instruments, et l'on comprendra sans peine de quel côté se présente pourtant la plus grande somme d'avantages.

« Que mes lecteurs prennent seulement la peine d'ouvrir le premier traité d'accouchements figurant une position OS directe au sein de l'excavation. L'angle supérieur de l'occiput, correspondant, si l'on veut, à la pointe du sacrum, a encore, avant de se dégager en avant de la commissure périnéale, une étendue de $0^m,15$ à $0^m,18$ à parcourir, alors que le front, déjà descendu, et arc-bouté en arrière et au-dessous de la symphyse pubienne, n'a plus qu'à pivoter sur place. Or, je le demande, le forceps croisé, qui vient saisir la tête vers le milieu du levier constitué par le diamètre antéro-postérieur de l'organe, réalise-t-il les conditions les plus convenables pour faire exécuter à ce dernier un mouvement pivotal de cette nature ? C'est en vain que l'on s'efforce de relever, aussi haut que possible, l'extrémité digitale de l'instrument ; les cuillers sont on ne peut plus défavorablement placées pour opérer convenablement la flexion forcée de la tête.

« Quel est, au contraire, le mode d'action du rétro-ceps ? Il embrasse, à pleines cuillers, la région postérieure de la tête, et agit sur le point extrême du bras de levier. Au lieu de repousser le front contre le pubis, ainsi que l'engin classique, il utilise toute sa puissance pour entraîner l'organe. Il ne se produit aucune dépense de force morte. Il n'y a donc nullement lieu de s'étonner qu'une telle manœuvre ne nécessite aucun effort. Aussi, on a pu voir que, dans le présent cas, pour conduire son opération à bonne fin, il a suffi à M. Phelippeaux de faire usage de deux doigts (1). »

Il est facile de voir que M. Hamon aborde la position

---

(1) Dr Hamon. *Tribune médicale*, 28 juin 1868.

en occipito-sacrée au moment où les plus grandes difficultés ont été vaincues. En effet, lorsque la nature est arrivée à dégager sous le pubis les parties supérieures de la face, le front, les yeux et la racine du nez, elle a accompli la plus grande partie de sa tâche, et l'accouchement est bien près de se terminer spontanément, ou tout au moins avec un appoint de forces bien insignifiant pour un accoucheur agissant, comme l'expose si magistralement le docteur Hamon, sur l'extrémité du levier représenté par le diamètre occipito-frontal.

En serait-il de même si le rétroceps devait intervenir avant l'accomplissement de ce premier temps, si indispensable dans les occipito-sacrées ? Je ne le pense pas. Il est évident que, par la nature de ses fonctions, le rétroceps, n'agissant que sur l'extrémité du levier, ne peut faire autre chose que d'entraîner cette extrémité. On verra donc se reproduire toutes les difficultés que j'ai signalées à propos des occipito-pubiennes, avec cette circonstance aggravante, que l'on n'aura plus le menton s'éloignant de la poitrine, et faisant en arrière un vide qui atténue d'autant la distension du périnée.

En continuant d'imprimer à l'occiput un mouvement de rotation prématurée, le rétroceps entraînera, à la fois : la nuque, le col et les épaules, et s'il pouvait conserver une prise assez solide, il amènerait infailliblement une de de ces vastes déchirures qui se produisent si facilement dans ces conditions. J'ai dit à dessein : s'il pouvait conserver une prise solide, car la saillie de l'occiput s'efface presque complètement à mesure que s'exagère la flexion de la tête, et je doute que, dans ces conditions, il soit possible de s'opposer à l'échappée de l'instrument.

Levret avait si bien compris les difficultés que je signale, qu'il conseillait, dans ce cas, d'aller dégager le menton, en appliquant le tire-tête sous le pubis, et c'est après avoir ainsi mis la face dans l'impossibilité de rentrer dans le bassin, et fourni un point d'appui solide au mouvement de rotation de l'occiput, qu'il réappliquait sur lui le tire-tête pour l'entraîner au-dehors (1).

Je doute qu'il se trouve aujourd'hui un accoucheur disposé à accepter un parallèle entre cette manière de procéder et une application de forceps.

Dans les observations d'applications de rétroceps que j'ai pu compulser, je ne trouve pàs, il est vrai, la confirmation de mes prévisions théoriques, en ce qui concerne les positions en occipito-postérieures; mais il n'en est pas de même pour les occipito-pubiennes.

Notre honorable confrère le docteur Hamon cite avec une franchise et une loyauté dont on ne saurait trop le louer, une observation dans laquelle, les accidents qu'il rapporte ne me paraissent pas susceptibles d'une autre interprétation.

Il s'agit d'une présentation du sommet en occipito-antérieure, avec rétrécissement de l'excavation et du détroit inférieur.

---

(1) Levret. *Loco citato.*

Je cite textuellement :

« A 5 heures du soir, la dilatation était suffisante pour
me permettre d'entreprendre des manœuvres un peu plus
fructueuses. Comme la tête était encore très-haut située,
et que j'étais assuré d'avoir à surmonter de sérieux obstacles, je fis placer la femme en travers du lit, dans la
position classique. Saisissant alors le manche à pleine
main, je commençai à opérer des tractions plus énergiques que je répétai toutes les 5 à 10 minutes.

« Au bout de trois quarts d'heure, la tête, décoiffée,
était descendue dans l'excavation. Mes leviers, enfin régulièrement articulés, n'avaient pas eu un seul instant
tendance à lâcher prise. Cependant la femme n'avait
plus aucune douleur. Aussi, en dépit de la puissance de
mes tractions que j'avais enfin cru bon d'effectuer, avec
appui, au moyen des deux mains, la progression de l'organe ne faisait pas grands progrès. Évidemment je me
trouvais en présence de graves difficultés dont la force
seule pouvait me permettre d'avoir raison.

« La tête, après bien des efforts, était parvenue au-
dessus des ischions. Durant les tractions, je voyais très-
distinctement un repli rosé des téguments situé en arrière de l'arcade pubienne, repli dont, à chacun de mes
efforts, la tête, en progressant, exagérait notablement le
volume. Sans bien me rendre compte de la nature de
cette bride, je comprenais très-bien la nécessité de la re-
fouler au-devant et au-dessus de l'organe durant les tractions. Mais, pour exécuter cette manœuvre assez délicate, je ne pouvais compter sur l'assistance d'aucune des
mains grossières dont il m'était seulement donné de tirer

parti. Quant à moi, j'avais trop à faire pour disposer d'une main à cet effet, la force de mes deux bras se trouvant déjà insuffisante. Je persévérai donc dans ma manœuvre, en procédant avec toute la circonspection possible. Je suais sang et eau, et cependant la tête demeurait inébranlable.

« Fallait-il me résigner au sacrifice préalable d'un enfant plein de vie ? J'en fis la proposition à la mère qui, pleine d'énergie et de courage, me déclara qu'elle était prête à tout risquer pour le salut de son enfant.

« Était-il plus convenable d'attendre quelques heures, dans l'espérance que la nature pourrait bien nous venir enfin en aide ? En général, il faut peu compter sur une telle ressource, sur laquelle, cependant, il est encore permis de faire un certain fond (l'observation suivante va venir, juste à point, valider cette assertion). La patiente, du reste, à bout de forces, me suppliait d'en finir au plus tôt. Je me décidai donc à persévérer dans ma pénible épreuve.

« J'étais littéralement épuisé. Cédant à la fatigue, j'opérai sans doute une traction moins bien ménagée que les précédentes. Aussitôt un jet de sang artériel jaillit en avant des tiges de mon instrument, provenant du repli rosé dont j'ai plus haut parlé, lequel venait de se déchirer.

« Ma perplexité devint extrême ! Mais, pour le coup, il fallait en finir. Mes cuillers affectaient toujours sur l'organe une prise des plus solides. Je redoublai d'efforts, et, après quelques tractions, le sommet de la tête commençait à s'engager dans l'orifice vulvaire.

« Je me croyais enfin au bout de mes tribulations,

mais j'avais compté sans l'épuisement de mes forces, encore accru par l'inquiétude d'avoir déterminé quelque grave délabrement. Soudain, dans un effort, j'arrache l'instrument à vide et je tombe moi-même à la renverse : un segment assez considérable du sommet venait de franchir la vulve, l'occiput correspondant à la symphyse pubienne.

« J'espérais que ce ne serait plus qu'un jeu d'énucléer la tête. Encore une nouvelle déception. Il me fallut, à plusieurs reprises, introduire la cuiller gauche pour opérer, avec le concours de l'autre main libre, l'extraction d'une tête d'un énorme volume. Le plancher périnéal était aussi déchiré jusqu'au sphincter anal exclusivement. Comme on le voit, dans cette pénible épreuve, j'ai dû boire le calice jusqu'à la lie !

« J'ai eu le tort de ne mesurer ni les diamètres de la tête de l'enfant, ni ceux du bassin de la mère. Tout ce que je puis dire, c'est que le premier était fort développé et hors de rapport avec les organes d'une femme petite, trapue, et présentant quelque apparence de rachitisme.

« Le rétroceps a été trois heures consécutives en place dans les organes maternels !

« L'enfant vint au monde presque asphyxié, et j'eus un peu de peine à le rappeler à la vie. Un des becs de l'instrument avait laissé, au milieu du front, une très-légère empreinte. Le second avait porté fortement sur l'oreille gauche ; au-dessous du lobule se voyait même une très-petite plaie. Comme conséquence de la pression exercée par l'extrémité de la cuiller vers le point de l'émergence du nerf facial, il s'était produit une paralysie du côté correspondant de la face, accident d'ailleurs de peu de durée et que j'ai eu quatre fois seulement à noter dans mes 56 cas d'application heureuse du rétroceps; cette lésion a toujours tenu à une position plus ou moins inclinée de la tête.

« Pour en revenir à la mère, après son accouchement, elle cessa d'être maîtresse de ses urines. Le quatrième jour après sa délivrance, j'explorai les parties et je reconnus une déchirure transversale de l'urèthre à sa partie moyenne. La perte de substance pouvait être couverte par la pulpe de l'index.

« Pour obtenir la curation de cette triste infirmité, voici comment j'ai procédé. Le 23 mai, le 14 juillet 1865 et le 19 avril 1866, j'ai fait une triple tentative dont la troisième seulement aboutit à un succès complet. Je ne rappellerai point les particularités, intéressantes à un autre point de vue que celui qui doit ici nous occuper, de ces trois épreuves, me bornant à rappeler qu'elles ont consisté dans la cautérisation lunaire de l'orifice fistuleux, puis dans le placement d'une sonde à demeure dans la vessie.

« Aujourd'hui cette femme, si rudement éprouvée, est parfaitement rétablie et son produit est un gros garçon qui paraît enchanté de vivre. Donc, enfin de compte, *tout est bien qui finit bien !*.....

« Une seule remarque sur ce fait digne d'intérêt. Il est manifeste que le grave accident qui s'est produit n'a été que la conséquence de l'emploi peu méthodique de la force. En d'autres termes, il est pour moi hors de doute que si, dans l'espèce, j'eusse pu, ainsi que je le pratique journellement, effectuer d'une main des tractions suffisamment énergiques, la seconde étant utilisée

pour repousser en arrière et en haut du pubis le repli
tégumentaire en question, la déchirure en eût été sûrement évitée.

« C'est en réfléchissant à ce fait, ainsi qu'à celui dont
je vais actuellement donner la relation, que j'ai compris
l'importance des services que pourraient rendre, dans
une foule de cas, les appareils à traction soutenue. Si,
dans l'accouchement de la femme Thebault, j'eusse pu
disposer du tracteur que j'ai depuis conçu et fait confec-
tionner par Guéride, je suis profondément convaincu
que j'eusse aisément pu éviter tout accident du côté de
la mère, ainsi que le petit inconvénient qui m'est arrivé
à moi-même, par suite du brusque échappement de mes
cuillers (1). »

En étudiant attentivement les phases de cet accouchement, il est impossible de ne pas reconnaître que la résistance, qui a exigé un déploiement de forces aussi considérable, était en grande partie causée par l'instrument
lui-même. Conformément aux prévisions théoriques que
j'ai émises à propos des occipito-pubiennes avant le dégagement de l'occiput sous le pubis, le docteur Hamon
produisait prématurément la période d'extension de la
tête, non-seulement il engageait le diamètre occipito-
frontal au lieu du diamètre sous-occipito-frontal, mais il
tendait à engager le diamètre occipito-mentonnier ; et
pour se faire une idée de l'immensité de la résistance que
lui créait l'emploi du rétroceps, il suffit d'observer que
la force, destinée à attirer le menton, a dû, pour se pré-

(1) Dr Hamon. *Tribune médicale*, 23 août 1868.

ter aux exigences de la configuration du bassin, se dé-composer de manière à faire sortir l'occiput le premier, en faisant plus que de tirer la tête tout d'une pièce, comme je le disais plus haut, mais encore en résolvant ce difficile problème de tirer sur l'extrémité d'un levier et de faire marcher, dans le sens de la traction, son ex-trémité opposée.

En voyant un homme de la valeur de M. Hamon, ne pas remonter de l'effet à la cause, et n'exprimer que le regret de ne pas avoir pu augmenter et régulariser ses efforts par l'emploi d'un tracteur mécanique, je n'ai pu m'empêcher de trembler à la pensée de ce qui peut arriver tous les jours, lorsque le rétroceps est placé entre des mains moins conscientes et moins in-telligentes que celles de notre habile confrère.

J'ai soumis ces observations au docteur Hamon, en lui exposant combien je redouterais de voir appliquer la traction mécanique dans de semblables conditions. Ces craintes étaient d'autant plus fondées que, peu de jours auparavant, notre honorable confrère, en me de-mandant quelques renseignements sur les appareils à traction, m'avait manifesté l'intention d'appliquer au rétroceps, un de ces appareils *dont le lien attractif s'at-tacherait au manche du rétroceps ou à l'entablement de tout forceps croisé.* Comme j'en étais d'avance convaincu, je m'adressais à un homme trop intelligent pour ne pas être immédiatement compris. Je reçu, par le retour du courrier, une lettre dans laquelle M. Hamon m'exposait qu'il avait parfaitement apprécié la nécessité de faire passer la force par le centre de la tête, et que, pour réa-

liser ce programme, il exercerait ses tractions non sur la
traverse qui réunit les manches du rétroceps, mais sur
deux cordons attachés à l'extrémité des cuillers de chacune des branches de son instrument.

Je ne sais si M. Hamon a réalisé cette idée; je ne
puis donc l'apprécier qu'*à priori*, et, par conséquent,
mon jugement très-hasardé ne doit reposer que sur des
considérations purement théoriques; c'est à ce titre seulement que je les soumets à M. Hamon et à mes lecteurs.

Ce qui frappe surtout dans cette combinaison, c'est
qu'elle semble faire disparaître ce qu'il y a d'irrationne
dans l'action de tirer en ligne droite, un corps destiné à
se mouvoir dans une direction curviligne. En effet, on
peut faire abstraction du rétroceps et le considérer comme
un simple porte-lacs; les cordons de traction, attachés à
l'extrémité de chacune des branches, représentent en réalité un cordon unique, formant une anse qui passe derrière la tête, et dont les chefs ramenés sur ses côtés, viennent se relier à l'appareil tracteur.

Dans ces conditions, la force passe réellement par le
centre de la tête, elle ne lui imprime aucune direction, et
la laisse parfaitement libre de suivre toutes les sinuosités
du bassin et de s'adapter à toutes ses courbures.

En théorie, ce mode d'application de la traction mécanique au rétroceps, paraît tout à fait irréprochable;
mais je craindrais de voir surgir dans la pratique quelques difficultés assez difficiles à surmonter. C'est ainsi
que chacun des cordons de traction, attaché à l'extré-

mité de l'une des branches de l'instrument, tendrait à produire l'écartement de ces branches, écartement qui diminuerait la solidité de la prise, en permettant à la tête de passer dans le vide qui en résulterait. Je craindrais encore que, la traction s'exerçant sur l'extrémité d'une tige courbée, ne déterminât un mouvement de bascule qui porterait le manche en arrière ou en avant. Dans le premier cas, ce manche appuyant sur le périnée, la traction cesserait de passer par le centre de l'ovoïde fœtal; dans le second, le rétroceps tournerait autour de la tête, et serait seul attiré par l'agent de la traction. Il me paraîtrait toujours excessivement difficile de réaliser une prise solide, sans faire intervenir à l'extrémité de 'instrument l'action dirigente de la main, et par conséquent sans renoncer à l'avantage de laisser la tête se mouvoir en complète liberté.

Jusqu'ici je n'ai pas encore lu d'observation dans laquelle le rétroceps ait été soumis à l'action de la force mécanique; mais, quoique pour le plus grand nombre des praticiens, cette application me semble devoir rester longtemps encore à l'état de futur contingent, j'ai cru devoir l'examiner avec attention, pour en montrer les dangers si elle était mal appliquée, et pour faire ressortir tout ce qu'il y a d'ingénieux dans la dernière combinaison imaginée par le docteur Hamon, dont l'esprit inventif et infatigable triomphera sans doute des difficultés que je viens de lui signaler. En attendant la réalisation de cette espérance, je reprends l'examen de l'action du rétroceps manié avec la main, et appliqué dans les diverses positions de la tête.

En décrivant le mécanisme et l'action du rétroceps, en faisant apprécier ses inconvénients et ses dangers lorsqu'il est appliqué dans certaines conditions données, j'ai implicitement fait ressortir ses avantages dans les conditions opposées, et l'on peut être sûr de ne pas s'écarter de la variété en disant, que *l'intervention du rétroceps ne peut être nuisible, toutes les fois que la manœuvre doit consister à saisir une des régions de la tête, et à l'entraîner dans un mouvement de rotation s'exécutant autour d'un point fixe représenté par la région opposée.*

Cette manœuvre peut être rendue nécessaire par les positions les plus variées de la tête ; elle est, par conséquent, appelée à triompher de difficultés plus ou moins considérables qui peuvent permettre d'aborder une classification des diverses applications de l'instrument, en comparant son action avec celle du forceps.

Après avoir soigneusement écarté l'action du rétroceps dans toutes les conditions défavorables que j'ai indiquées plus haut, on peut, je crois, admettre des cas où il n'y a pas d'inconvénient à l'employer, mais où il ne fait que remplacer le forceps, sans présenter sur lui aucun avantage. On peut en admettre d'autres où son action est préférable à celle du forceps ; je crois enfin rendre hommage à la vérité en déclarant qu'il est certaines circonstances dans lesquelles on peut lui demander des services que l'on réclamerait vainement du forceps.

Je vais examiner rapidement ces trois hypothèses :

1° Accouchements dans lesquels le rétroceps peut être appliqué sans inconvénient, mais où il remplace le forceps sans présenter sur lui aucun avantage.

L'action du rétroceps, comme je l'ai déjà dit, n'est jamais plus rationnelle que dans les occipito-pubiennes, lorsque l'occiput est déjà dégagé sous le pubis ; et dans les occipito-sacrées, lorsque le front, les yeux et la racine du nez commencent à faire saillie sous la symphyse. Mais ce sont là les cas les plus faciles et les plus élémentaires ; c'est pour eux que l'on a pu dire avec une apparence de raison, que tous les forceps sont également bons ; et si, comme l'ont prétendu certains accoucheurs, le rétroceps devait se borner à triompher d'aussi insignifiantes difficultés, il serait tout à fait inutile d'encombrer l'arsenal obstétrical de nouveaux instruments, et il n'aurait véritablement aucune raison d'être.

2° Accouchements dans lesquels l'action du rétroceps est préférable à la traction manuelle exercée sur le forceps.

Lorsque la manœuvre doit consister surtout à modifier la position de la tête, en conduisant un de ses points dans une région plus ou moins éloignée du bassin, le rétroceps me paraît bien plus apte à remplir cette indication que le forceps *soumis à la la traction manuelle*. On ne doit pas oublier que l'action de l'instrument s'exerçant sur la région de la tête qui doit être déplacée, l'accoucheur opère sur l'extrémité du levier représenté par le diamètre correspondant ; il agit donc avec une puissance beaucoup plus considérable qu'avec le forceps, dont l'action s'exerce sur la partie moyenne du même levier ; les sensations tactiles ne sont pas abolies par l'intensité d'une résistance dont il triomphe sans difficulté, il sent de quel côté cette résistance cède plus facilement, et il entraîne la tête dans cette direction. C'est pour cela que l'on trouve, dans les observations de M. Hamon et de ses confrères, un grand nombre de cas de transformation d'occipito-iliaques postérieurs en occipito-pubiennes.

Cependant je dois signaler dans ces observations une lacune regrettable.

En général on se borne à dire que l'accouchement s'est terminé en occipito-pubienne, sans parler de la manière dont s'est accomplie cette dernière phase. Or, il est évident que lorsque le rétroceps a conduit l'occiput sous le pubis, il n'agit plus dans un sens favorable à l'extraction de la tête, son action est devenue tout à fait nulle ; il est donc probable que, le plus souvent, la période d'extension a dû être déterminée par les contractions utérines, réveillées par la manœuvre de l'instrument. Il me semble qu'il doit aussi se présenter des cas dans lesquels la nature peut être impuissante à produire ce mouvement, et je crois qu'alors il conviendrait de désarticuler l'instrument, pour le réappliquer en arrière et agir sur le menton, qui est devenu à son tour l'extrémité mobile du levier.

Il est bien entendu que ces observations ne s'appliquent qu'au forceps *soumis à la traction manuelle*. J'ai souligné ces mots avec intention, car, si avec le rétroceps on sent mieux qu'avec le forceps la direction que l'on imprime à la tête, la manœuvre n'a cependant pas le caractère d'infaillibilité que lui donne la traction mécanique s'exerçant sur des cordons attachés au centre de la tête.

Je dois encore m'élever contre une interprétation, suivant moi erronée, que l'on retrouve à chaque instant sous la plume des docteurs Hamon et Damoiseau. Ces honorables confrères estiment que le rétroceps permet à la tête de se mouvoir en toute liberté, et qu'elle obéit plutôt à la direction qui lui est imprimée par le bassin lui-même, qu'à celle de l'instrument. On ne saurait admettre que la tête puisse se mouvoir isolément dans les cuillers du rétroceps; saisie en arrière par les becs des deux cuillers, comprimée entre ces becs et la face interne des pubis, elle fait absolument corps avec l'instrument qui, entre les mains d'un accoucheur inhabile et sans tact, pourrait très-bien être entraîné dans une direction vicieuse, aggravant la dystocie au lieu d'en faciliter la terminaison.

3° Accouchements dans lesquels le rétroceps peut rendre à l'accoucheur des services qu'il réclame-rait vainement du forceps.

Dans les cas d'obliquité extrême du bassin et de l'uté-rus, dans les positions fortement inclinées du sommet et de la face, toutes les fois que la région postérieure de la tête doit regagner l'avance prise par la région anté-rieure, le rétroceps est admirablement combiné pour saisir cette région postérieure, lui faire suivre la grande circonférence du bassin et ramener l'axe de la tête dans sa direction normale, perpendiculaire au plan du détroit.

Si, dans les cas que je viens d'indiquer, il est impossi-ble de nier la supériorité du rétroceps sur le forceps, il faut cependant reconnaître, qu'autant cette action est rationnelle dans le premier temps de l'opération, autant elle peut devenir vicieuse dans ses dernières phases. Lorsque l'obliquité a cessé d'exister, ou lorsque l'action du rétroceps lui a substitué une obliquité en sens inverse, il est évident que, pour les raisons que j'ai indiquées plus haut, son action doit devenir dangereuse, et qu'à ce moment la manœuvre doit être inévitablement changée.

Il est vrai que, lorsque l'on en est arrivé à ce point, les plus grandes difficultés sont vaincues et que, le plus souvent, la terminaison de l'accouchement pourrait bien vite être obtenue par les seuls efforts de la nature. Dans le cas où ces efforts seraient impuissants, le rétroceps devrait être réappliqué sur une région où son action s'exercerait d'une manière plus rationnelle et plus favorable ; ou bien, dans certains cas, il devrait céder sa place au forceps qui, à son tour, aurait reconquis toute sa supériorité.

Ce que je viens de dire, des positions inclinées du sommet et de la face, s'applique également aux présentations de la face en position transversale. Dans ces cas, l'application du forceps sur les côtés de la tête étant impossible, son application sur les côtés du bassin étant excessivement dangereuse, la difficulté pourrait être tranchée par le rétroceps qui, trouvant vers la région mastoïdienne une prise solide pour le bec de ses cuillers, pourrait facilement ramener le menton sous le pubis, et mettre la tête dans les conditions les plus favorables pour son expulsion par les efforts de la nature, ou pour une application de forceps, ou bien encore pour une réapplication de rétroceps sur la région frontale, devenue postérieure.

Pour épuiser les cas ou l'action du rétroceps me paraît préférable à celle du forceps, il me reste à parler de son application sur la tête engagée après l'expulsion du tronc.

Comme je l'ai déjà dit en terminant le chapitre précédent, cette action me paraît incontestablement favorable. Autant l'application du forceps est difficile dans ces conditions, autant il doit être facile de placer le rétroceps dans la région postérieure du bassin, parfaitement libre et accessible. Autant il sera dangereux d'exercer des tractions violentes sur le col de l'enfant, autant seront rationnelles et inoffensives celles que l'on exercera sur un instrument prenant une prise solide sur la face.

APPRÉCIATION

du rétroceps au point de vue pratique.

Jusqu'ici je n'ai apprécié le rétroceps que d'après des données théoriques; il me reste à le juger au point de vue pratique. On comprend que, convaincu de la supériorité du forceps combiné avec la traction soutenue, et réservant les applications du rétroceps pour les cas où l'application du forceps est impossible ou dangereuse, mon expérience personnelle doit être considérablement restreinte. Cependant, j'ai voulu m'assurer du bien fondé des observations que j'ai faites sur les dangers de l'application du rétroceps dans certaines conditions. J'ai fait cette application dans une première position, l'occiput n'étant pas encore descendu sous l'arcade pubienne; je dois dire que mes prévisions se sont complètement réalisées; la résistance n'a pas tardé à devenir considérable. J'ai vu se former en avant, à l'état rudimentaire il est vrai, la bride signalée dans l'observation de M. Hamon; je sentais bien que j'étais maître de l'opération, un enthousiaste l'aurait certainement terminée, et aurait mis un succès de plus au bilan de l'instrument, succès en apparence d'autant plus brillant que la résistance aurait paru plus considérable ; mais j'hésitais, je n'osais diriger le manche du rétroceps en arrière. pour assurer la solidité de la prise, je dus retirer l'instrument et faire une application de forceps. Dès les premières tractions, l'occiput s'abaissa après avoir passé sous le repli qu'il poussait naguère devant lui, il se dégagea sous le pubis, les manches de l'instrument qui s'étaient d'abord légèrement abaissés, se relevèrent par un mouvement correspondant à la période d'extension. de la tête, et l'accouchement se termina avec la plus grande facilité, avec un déploiement de force beaucoup moins considérable, et en évitant une déchirure que des tractions plus longtemps contenues avec le rétroceps auraient pu rendre imminente.

Malheureusement, je ne possède qu'un fait négatif en ce qui concerne les cas où l'application du forceps est irréalisable. Appelé par le docteur Lavirotte, pour une application de forceps chez une malade autrefois rachitique, nous trouvâmes un bassin complètement déformé, l'angle sacro-vertébral était tout à fait à droite, à tel point que le détroit n'existait réellement pas de ce côté ; c'était un type magnifique de bassin oblique ovalaire. Après plus de trente heures de douleurs, la tête ne s'était pas engagée. Tous nos efforts pour appliquer le forceps furent inutiles, nous ne saisissions que le vide ; nous essayâmes alors une application de rétroceps, mais avec le même résultat.

Jugeant indispensable de laisser un peu de repos à la

malade, nous nous ajournâmes au lendemain pour tenter une version ou pratiquer la crâniotomie ; mais la famille avait fait transporter la malade à l'hospice de la Charité ; nos manœuvres avaient réveillé les douleurs, la tête avait pu s'engager dans le côté gauche du bassin, et l'accouchement s'était terminé spontanément. Certainement il ne viendrait à l'esprit de personne d'incriminer le rétroceps ; le bassin était tellement difforme que la tête, tant qu'elle n'était pas engagée, était évidemment inaccessible à toute manœuvre instrumentale.

Dans un autre cas j'ai été appelé par le docteur Noack pour un cas de rétrécissement du détroit supérieur, avec obliquité considérable de ce détroit ; la tête, en position presque transversale, présentait l'occiput à gauche et était fortement inclinée sur son pariétal droit ; malgré les douleurs les plus vives, durant sans interruption depuis vingt-quatre heures, l'absence d'engagement était complète ; deux tentatives d'application de forceps n'aboutirent qu'à saisir un segment de la région postérieure de la tête, trop petit pour réaliser une prise solide.

Il y avait là une magnifique indication du rétroceps dont les cuillers me semblaient devoir s'appliquer avec la plus grande facilité et de la manière la plus solide sur le pariétal gauche ; malheureusement, une procidence du cordon se produisit pendant la dernière tentative d'application du forceps, et ne nous laissa pas le temps d'envoyer chercher l'instrument de M. Hamon. Nous dûmes intervenir par la version, qui fut faite assez rapidement, malgré les difficultés que l'on rencontre or-

dinairement lorsque les eaux sont écoulées depuis long-
temps. La tête, arrêtée au détroit supérieur, finit par franchir cet obstacle, et malgré les tractions énergiques exercées sur le col et, grâce aux soins éclairés et persévérants du docteur Noack, l'enfant put enfin être rappelé à la vie.

Au point de vue du résultat final, nous n'avions rien à regretter, mais j'avais manqué une magnifique occasion de m'édifier pratiquement sur la valeur du rétroceps, dans un cas bien constaté d'impuissance du forceps, et dans lequel je suis convaincu que l'instrument de M. Hamon nous aurait évité bien des tribulations, tout en exerçant une action moins pénible pour la mère et moins dangereuse pour son enfant.

A défaut d'observations qui me soient propres, il semblerait qu'on en trouve, dans les divers recueils scientifiques, un nombre assez considérable pour asseoir un jugement motivé ; malheureusement, il n'en est pas ainsi. En général ces observations laissent une impression pénible, elles respirent un enthousiasme trop vif pour n'être pas irréfléchi, on trouve une longue série de brillants succès sans un seul point noir à l'horizon ; le docteur Hamon est le seul qui ait signalé des revers. Est-ce à dire que les insuccès aient été dissimulés. Loin de moi cette pensée, mais je penche à croire que bien des cas d'une extrême simplicité ont été transformés en dystocie sérieuse. Comment se défendre de cette impression en lisant une observation dans laquelle, la vulve commençant à s'entr'ouvrir, la poche des eaux fut rompue pendant l'introduction des branches du rétroceps? Comment ne pas admettre des difficultés grossies par le diagnostic évidemmenterroné d'accou cheurs qui, dans un cas, cons-tatent un enclavement au détroit inférieur, la tête étant placée en position transversale ; et dans un autre, font accommoder un diamètre occipito-frontal de 0,12 avec un diamètre coccy-pubien rétréci à 0,08, avec cette circonstance aggravante soigneusement souliguée : *sans rétrocession possible du coccyx ?*

De semblables observations ne peuvent que compro-mettre une méthode, et justifier les attaques violentes de quelques praticiens exclusifs qui, se désintéressant volon-tiers de l'étude théorique des questions, ne veulent juger que d'après les faits, et ont le droit de ne les accepter que sous le sceau de la plus rigoureuse exactitude.

On peut adresser à ces nombreuses observations un autre reproche non moins grave. En général elles man-quent de détails, et surtout de détails précis sur le méca-nisme de l'opération ; elles paraissent toutes écrites sous la pression d'une idée malheureuse, trop souvent repro-duite et trop longuement dévéloppée par le docteur Hamon.

Notre honorable confrère se persuade, et cherche avec la plus profonde conviction, à persuader à ses con-frères que l'application du rétroceps est d'une excessive simplicité, qu'elle est accessible à tous, et que c'est là ce qui constitue surtout sa supériorité sur ce qu'il ap-pelle *l'engin classique.*

Je ne saurais trop protester contre cette croyance désastreuse qui, si elle devait être aveuglément acceptée, suffirait seule pour faire proscrire le rétroceps de la pratique obstétricale. L'emploi de cet instrument exige au contraire une expérience consommée, il ne peut être manié que par une main habile et rompue à toutes les difficultés de l'obstétrique.

Une fois l'opération décidée, l'introduction des branches est, il est vrai, d'une excessive facilité. Mais combien ne faudra-t-il pas de savoir, de tact, de prudence pour mener à bien la période de traction? L'opérateur ne doit jamais oublier que l'action de son instrument est essentiellement différente de celle d'un forceps, que sa force ne passe pas au centre de la tête; mais qu'elle agit sur l'extrémité d'un levier, et que par conséquent elle est essentiellement dirigeante. Il doit savoir qu'après avoir conduit la partie saisie par son rétroceps au point qu'elle doit occuper, il faut s'arrêter, faire de l'expectation, ou changer de manœuvre et même d'instrument; mais ce qui doit être surtout constamment présent à son esprit, c'est que le rétroceps ne doit jamais être un agent de traction énergique. La puissance de l'accoucheur est tellement multipliée par son action sur l'extrémité du levier que, tant qu'il imprime à la tête une bonne direction, il doit lui faire franchir, avec un effort modéré, les obstacles les plus considérables. Dès que la résistance augmente, c'est une preuve presque certaine que l'action de l'instrument commence à devenir irrationnelle et, dès lors, il y a danger à tirer de toute sa force dans des conditions où la sensibilité du tact est complètement abolie, et où l'on est par conséquent privé du seul guide sur lequel il soit permis de compter. Je le répète, ce programme, si incomplet et si imparfaitement ébauché, ne peut être suivi que par un accoucheur pour lequel l'obstétrique n'a plus de secret, et qui ne saurait éprouver le moindre embarras pour manier un forceps.

Il me reste un mot à dire du rétroceps employé avant la dilatation complète, pour hâter l'accouchement naturel, en venant artificiellement en aide à la nature.

On comprend que, conduite avec prudence, une semblable manœuvre doit être essentiellement inoffensive, et que la malade et l'accoucheur pourront souvent en retirer quelque profit. Mais n'aurait-on pas à redouter certaines impatiences? quelques accoucheurs ne seraient-ils pas tentés d'user prématurément de la force dont ils disposent, pour engager la tête dans le col avant qu'il soit dilaté ou dilatable? Et d'ailleurs, la manœuvre sera-t-elle toujours bien rationnelle? On ne doit pas oublier que le premier temps de l'accouchement correspond à l'abaissement de l'occiput. Comment l'accoucheur concourra-t-il à produire cet abaissement, lorsque l'occiput sera situé en avant, et que le rétroceps agira sur le côté opposé de la tête?

Je suis certainement très-loin d'avoir épuisé la question du rétroceps, mais je m'arrête; j'en ai dit assez pour remplir le but que je m'étais proposé, de réagir contre l'opposition systématique de ses adversaires, aussi bien que contre l'enthousiasme exagéré de quelques-uns de ses partisans. Pour remplir cette tâche, je me suis appuyé sur des données scientifiques que je crois exactes, mais j'ai surtout obéi aux inspirations de ma conscience. Ami sincère et dévoué du docteur Hamon, j'apprécie trop sa valeur scientifique et l'élévation de son caractère pour ne pas lui avoir dit toute la vérité. J'ai tenu avant tout à mériter son estime, et j'espère qu'il ne la marchandera pas au confrère qui a adopté cette devise :

Amicus Plato, sed magis amica veritas.

QUATRIÈME PARTIE.

—

DE LA FORCE MÉCANIQUE

SON ACTION.

—

COMPARAISON DE CETTE ACTION AVEC CELLE DE LA FORCE
MANUELLE.

—

DES MOUVEMENTS DE LATÉRALITÉ.

—

DU DYNAMOMÈTRE.

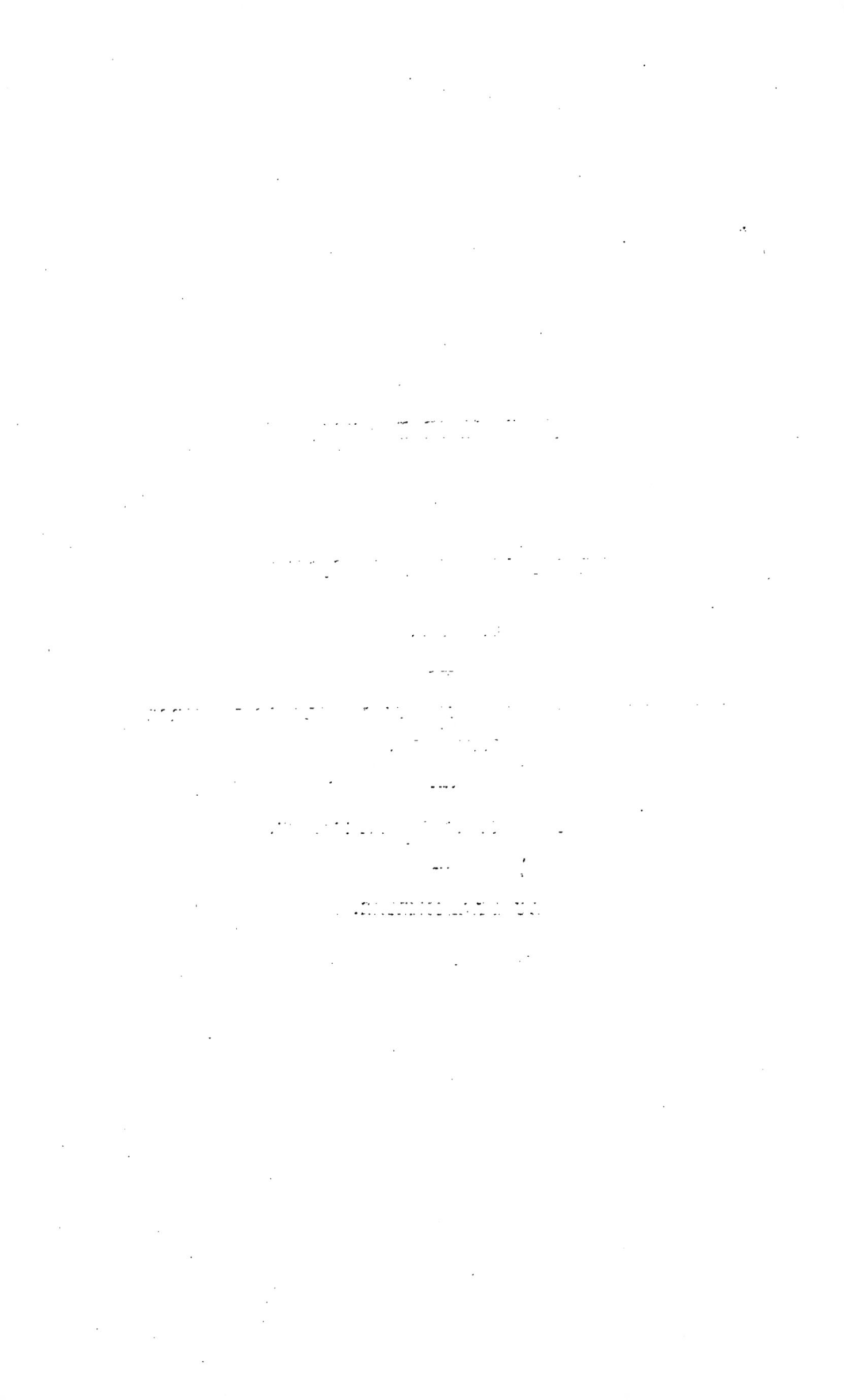

CARACTÈRES

de la force mécanique, ses différences avec la force manuelle.

AVANTAGES

de sa permanence, de sa fixité et de son action progressivement croissante.

Jusqu'ici je n'ai examiné la traction mécanique qu'au point de vue de la direction de l'effort; il me reste à compléter cette étude par l'examen de la nature de cette force, et surtout de cette force comparée avec la force manuelle. Pour cette partie de mon travail, je ne saurais mieux faire que de répondre à quelques objections formulées par les adversaires de la méthode des tractions soutenues, et notamment par mes savants confrères, les docteurs Bailly et Putegnat. Je m'efforcerai surtout de prouver combien toutes les conditions désirées par M. Bailly, sont mieux remplies par la traction mécanique, que par la traction manuelle.

Il est bien entendu que je m'abstiendrai de tenir compte des accusations banales de *force aveugle, brutale et inintelligente*. J'ai déjà montré de quel côté sont l'inintelligence et la cécité, il me sera tout aussi facile d'établir de quel côté est la douceur, de quel côté sont la violence et la brutalité.

M. Bailly a fait à la traction mécanique un reproche fondé sur des considérations scientifiques des plus exactes. Les agents mécaniques, dit-il, tirent dans une direction unique un corps qui, se mouvant dans un canal courbe, doit être tiré suivant une direction différente à chaque millimètre de sa progression dans ce canal. Cette observation s'applique très-bien à certains procédés consistant simplement à atteler à son forceps un agent mécanique et à exercer au hasard des tractions. J'accorde que ces procédés sont encore attaquables, dans de certaines limites, même lorsque l'on tire d'une manière à peu près rationnelle, en établissant une moyenne entre le commencement et la fin de l'opération, comme je le faisais lorsque je commençais à appliquer au forceps la traction mécanique ; plus que personne je reconnais qu'ils sont monstrueux, lorsque la direction de la traction, mauvaise dès le début, va s'aggravant pendant toute la durée de l'effort. Que M. Bailly continue donc contre eux sa croisade, la science ne peut que gagner à la démonstration de semblables erreurs. Mais j'espère que notre savant confrère a dû reconnaître, d'après tout ce qui précède, que la méthode des tractions soutenues, telle qu'elle est constituée aujourd'hui, n'est nullement atteinte par ses judicieuses observations; et M. Puiegnat lui-même partagera sans doute cette conviction.

Si j'ai démontré une chose vraie en établissant que la force doit toujours passer par le centre de la tête, ces honorables confrères seront bien forcés d'avouer qu'elle passera nécessairement par ce centre, si elle y est attachée, que l'erreur est dès lors absolument impossible; qu'avec ce point d'attache la traction peut s'exercer d'un point fixe et invariable; et que, par conséquent, la méthode des tractions soutenues n'est en aucune manière justiciable de l'objection capitale dirigée contre la force mécanique, par M. Bailly et par les autres adversaires de cette force.

D'après M. Bailly, la traction mécanique agirait d'une manière continue, et n'imiterait pas le *modus faciendi* de la nature dont l'action est essentiellement intermittente.

On pourrait, comme notre regretté confrère, le docteur Marchant, de Charenton, se borner à répondre qu'il est très-facile d'imiter cette intermittence en cessant et en reprenant tour à tour la traction; mais je ne saurais faire cette concession à des idées que je considère comme une interprétation fausse des actes de la nature.

Personne n'est plus que moi animé du désir d'imiter ce grand maître, et c'est précisément au nom de ce désir que je repousse et l'objection de M. Bailly et la concession de M. Marchant.

Les contractions de l'utérus sont, il est vrai, intermit-

tentes comme celles de tous les muscles ; c'est là une
conséquence de la faiblesse de notre humaine nature,
et très-souvent nous avons l'occasion d'en regretter les
fâcheuses conséquences. Il est vrai que ces alternatives
d'action et de repos ont, à un certain point de vue, un
but providentiel, et que la circulation fœtale, gênée
pendant la contraction, se rétablit pendant le repos ;
mais, ce fait incontestable n'est rigoureusement exact
qu'en ce qui concerne le tronc de l'enfant, car, lorsque
la tête est fortement engagée dans un bassin rétréci, la
compression qu'elle subit ne cesse pas dans l'intervalle
des contractions. C'est précisément la durée et le danger de cette compression qui légitiment notre intervention ; et lorsque nous avons jugé convenable de nous
substituer à la nature, je ne sache pas qu'il puisse venir
à la pensée de personne, d'interpréter dans un sens favorable à la mère et à l'enfant, les interruptions que nous
imposent la fatigue et la nécessité de nous retremper
par le repos.

Je crois donc être dans le vrai absolu, en attachant
une immense importance à la qualité de la force, à sa
tenacité, à sa *continuité*.

La cessation des tractions ne peut avoir pour résultat
que de prolonger la durée de la compression. L'effort doit
donc être continu et progressif, cette progression ne doit
être interrompue que pendant des intervalles très-courts,
pour donner à la tête le temps de se mouler à la filière
qu'elle traverse, elle doit être reprise dès que l'on sent
diminuer la tension des cordons de traction ; mais l'opération ne doit jamais être suspendue complètement, que

s'il devient nécessaire de donner un peu de repos à la malade, ou bien lorsque la force a atteint, pendant un certain temps, des limites qu'il serait imprudent de dépasser.

Pour comprendre la nécessité de continuer la traction, n'oublions pas que la force *soutenue* ne surprend pas brusquement un corps en repos, mais qu'elle agit sur un corps que l'on considère en mécanique comme un corps en mouvement. Or, les expériences de Coulomb et du général Morin ont établi de la manière la plus incontestable, la différence immense qui existe entre la force nécessaire pour entraîner un corps en mouvement, et celle qu'il est indispensable d'employer pour ébranler ce même corps au repos.

C'est là, du reste, un fait que tout le monde comprend par intuition, et dont l'observation la plus vulgaire confirme chaque jour la notion.

Personne n'ignore que sur une route horizontale et non accidentée, le cheval tire un fardeau plus considérable que le bœuf; mais si un obstacle se présente, si le char est arrêté par une ornière, les rôles sont intervertis, et la force lente, tenace et progressive du bœuf le dégagera facilement, tandis qu'il sera à peine ébranlé par les coups de collier les plus vigoureux du cheval.

Citerai-je les résultats gigantesques obtenus dans l'exploitation des carrières par l'interposition de simples coins de bois sous les blocs de pierre les plus volumineux? Rappellerai-je ce cri devenu historique, *Mouillez les cordes?* Quelque argument que je puisse invoquer, je resterais encore au-dessous de ceux qui me sont four-

nis par mes adversaires eux-mêmes, et que je copie textuellement : « C'est un fait digne de remarque que si,
après avoir amené la force à un certain degré de puissance, on se borne à la maintenir pendant quelque temps
à ce même degré, on en favorise singulièrement l'action,
et qu'on détermine parfois des effets plus prompts et plus
considérables que ceux que l'on obtiendrait avec une
force plus intense, mais passagère; aussi M. Pajot in-
siste-t-il sur l'utilité des tractions soutenues avec le forceps (1). »

Est-il possible, je le demande à M. Bailly, est-il possible de faire une plus brillante apologie de la force mécanique? Est-il possible de faire plus éloquemment le procès à la traction manuelle? Est-il possible de mieux préciser ce qui est facile à l'une, ce qui est interdit à
l'autre?

Si, au point de vue de la durée, de la permanence
de l'effort, personne ne peut nier la supériorité de la
force produite par une-machine sur celle de l'homme
le plus vigoureux, que sera-ce lorsque l'accoucheur
aura jugé utile de réclamer le concours d'un ou de plusieurs aides? comment établira-t-il, entre deux ou trois
volontés, ce consensus indispensable pour produire l'effet
si bien décrit par M. Bailly?

Ce n'est pas tout encore : l'effort ne peut être perma-
nent qu'à la condition de rencontrer la même fixité, la

(1) Bailly. *Thèse de concours.*

même stabilité dans la résistance ; il faudra donc une synergie et un synchronisme complets, non-seulement entre les différentes personnes qui exercent la traction, mais encore entre elles et les aides chargés de retenir la malade. Or, l'expérience nous démontre que ces derniers résistent en général avec mollesse, qu'ils cèdent peu à peu, pour réagir brusquement lorsqu'ils se sentent entraînés, donnant ainsi à l'effort de l'accoucheur toute la violence d'un choc aussi nuisible à la malade, que peu profitable à la marche de l'opération.

M. Bailly se demande avec effroi ce qu'il adviendrait si le forceps venait à lâcher prise, lorsqu'il obéit à la puissante intervention d'une machine. Il n'a pas réfléchi sans doute que, dans ce cas, la force ne se produisant qu'autant que l'on imprime de nouveaux tours à la manivelle, elle doit nécessairement cesser en même temps que la résistance. D'accord en cela avec le raisonnement, l'expérience lui prouverait que le forceps s'arrête tout doucement à l'intérieur des organes génitaux, sans être attiré au dehors, sans faire courir la moindre chance de déchirure, et notre honorable confrère voudrait bien admettre que ce n'est pas là un des moindres avantages de la traction soutenue.

Les mêmes phénomènes se passent encore lorsque la résistance est surmontée par la force mécanique ; elle n'est jamais brusquement vaincue, comme elle l'est par la force manuelle. On compte par milliers les exemples d'accoucheurs se renversant en arrière avec le forceps vide de la tête qu'il vient de laisser échapper, ou avec cette tête violemment arrachée, après avoir brisé tous les obstacles. Je ne citerai qu'une seule observation, parce qu'elle est signée d'un nom honorablement connu, parce qu'elle est rapportée de la manière la plus franche et la plus loyale, par un praticien éminemment instruit, par un accoucheur d'une incontestable habileté, dont le nom fait autorité dans la science, et surtout parce qu'elle émane de l'un des plus rudes adversaires de la méthode des tractions soutenues.

Je laisse la parole au docteur Putegnat.

Je suis appelé par la sage-femme H... (de Lunéville), auprès d'une cantinière, la femme Pess., en travail d'enfantement depuis longues heures.

D'après renseignements, je reconnais indispensable l'application du forceps ; cependant, avant de la faire, je veux étudier par moi-même.

La patiente, grosse, courte, jadis rachitique, chargée d'embonpoint, aux chairs fermes, au tempérament sanguin, d'une santé florissante, est au terme de sa première grossesse.

Le travail a commencé il y a seize heures, et la tête du fœtus, dégagée de la matrice, est immobile par suite du rapprochement des branches ascendantes du pubis et de la résistance des chairs.

J'applique le forceps. Mes forces ne suffisant pas, je m'adjoins une femme, puis un soldat ; mais en vain. Ce voyant, j'annonce qu'il faut employer la crâniotomie et je réclame l'assistance d'un et même de plusieurs collègues. Le mari et la parturiente me refusent l'assistance demandée, repoussent, avec énergie, la crâniotomie et déclarent qu'à tout prix ils veulent leur enfant sans mutilation.

Devant ces résolutions inébranlables, je me décide donc à agir, tout seul, comme accoucheur.

Deux soldats, faisant des tractions sur une nappe enroulée

sur le manche du forceps, au niveau de l'articulation, ne suffisant point, j'en prends trois, puis quatre. Ma main tremble encore d'émotion en écrivant ces lignes.

La parturiente, d'un courage effrayant, est maintenue par son mari, deux soldats et deux femmes. La matrone, de sa main droite, appuyée par l'autre, soutient le périnée, qui est encore surveillé par ma main et mes yeux.

Enfin, pendant une troisième tentative, pratiquée avec toute l'attention possible, faite avec l'aide des quatre soldats, auxquels 'avais expliqué, minutieusement, ce que je voulais d'eux ; ce que je redoutais ; la prompte docilité avec laquelle il faudrait m'obéir ; pendant cette troisième tentative, *impérieusement* exigée, faite, cependant, progressivement et sans secousses, avec mouvements de latéralité, ma main gauche, placée sur la tête du fœtus est repoussée subitement, avec une violence qui jette au loin les deux mains de la sage-femme, soutenant le périnée. Cette violence est le résulat du subit entraînement de la tête qui franchit l'obstacle osseux et la vulve qu'elle déchire avec le périnée jusqu'aux sphincters de l'anus inclusivement.

L'enfant, gras, bien frais, est arrivé sans fracture et sans vie, suivi du placenta et d'une grande quantité d'eau et de sang, qui éclabousse l'accoucheur, la matrone et les deux femmes chargées de maintenir les membres abdominaux de la patiente.

Le lendemain, la périnéographie a été heureusement faite, à l'aide de quatre points de suture.

Deux années après, cette déchirure s'est reproduite ; mais, seulement, jusqu'aux sphincters de l'anus, à la suite d'un accouchement laborieux : Présentation d'une épaule, version, application du forceps sur la tête. ·

Après son premier accouchement, cette cantinière a eu une métro-péritonite aïguë, un hydrothorax gauche, une double *phlegmatia alba dolens* ; enfin, deux abcès iliaques. Celui de gauche s'est ouvert dans le rectum ; celui de droite s'est fait jour dans le vagin, à deux jours d'intervalle. Le pus de l'un et de l'eutre, très-abondant et fétide, était constitué par une espèce de sérum, tenant en suspension des flocons albumineux, des stries de sang et des bourbillons de couleur chocolat (1).

Est-il rien dans cette observation qui ne puisse être prévu à l'avance, même par l'accoucheur le plus jeune et le moins habitué aux drames obstétricaux? Notre savant confrère avait semé le vent, pouvait-il ne pas récolter la tempête? Lorsqu'avec sa force et celle de quatre hommes jeunes et vigoureux, il agissait sur une tête fœtale, lorsque, faisant mouvoir cette tête dans un canal courbe, il la dirigeait suivant une trajectoire aussi tendue que celle d'un boulet lancé par un canon Krupp, pouvait-il espérer lui voir prendre une autre direction que la ligne droite, et ne devait-elle pas fatalement renverser tout ce qui se trouvait sur le trajet de cette ligne? Quel obstacle sérieux pouvaient lui opposer la main de l'accoucheur cherchant à la diriger, et les deux mains de l'accoucheuse doublant le périnée, et s'efforçant vainement de continuer la courbure du canal pelvien?

La main du médecin et surtout la main de l'honnête homme tremblait en reproduisant cette observation. Combien n'eût-elle pas tremblé davantage, si par une magnifique opération de périnéorrhaphie, le chirurgien n'avait pas épargné à sa malade la plus déplorable infirmité, si le praticien habile et consommé ne l'avait pas heureusement conduite au port à travers les accidents les plus redoutables, à travers les abcès multiples du pe-

_____

(1) Putegnat. *Quelques faits d'obstétricie.* Paris et Bruxelles, 1871.

tit bassin, les formidables complications de l'hydrothorax et une double *phlegmatia alba dolens*.

Je sais très-bien que M. Putegnat a eu la main forcée,
je sais qu'on lui a refusé des médecins consultants et
surtout l'autorisation de pratiquer la crâniotomie. Mais
notre savant confrère était-il donc dans une impasse d'où
il ne pouvait sortir que par la crâniotomie, ou par cette
épouvantable mise en scène de cinq personnes retenant
la malade dans un sens, et de cinq autres personnes tirant
son enfant dans un autre ; et peut-on dire que la science
est faite lorsqu'elle ne peut fournir à l'accoucheur que
des moyens aussi primitifs et aussi barbares ?

Si l'on pouvait en avoir la pensée, il suffirait de comparer ce qu'a obtenu M. Putegnat en suivant les errements
du passé avec ce qu'aurait pu lui donner la science
comme je la comprends, la science comme j'ai la prétention de l'avoir constituée.

Il s'agissait dans l'observation de M. Putegnat d'un
obstacle créé par le rapprochement des branches descendantes du pubis et par les parties molles, c'était donc le
diamètre bi-pariétal, trop grand par rapport au diamètre
bi-ischiatique de la mère, dont on devait obtenir la réduction

Nous avons vu dans la première partie de ce travail
qu'il existait une différence immense dans la réduction
des diamètres de la tête, suivant la variété de forceps
employé. J'ai démontré théoriquement les causes de
cette différence, et j'ai prouvé expérimentalement que
la force compressive mise en jeu par les divers instru-

27

ments était en raison inverse des résultats obtenus; qu'avec une force compressive moitié moindre, une même tête saisie par le forceps d l'auteur subissait une réduction d'un centimètre, tandis qu'en employant une force double, cette réduction n'était que de 5 millimètres avec une autre variété de forceps, et qu'elle était nulle avec un instrument encore plus défectueux.

J'ai établi, toujours expérimentalement, que la force, nécessaire pour faire passer une tête dans un rétrécissement donné, différait suivant la variété du forceps employé; et que les pressions excentriques subies par le bassin de la mère, les pressions concentriques subies par le cerveau de l'enfant, étaient infiniment moindres avec le forceps de l'auteur qui exigeait en même temps le déploiement de forces de traction le moins considérable.

Si donc M. Putegnat avait saisi la tête de son enfant avec le forceps de l'auteur, il aurait pu, du seul chef de ce changement, congédier deux militaires à la traction, et en supprimer deux à la résistance.

Mais il y a plus, si notre honorable confrère avait mieux connu la méthode des tractions soutenues, ou plutôt, s'il avait pu faire taire ses répulsions, et essayer l'emploi de ces engins monstrueux, si terrifiants pour les malades, il aurait pu se priver complètement de tout ce luxe d'auxiliaires, et opérer seul avec le seul concours de l'accoucheuse. Disposant alors d'une force soutenue, lentement et progressivement croissante, il aurait à son gré dirigé son opération, sur laquelle il aurait exercé une surveillance sérieuse et effective; il n'aurait pas commandé à des soldats qui, malgré leur intelligence, leur docilité, leur habitude de la discipline, étaient dans l'impossibilité de lui obéir, et devaient fatalement être entraînés par la vitesse, par l'élan inévitablement acquis au moment où l'on triomphe d'une grande résistance. Se commandant à lui-même, il se serait docilement obéi lorsqu'il aurait senti la progression de la tête et la diminution de la résistance, sa main aurait devancé sa pensée, et, cessant de tourner la manivelle, il aurait pu instantanément constater le *sublatâ causâ tollitur effectus*.

La tête n'aurait pas été entraînée dans une direction fatalement rectiligne ; laissée libre de se mouvoir indépendamment de la traction, elle se serait conformée aux dispositions anatomiques du bassin, et, après en avoir suivi régulièrement les contours, elle se serait tout doucement énucléée à travers les parties molles lentement dilatées par les sages et prudentes manœuvres de notre honorable et intelligent confrère ; un affreux traumatisme aurait été évité à la mère, et si, malgré l'épouvantable manœuvre imposée à M. Putegnat, l'enfant était gras, bien frais, sans fracture et *sans vie*, ne serait-on pas en droit de supposer qu'il serait arrivé en pleine possession de la vie, s'il avait eu à subir une pression moins considérable et moins prolongée ; peut-être alors, au lieu de gloser spirituellement sur les efforts de l'auteur « modifiant constamment, un instrument tonjours parfait et toujours perfectionné, (1) » M. Putegnat serait-il

(1) Putegnat. *Quelques faits d'obstétricie*, 1871, et autres nombreuses publications antérieures.

devenu un apôtre de la méthode des tractions soutenues ; à moins toutefois que les choses ne se soient
passées avec assez de simplicité pour faire prendre le
change à notre honorable confrère, en lui laissant croire
qu'il n'avait triomphé que d'insignifiantes difficultés.

En évoquant le lugubre tableau tracé de main de
maître par le docteur Putegnat, et en mettant en regard
la simplicité de la mise en scène d'une application de la
méthode soutenue, j'ai suffisamment justifié cette dernière des accusations formulées contre elle : d'employer
des instruments lourds, compliqués, qui frappent d'effroi
les assistants et les malades. Ces terreurs n'ont jamais
existé que dans l'esprit de mes adversaires.

Ceux qui sont pour la première fois témoins d'une
opération de ce genre, paraissent trouver le moyen tout
naturel ; ils voient là une opération réglée, mathématique, leur inspirant une confiance absolue, et surtout
moins d'effroi que les mouvements plus ou moins brusques et violents qui accompagnent l'opération manuelle ;
ceux, au contraire, qui ont déjà vu des applications ordinaires, établissent entre les deux méthodes, une comparaison toute à l'avantage de la force mécanique, et en général ils ne comprennent pas que l'on puisse recourir à
un autre procédé. Quant aux malades, je leur évite d'abord
une impression morale excessivement pénible, qu'elles per-
çoivent presque toutes et qu'elles traduisent si souvent par
cette exclamation : « Mais, vous allez donc m'écarteler !»
Exclamation bien naturelle lorsqu'elles voient un ou
plusieurs aides monter sur leur lit pour organiser la ré-

sistance à la traction. Toutes celles qui ont déjà subi d'autres applications sont d'avance séduites par cette comparaison, et malgré cette disposition naturelle à trouver, que la douleur actuellement éprouvée est la plus violente que l'on ait jamais ressentie, toutes avouent néanmoins qu'elles souffrent incomparablement moins que dans les opérations précédentes.

Me sera-t-il permis de citer la naïve appréciation d'un ouvrier dont la femme était délivrée d'un enfant vivant, après avoir subi deux fois la céphalotripsie dans des accouchements antérieurs :

« Ça vient tout seul, disait-il, et les autres fois on *cigognait* deux heures, et rien ne venait, il fallait tuer mes enfants. » On *cigognait*, expression pittoresque qui devrait trouver sa place dans le Dictionnaire de l'Académie, car elle résume à elle seule la longue périphase que nous sommes obligés d'employer pour indiquer le moyen de triompher d'une résistance, en dirigeant les efforts en haut, en bas, à droite, à gauche, en tournant, etc., en un mot en *cigognant*.

Il est une objection que le docteur Bailly considère comme capitale, et que je m'étonne de trouver sous la plume d'un observateur si plein de tact et de finesse. Notre honorable confrère admet comme un fait indiscutable, « que les machines enlèvent à l'accoucheur le sentiment des résistances, et substituent une force inconsciente à la force intelligente et sensible de la main (1). »

(1) Bailly. *Thèse de concours.*

En vérité, dans une ville et dans un siècle où l'industrie nous éblouit de tant de merveilles, on a peine à comprendre cet anathème lancé contre les machines. Comment, des ouvriers, réduits à leurs seules forces musculaires, ploieront sous un fardeau, et ils en apprécieront
mieux le poids, ils le dirigeront plus sûrement que s'ils
réclamaient le concours de ces merveilleux appareils
que la science moderne met à leur disposition ! Comment,
pour faire mouvoir un piston dans un cylindre, il vau-
dra mieux le tirer et le pousser avec la main que d'employer une bielle, une excentrique, le parallélogramme
de Watt ou tout autre moyen usité dans les arts pour
opérer la transformation de la force ! Comment, un accoucheur surmené va tirer de toutes ses forces, il va réclamer l'assistance d'un aide, et lorsqu'il ignorera même
s'il agit sur le fœtus, ou s'il entraîne le lit, la malade et
les assistants, on pourra dire qu'il mesure mieux ses efforts, qu'il en apprécie mieux la direction que si, tranquillement assis devant un appareil à extension et à contre-extension, en tournant lentement, avec deux doigts,
une manivelle, il développe une force lente, progressive, d'une direction infaillible, dont la moindre partie
produit nécessairement un effet utile, et dont il peut toujours apprécier l'intensité; intensité croissante lorsque la
tête résiste à la traction ; décroissante, au contraire,
orsque l'effort parvient à surmonter la résistance !

J'ai déjà signalé les défaillances de la force manuelle,
au point de vue de sa direction, de son peu de durée,
de ses irrégularités, de ses violences. M. Bailly voudra

bien me permettre de l'examiner au point de vue de cette prétendue délicatesse du tact.

En premier lieu, le professeur dont je veux bien un moment admettre l'infaillibilité, pourra-t-il dégager de ses études et de son expérience une formule qui puisse servir de guide infaillible à ses élèves? Laissons parler M. Bailly : « La force artificielle sera, dit-il, *mesu-* « *rée*, etc. (et il a soin de souligner le mot.) On com- « prend que nous ne puissions indiquer cette juste me- « sure de l'emploi de la force artificielle ; elle varie pour « chaque cas, c'est au tact de l'accoucheur de savoir la « discerner et de ne pas outre-passer le degré de force « nécessaire au succès de son opératien (1). »

Je le demande à tout esprit libre de prévention, sont-ce là des préceptes, et au lit de la malade, que va-t-il rester à l'élève, de ces leçons qu'il aura si vivement applaudies? Pent-être va-t-il trouver un guide plus sûr dans l'enseignement pratique de ses maîtres? Écoutons encore M. Bailly. Il se conformera, dit-il, au précepte formulé par Mme Lachapelle; il procédera par tâtonne-ments, il cherchera à sentir quelle est la direction des forces qui engage le plus facilement la partie fœtale pour agir dans ce sens. Mais qu'est-ce donc que tâtonner ? C'est, si je ne me trompe, chercher à droite, à gau-che, en haut, en bas, de tous côtés, jusqu'à ce que l'on ait trouvé sa voie. En vérité, je ne comprends pas que M. Bailly, qui redoute si fort la moindre décomposition de la force, ne soit pas frappé de terreur à la pensée de

---

(1) Bailly. *Thèse de concours.*

ce que peuvent produire ces tâtonnements pratiqués à
l'extrémité d'un levier aussi puissant que le forceps ; et,
lorsqu'il croit avoir trouvé cette voie, si péniblement cher-
chée, peut-il croire qu'il s'est placé dans les conditions
les plus favorables pour la mère et pour l'enfant ? N'a-
t-il pas , comme j'ai prouvé que M. Delore le faisait
dans ses expériences, n'a-t-il pas cherché le point où
la résistance est moins considérable ? N'a-t-il pas produit une véritable luxation ? Si l'on pouvait en douter
un moment, M. Bailly se chargerait de nous en fournir
la preuve la plus irrécusable. Lorsque, dit-il, la partie
étroite d'un bassin vicié a été franchie par la tête, on
est souvent averti par une secousse que le forceps transmet à la main. Une secousse ! Mais l'accoucheur l'au-
rait-il éprouvée s'il n'avait pas brusquement vaincu
une résistance, s'il ne s'était pas placé dans la position
d'un ouvrier que la force accumulée entraîne violemment, si son point d'appui s'écrase, ou si la résistance
fait brusquement défaut ? On comprendrait, tout au
plus, qu'une secousse se produisît si la tête passait brusquement d'un état de gêne extrême à une liberté absolue ; mais lorsqu'elle commence à échapper au point
rétréci, elle rencontre, immédiatement de nouvelles résistances dans les autres parties solides et molles qui
constituent les parois de l'excavation ; et s'il pouvait être
une condition dans laquelle on devrait surtout éprouver
cette secousse, c'est lorsque la tête, fortement embrassée par le périnée, va se trouver brusquement dégagée
de toute étreinte.

M. Bailly est certainement et heureusement trop ha-

bile pour éprouver jamais cette déchirante sensation qui
lui annoncerait une rupture complète du périnée; mais
il ne saurait expliquer cette différence dans les deux cas,
qu'en admettant qu'il sait parfaitement ce qu'il fait dans
la seconde hypothèse, et qu'il l'ignore absolument dans
la première. Quant à moi, grâce à la traction mécanique, je n'ai jamais perçu cette pénible impression que
l'on éprouve avec la main lorsque la tête, franchissant
brusquement un obstacle, passe d'un point rétréci à un
autre point où elle est moins serrée, et j'espère bien ne
constater jamais autre chose qu'une lente et progressive
diminution de la résistance.

On est allé jusqu'à prétendre que j'annulais le médecin, et que je le réduisais à l'état de machine; pourrais-
je accepter un semblable reproche? Comment l'accoucheur serait-il annulé ou amoindri, parce qu'on aura
supprimé le côté matériel de la tâche que son dévoûment
lui impose, parce qu'on l'aura exonéré de ces efforts
musculaires que l'industrie moderne épargne à ses ouvriers les plus infimes, et qu'un patron ne saurait imposer au dernier de ses manœuvres sans encourir un
blâme universel? N'avons-nous pas vu un concours
ajourné pour cause de rachialgie gagnée dans une application de forceps par un des concurrents (1)? N'est-
ce pas là un résultat déplorable, qui ne saurait être at-
ténué par l'admirable abnégation avec laquelle l'honorable candidat oubliait les douleurs de la veille pour se

---

(1) Bailly. *Thèse de concours.*

faire, le lendemain, l'apôtre ardent et convaincu de la force manuelle?

Le prestige de l'accoucheur ne sera-t-il pas, au contraire, augmenté de tout ce que l'on enlève à la force pour le donner à l'intelligence? Ne sera-t-il pas rendu à son véritable rôle d'observateur et de ministre de la nature? Et, d'ailleurs, les maîtres n'auront-ils pas encore des préceptes nombreux à formuler? Ne faudra-t-il pas poser les questions d'opportunité, enseigner tout ce qu'il faut savoir pour placer convenablement l'instrument, et être le directeur intelligent de la machine, etc. ? Tout en abdiquant au profit de la nature, l'accoucheur ne conserve-t-il pas le droit et le devoir de la surveiller et d'en rectifier les écarts? Placera-t-il son forceps au hasard, dans un cas d'absence d'abaissement de l'occiput, et dans certaines présentations de la face, etc., etc. ? Ne devra-t-il pas, dans de nombreuses circonstances, prévoir son insuffisance? N'aura-t-il pas à substituer d'autres manœuvres, ou à employer des instruments mieux appropriés à certains cas spéciaux, etc.

DES MOUVEMENTS

de latéralité, d'élévation et d'abaissement des manches du forceps.

IMPOSSIBILITÉ

de ne pas combiner ces mouvements avec la traction manuelle.

Tous les auteurs anciens ont conseillé de tirer sur le forceps en combinant la traction directe avec des mouvements de latéralité consistant à porter alternativement les manches de l'instrument de l'une à l'autre cuisse de la malade; tous ont recommandé, dans le cas d'insuffisance des préceptes afférents à chaque position de la tête, de procéder par des tâtonnements, en élevant et en abaissant successivement les manches du forceps. Il n'est venu à la pensée de personne que ces mouvements pouvaient être dangereux, et c'est avec la plus naïve can-

deur que le plus grand nombre les comparait à la manœuvre que l'on exécute, lorsqu'on ébranle le bouchon
d'une bouteille, ou un clou saisi avec des tenailles (1).

Je crois être le premier qui ait appelé l'attention sur
ces mouvements, et qui en ait signalé les dangers. Dans
mon premier travail, après avoir discuté la théorie par
laquelle les anciens auteurs expliquaient l'action des mouvements de latéralité, j'ai développé les propositions suivantes : lorsque pour arracher un pieu, un clou, on leur
fait subir des mouvements latéraux répétés, on a l'intention de tasser la terre, ou les fibres du bois, d'agrandir ainsi le trou et de faire cesser les adhérences ; il n'en
saurait être de même dans l'espèce, car lorsque j'incline
à droite le manche du forceps, c'est dans le but de dégager les saillies qui peuvent être retenues à gauche ;
opérant alors un peu de traction, je reporte l'instrument
à gauche pour dégager à leur tour les saillies qui sont
retenues à droite, répétant ainsi les manœuvres du voiturier dont l'équipage est trop faible pour gravir une
pente escarpée ; il fait pivoter sa voiture sur une roue,
puis, immobilisant à son tour celle qui vient de progresser, il fait, par une manœuvre inverse, avancer celle qui
lui avait fourni le premier point d'appui (2). »

Je n'ai rien à ajouter à cette appréciation, sinon que,
si les mouvements de latéralité n'élargissent pas la filière

---

(1) Baudelocque, Capuron, Velpeau, etc.
(2) Chassagny. *Du forceps à traction soutenue.* Bulletin de
l'Académie, 1861.

pelvienne, ils ont pour résultat de tasser le diamètre fœtal
engagé pour en diminuer le volume. M. Joulin exprime
cet effet par une comparaison des plus ingénieuses : « Je
ferai, dit-il, comprendre ce qui se passe alors par une
comparaison assez exacte : si l'on presse un noyau résistant entre une dalle de pierre et le talon de la chaussure,
le poids du corps peut n'être pas suffisant pour le briser ; mais si l'on imprime au pied des mouvements de
demi-rotation, le noyau éclate, ou il se produit sur la dalle
des rayons concentriques qui prouvent la force considérable qui s'est subitement ajoutée au poids du corps (1). »

M. Bailly explique d'une autre manière le mécanisme
des tractions soutenues : Après avoir établi, comme je l'a-
vais fait moi-même, que par les mouvements de latéralité, le forceps n'est plus un simple instrument de traction, mais qu'il se trouve transformé en un levier du
premier genre qui prend alternativement son point d'appui sur les deux parois latérales de l'excavation, et qu'il
agit puissamment par l'extrémité de ses cuillers sur la
tête fœtale qui représente la résistance, il conclut que
les mouvements latéraux du forceps ont une efficacité et
une utilité que bien peu d'accoucheurs contestent aujourd'hui. La pratique, dit-il, l'avait déjà senti, les expériences le démontrent. Nous croyons que c'est une pratique bonne à conserver. Il fait alors la comparaison
suivante :

« Il me semble que l'action du forceps, animé de mouvements latéraux, peut être rapproché du jeu du double

(1) Joulin. *Traité complet d'accouchements*, page 1040.

levier de fer qui, sous le nom de pince, sert à extraire un pavé maintenu par ceux qui l'entourent. Sur deux faces parallèles, l'extrémité de la pince est insinuée dans l'intervale des deux blocs, puis deux hommes, imprimant alternativement un mouvement d'oscillation au levier, déterminent le soulèvement du pavé qui permet de l'extraire (1). »

En dehors de toute explication théorique, les conclusions de M. Bailly en faveur des mouvements de latéralité sont acceptées par l'immense majorité des accoucheurs modernes, qui en proclament l'incontestable utilité. Pour démontrer les avantages que l'accoucheur retire de leur emploi, M. Delore s'est appuyé sur des expériences qui l'on conduit à conclure que « les mouvements de latéralité, point possibles avec le forceps à traction soutenue, mécaniquement, sagement imprimés, permettent d'extraire le fœtus plus facilement *et avec moins de dangers pour la mère et pour l'enfant*, puisqu'ils soulagent d'une force de 10 à 30 kilogrammes (2). »

Les expériences de M. Delore seront examinées et interprétées dans le chapitre suivant à propos de l'étude du dynamomètre; mais je puis dire, dès à présent, qu'elles n'ont fait que démontrer une vérité sur laquelle ne pouvait planer aucun doute. Tout le monde sait théoriquement, pratiquement, ou par simple intuition que

(1) Bailly. *Thèse de concours*, page 97.
(2) Delore. Mécanique obstétricale. *Gazette hebdomadaire*, 1865, et Putegnat. *Quelques faits d'obstétricie.*

les mouvements de latéralité, d'élévation et d'abaissement imprimés aux manches du forceps *soulagent* la
traction ; ils *soulagent l'accoucheur* comme la clef de
Garangeot *soulage* le *dentiste;* mais ils ne sont pas
plus favorable à la mère et à l'enfant que la clef de Garangeot ne peut l'être à la gencive, à l'alvéole et à la
dent.

Porter les manches du forceps à droite, à gauche du
bassin, les élever, les abaisser alternativement, c'est,
on ne peut le nier, faire systématiquement des tractions
en dehors des axes, c'est transformer en levier la tige
rigide qui constitue le forceps. Or, qui dit levier, dit
pression au point d'appui et à la résistance ; et cette pression est en raison directe de la longueur du bras du levier correspondant à la puissance.

On ne peut admettre la transformation du forceps en
levier, sans reconnaître implicitement la justesse de ma
comparaison, de celle de M. Bailly, et surtout de celle
de M. Joulin.

Dans mon hypothèse, le voiturier a bien *soulagé* ses
chevaux d'une quantité considérable de kilogrammes,
mais il suffit de jeter un coup d'œil sur la route pour
apprécier l'effet produit sur les parties qui ont fourni le
point d'appui ; d'un autre côté il est facile de comprendre combien ces manœuvres répétées doivent compromettre la solidité de la voiture. Si, après l'extraction du
pavé, M. Bailly recherchait les traces des pinces dont il a
si bien décrit l'action, il resterait sans doute concaincu
que ce n'est pas là une manœuvre inoffensive. Cette con-

viction ne serait pas moins fondée en admettant la comparaison de M. Joulin : l'écrasement du noyau, les tra- ces laisssées sur les dalles témoignent, il est vrai, en faveur de la puissance du procédé, mais ils ne déposent pas en faveur de son innocuité.

Tant que l'on n'a pas cherché à s'expliquer l'action des mouvements de latéralité, les accoucheurs ont dû n'y voir que les avantages immédiats qu'ils en retiraient pour le but final de l'opération, pour l'extraction de la tête ; et l'on comprend sans peine avec quelle unanimité l'usage devait en être recommandé. Mais ce que l'on a peine, à comprendre c'est qu'ils ne soient pas impitoyablement rejetés par tous ceux qui ont cherché à en expliquer le mécanisme ; et cependant on ne saurait les accuser de manquer de logique, car ils sont parfaitement conséquents avec leurs principes, avec les exigences de leur pratique. C'est ainsi que M. Bailly, qui a si pittoresquement fait ressortir les dangers des mouvements de latéralité, en est réduit à plaider les circonstances atténuantes, à dire que sa comparaison n'est peut être pas bien exacte, que l'expérrience de tous les jours prouve qu'ils ne sont pas aussi dangereux que la théorie semblerait l'indiquer, etc. On sent que notre honorable confrère est obligé de se faire violence, et qu'en définitive il obéit à cette maxime : *Qui veut la fin veut les moyens.* Partisan déclaré de la force manuelle, il est trop intelligent pour ne pas savoir qu'il serait obligé d'y renoncer, du jour où il serait réduit à se priver du puissant concours des mouvements de latéralité ; il sait très-bien que c'est en prenant ce point d'appui contre les pa-

rois du bassin, que l'accoucheur trouve la force nécessaire pour opérer l'extraction de la tête.

C'est là un fait d'une importance capitale, sur lequel je
ne saurais trop longuement insister. Que l'on confie à
l'homme le plus vigoureux les deux cordons de traction
attachés au centre de la tête, de manière à le forcer à
tirer sans prendre aucun point d'appui contre les parois
du bassin, et l'on pourra se convaincre que, même dans
des cas de moyenne difficulté, il lui serait absolument
impossible de triompher d'une résistance qui, en général, est si facilement surmontée par le tracteur mécanique.

Comment expliquera-t-on cette différence? D'où peut
venir cette puissance de l'accoucheur lorsqu'il tire par
l'intermédiaire d'une tige rigide ? Quelle est la cause de
sa faiblesse lorsqu'il agit sur des cordons flexibles ? Et,
par-dessus tout, par quoi peut être constituée la supériorité si marquée de la traction mécanique?

On ne manquera pas d'invoquer, comme un argument
décisif, l'énormité de la force déployée par le tracteur
mécanique ; mais c'est là une immense erreur, car si l'on
compare la force manuelle et la force mécanique, au
point de vue de leur intensité, l'avantage est tout en faveur de la première. L'accoucheur, tirant sur une traverse à laquelle on a relié l'extrémité des deux cordons,
produit un effort infiniment plus considérable que celui
qui, dans l'espèce, est développé par la machine.

Ce qui constitue la différence c'est, je ne saurais trop le répéter, non pas l'intensité, mais la nature des deux forces. Celle de l'homme arrive dès le début à son apogée, puis elle décroît plus ou moins rapidement avant d'avoir produit son effet utile; comme l'ont surabondament prouvé les expériences de M. Joulin, elle n'est qu'une série de secousses d'intensité progressivement décroissante ; tandis que la force mécanique, faible dès le début, s'accroît lentement, progressivement, et triomphe des résistances par sa permanence, par sa durée, bien plus que par la violence ; *gutta cavat lapidem non vi, sed sœpe cadendo.*

Si l'accoucheur, réduit aux seules ressources de la traction manuelle, ne peut accomplir sa tâche sans multiplier ses forces par la transformation de son forceps en levier, sans recourir aux mouvements de latéralité ; ces mouvements sont encore appelés à lui rendre d'autres services non moins importants, et qui rendent leur emploi tout aussi indispensable.

C'est à eux qu'il devra de diminuer, dans une proportion considérable, les efforts que les aides doivent faire pour résister à la traction.

C'est par eux surtout qu'il lui sera possible de limiter l'étendue de ses mouvements de traction, et de ne pas être violemment entraîné par la force accumulée, par l'élan et par la vitesse acquis pendant la durée de l'effort violent mis en œuvre pour triompher d'une grande résistance.

Lorsqu'un accoucheur tire sur un forceps par l'inter-médiaire de lacs attachés à l'instrument, toute la force qu'il développe est intégralement transmise aux aides chargés de retenir la malade, à l'exception cependant de celle qui, par l'excentricité de la traction, est dépensée en pression contre le bassin. C'est ainsi que M. Putegnat, employant cinq personnes à la traction, était forcé d'en employer cinq autres à la résistance ; mais lorsque l'on fait du forceps un levier, on produit un double effet, l'un tendant à faire progresser la tête, et l'autre tendant à re-pousser la malade en arrière ; le rôle des aides chargés de réagir contre la traction, est presque complètement annulé ; et, en général, les accoucheurs se louent d'autant plus de leur opération, qu'ils ont mieux atteint ce résul-tat. L'effort qu'ils ont fait pour délivrer la malade était, disent-ils, bien peu considérable puisqu'il n'a pas été perçu par les aides.

Il n'est pas d'accidents qui ait plus éveillé l'attention des accoucheurs que l'extraction brusque de l'instrument, soit lorsqu'il a lâché prise, soit lorsque la résistance de la tête a été violemment surmontée. Aussi, dans tous les traités d'accouchements, les conseils pleuvent pour éviter à l'opérateur cette déconvenue. Il faut, dit-on, tirer des bras seulement, il ne faut pas s'abandonner sur son for-ceps, il faut donner peu d'étendue aux mouvements de traction, il ne faut pas prendre de point d'appui sur le lit de la malade, il faut être prêt à réagir vivement si la ré-sistance cède trop brusquement, etc., etc.

Tous ces préceptes prouvent que personne n'a compris le véritable artifice à l'aide duquel l'accoucheur parvient à limiter l'étendue de ses efforts ; et ils seraient formulés en pure perte si, au lieu d'être exercée sur les manches du forceps, la traction devait se produire par l'intermédiaire des cordons flexibles.

Placé dans ces conditions, tirant sur ces cordons en abandonnant à eux-mêmes les manches du forceps, l'accoucheur, quelque habile et quelque prudent qu'on le suppose, entraînerait fatalement jusqu'au dehors de la vulve, l'instrument qui viendrait de lâcher prise ; de même que, si une résistance considérable était brusquement surmontée dans un point du bassin, il ferait infailliblement parcourir à la tête, d'un seul coup, et sans dilatation préalable, le détroit inférieur et le canal vulvaire.

Ce n'est, en réalité, que par les mouvements de latéralité, qu'en prenant un point d'appui contre les parois du bassin, que l'accoucheur peut parvenir à faire des mouvements par lesquels il ne risque pas d'être entraîné, · puisqu'ils ont pour limite le faible espace que parcourt la tête, au point d'appui du levier et à la résistance.

Tous ces détails théoriques peuvent être parfaitement appréciés d'une manière pratique, à l'aide d'une expérience de la plus grande simplicité.

Supposons que l'on saisisse et que l'on serre énergiquement de la main gauche le cône formé par la réunion des cinq doigts de la main droite; si l'on cherche à séparer les deux mains par une traction énergique, quelques précautions que l'on puisse prendre pour limiter son effort, si cette traction est bien exercée dans l'axe de la main gauche, la séparation ne saurait se faire sans une certaine brusquerie, et la main droite ne s'arrêtera qu'à quelques décimètres de la main gauche.

Si, au contraire, le dégagement s'opère par une série de mouvements excentriques, en portant alternativement en arrière, en avant, en haut, en bas, le poignet droit ; la séparation aura lieu sans élan, et la main droite restera en contact avec le bord radial de la main gauche. Un spectateur inattentif pourra trouver le procédé très-satifaisant ; les sensations perçues par la main gauche représentant le bassin, et par la main droite simulant la tête du fœtus, pourront seules témoigner de la différence qui existe entre les deux manières de faire.

L'étude du mode d'action des mouvements de latéralité, m'a permis d'en démontrer assez péremptoirement les dangers, pour que je puisse me croire autorisé à conclure qu'ils doivent être absolument rejetés d'une saine et judicieuse pratique. Cependant je dois aller au-devant d'une objection contre laquelle je dois inévitablement me heurter : on ne manquera pas de me dire que j'en exagère les inconvénients et les dangers ; ceux même qui admettront la justesse de la théorie, m'objecteron sans doute que, dans l'immense majorité des cas, et de l'aveu de tous les accoucheurs, ces mouvements paraissent complètement inoffensifs.

Je répondrai à cela que, même dans les cas simples, ils ne sont inoffensifs qu'en apparence, qu'ils exercent toujours une influence nuisible plus ou moins marquée. Il ne saurait être douteux que, dans tous les cas où la résistance à vaincre n'est pas tout à fait insignifiante, il doit se produire des pressions exagérées contre les parois du bassin ; et je suis bien convaincu que bon nombre de rétentions d'urines, de fistules vésico-vaginales ne reconnaissent pas d'autres causes. D'ailleurs, si ces accidents ne sont ni assez fréquents, ni assez graves pour qu'on ne puisse pas passer condamnation pour les cas de moyenne difficulté, en est-il de même dans les cas réellement difficiles, où l'on doit triompher d'une sérieuse résistance ?

Lorsque la tête est modérément serrée dans la filière du bassin, les mouvements de latéralité ne sont ni violents, ni prolongés, chacun d'eux conduit au but, et l'extraction est rapidement obtenue. Mais il n'en est plus de même lorsque l'accouchement ne peut se terminer que par une notable réduction des diamètres de la tête, c'est alors que les mouvements doivent être exercés avec une très-grande puissance, et qu'ils sont fatalement très-multipliés. En effet, le plus grand nombre avorte sans produire d'effet utile ; lorsqu'on prend un point d'appui sur un côté du bassin pour faire progresser la tête du côté opposé, elle glisse sur le point d'appui et, au lieu d'avancer, elle rentre dans le bassin ; on n'a obtenu qu'un mouvement de pivot au point de contact.

Si l'on considère quelle attrition doivent subir, dans ces conditions, les parties molles interposées entre la tête et la paroi du bassin, il serait, je crois, bien difficile de ne pas mettre sur le compte des mouvements eexcntriques imprimés aux manches du forceps, une grande partie du traumatisme, des gangrènes locales, des déchirures, des accidents puerpéraux dont on constate si souvent l'existence après les accouchements véritablement laborieux.

Je pourrai donc me croire fondé à admettre des conclusions diamétralement opposées à celles de MM. Bailly, Putegnat et des autres adversaires de la méthode des tractions soutenues

Nos honorables confrères proscrivent la méthode sous prétexte qu'elle ne permet pas les mouvements de latéralité, ce qui est une erreur; car rien n'est plus facile que de combiner ces mouvements avec la traction mécanique qui laisse les manches parfaitement libres; je conclus, au contraire, qu'un des plus grands mérites de la traction mécanique méthodiquement appliquée, consiste à rendre inutiles, et à permettre d'exclure toute action sur les manches du forceps.

DU DYNAMOMÈTRE

Erreurs auxquelles peut donner lieu l'application
de cet instrument à l'obstétrique.

CONDITIONS

dans lesquelles il peut fournir d'utiles indications.

Dans l'état actuel de la science, avec la tendance de
notre époque à imprimer à chaque opération un cachet
de précision mathématique, l'idée d'emloyer le dynamomètre dans les applications de forceps devait se présenter à la fois à l'esprit de tous les accoucheurs ; il était
surtout impossible de penser à remplacer la force manuelle par la traction mécanique, sans avoir préparé une
réponse à cette objection banale, que la force artificielle
empruntée à une machine ne triomphe des difficultés

qu'en augmentant dans une proportion considérable la puissance de l'accoucheur.

Il ne saurait donc y avoir un grand mérite d'initiative à avoir le premier conseillé l'emploi de cet instrument. C'est d'ailleurs une idée tellement malheureuse qne je me garderai bien d'en rechercher le premier auteur, pour lequel il y a plus d'intérêt à dissimuler ses titres à la priorité, qu'à rechercher une compromettante paternité.

En dehors d'une condition donnée dans laquelle le plus grand nombre des partisans du dynamomètre n'a pas essayé de se placer, cet instrument ne peut qu'engendrer le chaos ; sous prétexte de précision, il sert à consacrer les plus monstrueuses erreurs, il enregistre l'intensité de l'effort produit par l'accoucheur ou par une machine, mais il est muet sur ce qu'il importe surtout de connaître, sur les effets produits par rapport à la tête de l'enfant et au bassin de la mère ; il donne lieu tous les jours à une appréciation semblable à celle d'un homme qui, ne connaissant pas les lois de l'équilibre des liquides dans les vases communiquant, ignorant le paradoxe hydrostatique, soutiendrait qu'il n'a exercé qu'une pression insignifiante sur le fond du tonneau, qu'il n'a ajouté qu'un simple verre d'eau, et qu'il est complètement étranger à sa rupture.

J'avais déjà développé ces idées dans plusieurs travaux, mais j'ai dû y revenir avec insistance à propos d'une observation publiée dans la *Gazette hebdomadaire*, dans laqnelle le docteur Tarnier relatait un accouchement terminé à l'aide de la traction mécanique.

J'étais heureux de voir l'école de Paris se relâcher de ses sévérités pour la méthode des tractions soutenues ; mais, d'un autre côté, j'éprouvais des craintes sérieuses sur le résultat des expériences tentées par le docteur Tarnier. La manière dont la méthode avait été pratiquée par notre savant confrère, devait tôt ou tard amener un esprit aussi judicieux à des conclusions défavorables.

J'écrivis donc à l'honorable directeur de la *Gazette hebdomadaire*, avec prière de la communiquer au docteur Tarnier, la lettre suivante, dans laquelle j'exprimais mes idées sur les procédés qu'il avait mis en œuvre, et notamment sur l'emploi du dynamomètre :

A MONSIEUR LE RÉDACTEUR EN CHEF DE LA GAZETTE HEBDOMADAIRE.

Monsieur le rédacteur,

La *Gazette hebdomadaire,* dans son numéro du 12 mars 1869, contient le compte-rendu de la séance de la Société de chirurgie, dans laquelle M. Tarnier a pris une part si brillante à la discussion soulevée à propos des tumeurs utérines.

Dans un cas de dystocie causée par une de ces tumeurs, notre honorable confrère rapporte qu'il a terminé l'accouchement par une application de forceps, à l'aide de tractions exercées par l'intermédiaire des moufles.

J'ai été, je l'avoue, étonné de voir citer si simplement, et sans accompagnement d'aucun commentaire, l'emploi d'un manuel opératoire qui témoigne cependant d'une modification radicale des idées du savant accoucheur.

En effet, M. Tarnier s'est toujours déclaré l'adversaire des tractions soutenues, et en 1867 encore, dans une note ajoutée par lui à la dernière édition du *Traité d'accouchements* de Cazeaux, il s'associait complètement à l'ostracisme que M. Bailly, dans sa thèse de concours, formule de la manière la plus nette contre cette méthode.

A tous ces points de vue, il semble que je devrais me réjouir de voir un homme, de la valeur de M. Tarnier, faire aujourd'hui une si large concession à mes idées, et cependant c'est un tout autre sentiment que m'a fait éprouver la lecture de son intéressante observation.

Certainement ce n'est pas l'emploi de tel ou tel agent de traction qui constitue la méthode des tractions soutenues, et l'on peut très-bien la réaliser à l'aide des combinaisons mécaniques les plus diverses, mais à la condition toutefois de proscrire sévèrement les moufles et tous les instruments analogues.

Lorsqu'un accoucheur veut combiner un appareil de traction, il ne doit pas s'inspirer du désir de créer une grande puissance. Que son instrument produise seulement l'effort dont est capable un homme de vigueur moyenne, et il sera à la hauteur de toutes les circonstances. Ce qu'il doit rechercher ; c'est de donner à cet effort une bonne direction, de lui assurer la continuité, la stabilité, par le choix d'un point d'appui rationnel, et par-dessus tout de ne le développer que par une très-lente progression et par l'addition successive d'une longue série de petits mouvements ; ce qu'il s'agit de multiplier, c'est une force initiale très-minime, c'est ce léger effort que l'on peut facilement produire avec deux ou trois doigts seulement agissant sur l'extrémité d'une courte manivelle.

Avec un instrument ainsi combiné, le médecin le plus inexpérimenté ou le plus aventureux, est infailliblement protégé contre ses propres excès, la malade ne doit plus redouter, ni les dangers qui résulteraient d'une force exagérée, ni ceux qui seraient la conséquence d'une attaque trop vive et trop instantanée ; l'accoucheur sent parfaitement croître la résistance, et ses doigts suffisent très-bien pour lui en faire apprécier l'intensité. Si, pour plus de sécurité, il se sert d'un instrument pour mesurer sa force, il en suit parfaitement les oscillations, et il n'est pas exposé à faire galopper l'aiguille sur le cadran de son dynamomètre.

Il est facile de comprendre qu'il est impossible de concilier cette sécurité avec l'emploi des moufles ; en effet, ces appareils sont destinés à développer une grande puissance ; ce n'est pas une partie de la force, mais bien la force intégrale d'un homme qu'ils multiplient par un nombre correspondant à celui des poulies qui entrent dans la composition du système ; lors donc que l'on appliquera à un forceps des moufles composées de six poulies, on attelera, en réalité, six hommes à ce forceps.

M. Tarnier m'objectera sans doute que l'emploi du

dynamomètre le met complètement à l'abri des écarts auxquels l'opérateur pourrait se laisser entraîner par les excès de la force. Je répondrai d'abord à notre honorable confrère, que l'on peut partout avoir sous la main des moufles, un cric, un treuil ou tout autre instrument aussi puissant, et que l'on ne dispose pas toujours d'un dynamomètre; qu'arriverait-il à l'accoucheur qui croirait pouvoir emprunter la force de l'un, et se passer du contrôle de l'autre.

Je vais plus loin, j'affirme que le dynamomètre est bien loin de faire disparaître tous les dangers. Lorsqu'avec mon appareil je fais un tour de manivelle, c'est-à-dire lorsque je fais un mouvement de 30 centimètres d'étendue, ce mouvement ne correspond qu'à 3 millimètres de traction; et lorsque j'arrive à un effort un peu énergique, j'en suis prévenu longtemps à l'avance par l'augmentation de la résistance, qui est déjà considérable à 55 ou 60 kilogrammes, et qui n'est plus que très-difficilement surmontée si j'atteins 65 ou 70 kilogrammes. Avec les moufles, au contraire, lorsqu'on fait un mouvement de 30 centimètres d'étendue, on produit 5 centimètres de traction, et si, le dynamomètre marquant 40 ou 50 kilogrammes, on exécute ce mouvement avec une augmentation de 5 kilogrammes par exemple, ce qui n'est presque rien lorsque l'on intervient avec ses deux bras et le poids de son corps, on agira sur la tête par une traction brusque et violente, et l'on fera faire à l'aiguille du dynamomètre un saut de 30 kilogrmmes, qui la portera instantanément de 40 ou 50 à 70 ou 80 kilogrmmes.

Il est certainement très-facile de faire des mouvements plus petits, et de surveiller le dynamomètre assez attentivement pour ne le faire marcher qu'avec la plus grande lenteur ; mais il faut aussi tenir compte de l'impatience et de la facilité d'augmenter sa puissance ; et si M. Tarnier, qui a charge d'âmes, a beaucoup de chances pour entraîner à suivre son exemple, il est douteux qu'il puisse aussi facilement donner à ses imitateurs son esprit d'observation, sa prudente réserve, toutes les qualités en un mot, sans lesquelles on ne peut manier un instrument aussi dangereux.

Ce n'est pas tout encore, j'espère établir que, même entre les mains de M. Tarnier, le dynamomètre n'a pu fournir que des indications essentiellement erronées.

Un cas de dystocie qui se terminerait par une traction *réelle* de 25 kilogrammes, ne pourrait être considéré comme un cas sérieux ; dans l'immense majorité des cas, la nature triompherait facilement d'une aussi faible résistance, et je doute que, dans de semblables conditions, M. Tarnier applique jamais le forceps, et surtout qu'il lui vienne à la pensée de recourir à l'emploi de la force artificielle. L'examen de son observation prouvera surabondamment qu'il a été trompé par le dynamomètre.

D'abord, il existe deux manières de placer un dynamomètre : s'il est adapté au-dessous de l'anse que forme la réunion des deux cordons de traction, il indique bien l'effort réel que produit l'agent de cette tration ; mais s'il est placé dans la continuité de l'un des deux cordons, il indiquera seulement l'effort que transmet ce cordon au forceps, et il faudrait multiplier par 2 le chiffre donné, pour avoir aussi l'effort transmis par l'autre cordon non muni de dynamomètre. Dans le cas de M. Tarnier, si l'instrument avait été ainsi placé, la traction aurait été de 50 kilogrammes, ce qui commence à constituer un effort sérieux; c'est là une erreur d'appréciation possible, mais je crains d'en rencontrer une autre beaucoup plus sérieuse.

Je trouve, dans l'observation de M. Tarnier, cette phrase caractéristique : « *Je fis des tractions continues au moyen de moufles ajoutées au forceps, qui pouvait être dirigé dans tous les sens.* » D'où il résulte que pendant que M. Tarnier faisait avec les moufles des tractions dont il mesurait l'intensité avec le dynanomètre, il faisait en même temps des mouvements pour diriger le forceps dans différents sens, sans doute à droite, à gauche, en bas, en haut, etc.

Avant d'apprécier les résultats de cette manœuvre, notre honorable confrère voudra bien me permettre une comparaison : supposons un anneau scellé à la partie moyenne d'un pavé cubique, passons une corde dans cet anneau, et faisons des tractions pour l'extraire de l'alvéole formée par les pavés voisins ; ces tractions devront être excessivement énergiques, un dynamomètre en mesure l'intensité. Si, à ce moment, nous introduisons l'extrémité d'un levier de fer de chaque côté du pavé, dans l'interstice qui le sépare du pavé voisin, si nous faisons osciller à droite et à gauche l'extrémité opposée de ces leviers, l'avulsion se fera avec beaucoup plus de facilité, et une traction beaucoup moindre sera accusée par le dynamomètre. Il faudrait, je crois, être bien peu habitué à remonter de l'effet à la cause, pour admettre qu'une force moindre a été *réellement* employée, et tout le monde reconnaîtra, que pour apprécier cette nouvelle manœuvre, il faut ajouter à la force exercée avec la corde dans l'axe de l'alvéole et accusée par le dynamomètre, celle qui est produite par les mouvements de latéralité imprimés au levier.

Lors donc que M. Tarnier tirait avec ses moufles sur une corde attachée dans un point quelconque de la continuité de son forceps, il appréciait bien avec le dynamomètre l'effort produit par son appareil tracteur, mais il négligeait celui qu'il produisait d'ailleurs en imprimant des mouvements de latéralité, des mouvements d'abaissement et d'élévation à l'extrémité du double levier représenté par son forceps, et ce dernier effort, qui échappe à toute appréciation dynamométrique, n'est certainement pas le moins considérable. On comprend très-bien ce qu'il pourrait devenir dans des mains moins habiles et moins prudentes que celles de M. Tarnier.

L'exactitude de cette appréciation a été démontrée expérimentalement par M. Delore, qui, dans un travail intitulé : *Essai de mécanique obstétricale* (*Gaz. hebd.*, 1865), a consigné plusieurs expériences très-intéressantes.

Le savant accoucheur lyonnais s'était placé dans des conditions identiques à celles qu'a réalisées M. Tarnier dans son observation : voulant faire franchir à une tête la filière d'un bassin rétréci, il tirait sur le forceps avec un appareil à tractions; puis, mesurant avec un dynamomètre l'intensité de cette traction, il constatait qu'elle diminuait et que la tête descendait plus rapidement, lorsqu'il entraînait les manches dans des mouvements de latéralité, ou lorsqu'il en élevait ou en abaissait l'extrémité. Malheureusement, notre honorable confrère a mal interprété ces faits, d'ailleurs très-exacts et fort bien observés ; il n'a vu autre chose que la diminution de la tension dynamométrique, et n'a tenu aucun compte de l'appoint que chacun de ses mouvements venait ajouter à l'appareil de traction. Alors il a considéré comme démontrées, l'utilité et l'innocuité même des mouvements de latéralité, au lieu de reconnaître qu'une traction très-énergique, exercée dans une direction concentrique à l'axe du bassin, est beaucoup plus inoffensive que des efforts *en apparence* moins considérables, mais n'aboutissant qu'à une série de luxations.

Si les considérations que je viens d'émettre doivent être considérées comme exactes, on est logiquement conduit à reconnaître que, en dehors d'une condition spéciale que j'indiquerai tout à l'heure, il est absolument impossible de mesurer la force de traction exercée sur un forceps; et que, chercher à traduire en chiffres l'effort que doit faire un accoucheur avec les tractions manuelles, pour le comparer à la traction mécanique, c'est poursuivre une chimère irréalisable, et faire un monstrueux contre-sens mécanique.

En effet, le dynamomètre ne peut accuser qu'une

traction exercée dans une direction rectiligne; or, la tête
descendant dans un canal courbe, chaque partie du forceps doit décrire des arcs de cercle d'autant plus grands,
qu'on les observe plus près de l'extrémité des manches ;
par conséquent, pour agir d'une manière rationnelle,
l'accoucheur doit chercher à reproduire ces arcs de cercle, ce qu'il ne peut faire qu'en tirant dans un sens avec
une de ses mains, et en rectifiant cette traction par un
mouvement en sens inverse, exécuté avec l'autre main.
C'est donc la résultante de ces deux forces que le dynamomètre devrait enregistrer, ce qui est absolument impossible; car, même en la suposant parfaitement concentrique aux axes du bassin, on doit considérer cette traction comme exercée par l'intermédiaire d'un levier, dont
les bras sont entre eux dans des rapports tout à fait in-
connus.

Après avoir prouvé combien les données fournies par
le dynamomètre doivent être tenues en suspicion, il me
reste à établir dans quelles conditions on doit se placer
pour pouvoir compter sur l'exactitude de ces données.

En opérant sa descente dans la filière du bassin, la tête
exécute une série de mouvements qui se font tous autour
d'un centre commun, lequel n'est autre que le centre de
gravité même (1) de cet organe; il est donc évident que,
si le forceps est attaché à deux points correpondant aux

(1) Je disais dans le principe : centre de gravité de la tête,
mais c'est du centre de figure qu'il est réellement question.

deux extrémités d'une ligne passant par ce centre de gravité, la traction lui laisse la liberté la plus complète, et la tête n'est gênée dans aucun des mouvements à l'aide desquels l'engagement se fait dans les conditions les plus favorables ; la direction unique et rectiligne de la traction est tout à fait indépendante des directions multiples et curvilignes que le bassin lui-même imprime à la tête par le même mécanisme que dans l'accouchement naturel.

Dans ces conditions, le dynamomètre mesure la résistance réelle et non pas une résistance exagérée par les obstacles créés à la libre évolution de la tête, ou atténuée par l'insertion de la force dans la continuité d'un bras de levier.

Si au lieu d'attacher le forceps à la hauteur du centre de gravité, au niveau des bosses pariétales, on fixe les cordons à un point quelconque au-dessous de la tête, on pourra encore obtenir du dynamomètre des données, sinon exactes, au moins approximatives ; mais à la condition expresse de rompre avec la tradition, d'oublier le précepte classique, et d'éviter par-dessus tout de tirer *en bas et en arrière*, de tirer dans l'*axe* du bassin. L'accoucheur ne doit pas perdre de vue deux choses : la première, c'est qu'il agit sur une tige courbe se mouvant dans un canal courbe, que son point d'attache ne correspond jamais à la direction de l'axe du plan avec lequel la tête est en rapport, et que par conséquent il est impossible de faire agir dans l'axe d'un canal, une force qui passe en dehors de cet axe ; en second lieu, la tête parcourant en arrière un trajet beaucoup plus considérable qu'en avant, le forceps doit décrire des arcs de

cercle qui, dans l'immense majorité des cas, relèvent
l'extrémité des manches dès le commencement de l'opération. Si donc on agit avec une force tirant en bas et
en arrière, on empêche absolument l'évolution de l'instrument qui doit être porté en haut et en avant.

J'ai eu l'honneur de répéter devant M. Tarnier, des
expériences démontrant que cette direction vicieuse de
la force, tend à produire l'écartement des symphyses;
elles résistent, il est vrai, dans l'immense majorité des
cas, mais alors l'extraction de la tête résulte d'une véritable luxation produite par un mouvement qui l'immobilise en arrière pour la faire basculer en avant.

On devra donc tirer à peu près dans le prolongement
de l'arc de cercle qui doit être décrit par le forceps, et
alors les mouvements de haut en bas et d'arrière en
avant se produiront presque en complète liberté, l'extension de la tête se fera dans les occipito-pubiennes,
aussi bien que l'abaissement du front, des yeux, de la
racine du nez, dans les occipito-postérieures non réduites.
Le dynamomètre n'aura à enregistrer, de ce chef, aucune
augmentation de résistance; mais ce qui, dans quelques
cas, apportera encore un obstacle sérieux, c'est l'impossibilité où sera le forceps d'exécuter les mouvements de
circumduction qui doivent correspondre aux grandes
transformations de position, aux réductions d'occipito-
iliaques ou d'occipito-postérieures directes en occipito-
pubiennes. La gêne apportée à l'exécution de ces mouvements, aura le double inconvénient de créer une manœuvre excessivement irrationnelle, et de faire consacrer
une erreur des plus graves par le dynamomètre.

Telles sont les observations que je soumets à l'appréciation de notre éminent confrère le docteur Tarnier. Si j'ai quelques raisons de penser que les expériences, que j'ai répétées devant, lui ont exercé une certaine influence sur ses déterminations, j'espère avoir bientôt l'occasion de lui en présenter de plus concluantes encore. Sur l'importance à accorder au choix du forceps, et sur quelques autres points non moins importants qui prouveront surabondamment que la méthode des tractions soutenues n'est pas, comme on l'a dit à Paris, constituée par le fait seul de tirer sur un forceps avec un treuil ou avec un cabestan.

Notre honorable confrère voudra bien excuser la longueur de cette lettre ; non-seulement elle m'était imposée par l'importance du sujet, mais elle prouve surtout quelle haute estime je professe pour son caractère et son talent, et elle témoigne de mon ardent désir de le conquérir tout entier.

Agréez, etc.   M. CHASSAGNY.

Quoique l'observation de M. Tarnier soit un peu dépourvue de détails, le manuel opératoire est cependant assez explicitement décrit pour ne laisser aucun doute sur l'inexactitude de l'appréciation des données dynamométriques. Il importait d'autant plus d'appeler l'attention sur cette erreur, que M. Delore lui a donné la sanction de la méthode expérimentale, et que, sous ce couvert, l'utilité et les avantages des mouvements de latéralité sont acceptés comme un dogme par les hommes les plus autorisés.

Il doit suffire d'avoir fait observer que, dans les tractions combinées avec les mouvements de latéralité, le dynamomètre n'enregistre qu'une partie de la force employée, pour laisser subsister dans toute leur force, les arguments que j'ai dirigés contre l'emploi de ces mouvements.

Malheureusement ce n'est pas la seule erreur que consacre le dynamomètre. Il en est d'un autre ordre, et qui sont beaucoup plus graves, car elles semblent s'appuyer sur un raisonnement d'une rigoureuse exactitude, sur des conséquences logiquement déduites de prémisses en apparence indiscutables, et cependant, complètement erronées.

Tous les auteurs sont d'avis qu'après avoir épuisé tous les préceptes formulés par la science, il faut se livrer à des tâtonnements, pour rechercher la direction où l'on peut le mieux produire l'engagement de la tête. Suivant M. Bailly, ces données fournies par le tact, constituent surtout la supériorité de la force manuelle sur la force mécanique. « Les machines, dit-il, enlèvent à l'accoucheur le sentiment des résistances, qu'il y a avantage à conserver ; elles substituent, ainsi qu'on en a fait la remarque depuis longtemps, une force inconsciente à la force intelligente et sensible de la main. En effet, dans les tractions opérées au moyen de la main, on sent quelquefois que telle direction des forces engage la partie fœtale plus facilement que telle autre ; on peut donc profiter de cette indication pour agir plus efficacement sur elle. N'est-on pas privé, de cette notion utile, avec les machines (1)? »

Est-il possible de formuler, dans de meilleurs termes, cette pensée que : là où l'on éprouve le moins de résistance, là est la meilleure direction? Et cependant cette vérité banale, cette prétendue vérité sur laquelle n'a amais plané l'ombre d'un doute, est précisément l'antipode de la vérité.

Nous savons que ce qui constitue une bonne direction, c'est la répartition exacte des pressions sur tous les points du bassin avec lesquels la tête est en contact. Or, le plus ou moins d'effort que l'on est obligé de faire, suivant le sens dans lequel on exerce sa traction, n'est, en aucune façon, une preuve du plus ou moins d'exactitude de cette répartition.

La théorie peut très-bien nous fournir l'explication de ces différences. Si la tête est médiocrement serrée dans le bassin, si l'on peut sans trop d'effort subtituer un diamètre majeur au diamètre mineur engagé, s'il est possible, en un mot, de faire une luxation, le minimum de de traction correspondra à un effort exercé en dehors des axes du bassin, sur le point le plus éloigné du bras de levier. Si, au contraire, la tête est solidement enclavée, si elle atteint son maximum de réductibilité, si le bassin est arrivé à son summum d'extensibilité, le mouvement de luxation ne pourra plus se produire, et le minimum de traction ne sera obtenu qu'avec l'effort le plus rigoureusement concentrique.

(1) Bailly, *Thèse de concours*, page 24.

Quelques comparaisons vont nous fournir la preuve de l'exactitude de ces données théoriques : nous savons tous qu'il faut moins d'efforts pour luxer une dent avec la clef de Garengeot que pour l'extraire par une traction directe avec le davier ; et cependant, les conditions du problème seraient tout à fait renversées, si l'on avait planté et solidement enfoncé une dent de fer dans une alvéole d'acier. Il est évident que, dans ce cas, la clef de Garengeot serait tout à fait impuissante, et que le davier seul pourrait triompher de la résistance, en permettant de tirer exactement dans l'axe de l'alvéole.

On voudra bien me permettre une autre comparaison dont on excusera la vulgarité en raison de sa rigoureuse exactitude. Si un bouchon est médiocrement serré dans le col d'une bouteille, il faut beaucoup moins d'efforts pour l'extraire à l'aide de quelques mouvements de latéralité, que pour le tirer franchement dans la direction de l'axe de la bouteille ; mais si ce bouchon a été introduit de force avec un appareil quelconque, s'il est considérablement gonflé dans un col à ouverture rétrécie, les conditions sont tout à fait changées, les mouvements de latéralité sont devenus absolument impuissants, ils ne peuvent plus aboutir qu'à la rupture du bouchon, peut-être à celle du goulot de la bouteille ; les tractions exercées, même par une main vigoureuse, sur un tire-bouchon ordinaire doivent, dans certains cas, céder le pas à celles pratiquées avec un tire-bouchon mécanique qui développe une force moins considérable, mais y supplée par l'inappréciable avantage de tirer exactement dans l'axe du goulot.

Quelque exactes et quelque probantes que soient ces comparaisons, nous pouvons cependant demander à nos appareils d'expérimentations, des preuves encore plus directes et plus concluantes.

J'ai représenté, pl. VI, fig. 1 et 2, et décrit, page 209, un appareil destiné à simuler la rupture des symphyses, et à montrer par quel mécanisme cette rupture peut être produite, en agissant sur les manches du forceps transformé en levier. On se souvient qu'une tête artificielle est disposée pour reproduire la dépression que subit une tête naturelle, contre l'angle sacro-vertébral; et que, cette tête, soumise à des tractions exercées sur des cordons attachés à son centre, franchit la filière pelvienne sans produire l'écartement des symphyses. Lorsqu'au contraire, on tire sur une tige de bois plantée dans la tête et représentant les manches du forceps, on déprime d'abord la région dépressible, puis, lorsqu'on a épuisé sa réductibilité, on réagit contre les parois du bassin et l'on détermine la disjonction des symphyses.

En dehors de toute idée préconçue et de toute conception théorique, il est évident que l'on doit donner la préférence à la méthode de traction qui réagit le moins contre les parois du bassin, qui provoque le moins l'écartement de ces parois.

Nous avons donc un moyen infaillible de juger la valeur de ce prétendu axiome sur lequel reposent toutes les appréciations dynamométriques des expérimentateurs; nous pouvons, de science certaine, apprécier s'il est vrai que là où l'on rencontre le moins de résistance, là est la direction la plus irréprochable, la plus utile à la mère et à l'enfant; et savoir, en un mot, s'il existe un rapport quelconque entre l'intensité de la traction et les réactions qui se produisent contre la paroi du bassin.

Nous avons vu qu'en exerçant la traction sur des cordons attachés à 2 centimètres au-dessous de la tête, il faut une force de 35 kilogrammes pour l'abaisser jusqu'à ce qu'elle détermine l'écartement des symphyses que comporte la disposition de l'appareil; il ne faut, au contraire, qu'une force de 20 kilogrammes pour la faire descendre concentriquement, sans produire d'écartement; l'avantage est donc en faveur de la traction concentrique, de la traction la plus inoffensive. Mais si la force est insérée plus bas, à 10 centimètres de la tête, il ne faut plus qu'un effort de 20 kilogrammes pour amener la disjonction, disjonction que l'on obtient avec une force de 10 kilogrammes, en se rapprochant davantage de l'extrémité de la tige, et que l'on produit enfin, avec 5 kilogrammes seulement, en allongeant un peu cette tige et en lui donnant la longueur d'un forceps ordinaire.

Nous avons ainsi obtenu ce résultat, qui renverse toutes les idées reçues, d'employer, pour entraîner la tête dans une direction irréprochable, une force quadruple de celle qui produit les effets les plus désastreux.

Nous sommes donc en mesure d'apprécier les conséquences que M. Delore a tirées des données dynamométriques. Nous avons déjà vu ce que l'on devait penser du *soulagement* apporté à la traction par les mouvements de latéralité, par les mouvements d'élévation et d'abaissement imprimés aux manches du forceps; examinons comment doivent être jugées les indications que notre honorable confrère a demandées au dynamomètre sur la direction de la force.

M. Delore, après plusieurs considérations très-judicieuses sur la direction des axes et des plans du bassin, établit d'une manière incontestable qu'il faut tirer suivant la direction des axes ; puis, attachant son forceps à l'angle des fenêtres, il conclut que la traction doit faire, avec la ligne horizontale, le même angle de 60 degrés que fait avec cette ligne l'axe du détroit supérieur ; il n'oublie qu'un léger détail, c'est que sa force est insérée en dehors de la direction de cet axe. Et c'est dans ces conditions qu'il va demander au dynamomètre la confirmation de ses prévisions théoriques.

M. Delore fait alors une série d'expériences dans lesquelles il compare la force employée dans la traction horizontale, avec celle que nécessite une traction en bas avec un angle de 45 degrés, et il trouve, comme il était facile de le prévoir, que dans ce dernier cas l'effort est beaucoup moins considérable que dans le premier.

Si nous comparons ces expériences de M. Delore avec celle que nous venons de répéter pour montrer le mécanisme de la rupture des symphyses, et établir la variation de la force nécessaire pour amener cette rupture, il est évident que, dans les expériences de M. Delore, aussi bien que dans les miennes, la diminution de la ré-

sistance reconnaît pour cause la transformation du for
ceps en levier, et qu'il s'est produit une luxation de la
région antérieure de la tête contre la paroi antérieure
du bassin,

Il est vrai que M. Delore nie positivement la possibilité de transformer le forceps en levier, et qu'il croit avoir
démontré expérimentalement, l'impossibilité de trouver
un point d'appui contre les parois du bassin.

Pour faire cette démonstration, M. Delore s'est servi
d'une tête de fœtus dont l'intérieur était plein de stuc
et l'extérieur revêtu d'une feuille de plomb. « Cette tête
a été saisie au détroit supérieur, et serrée avec une pression énorme de 70 kilogrammes, qui a été maintenue
pendant toute la durée de l'essai. Un aide vigoureux
a essayé de prendre avec cette tête un point d'appui
sur le promontoire, et de presser contre le pubis, en
faisant violemment basculer les branches du forceps en
arrière. Or, il est advenu de cette expérience, d'abord
qu'on n'a jamais pris un point d'appui sur le promontoire, ensuite qu'on n'a point lésé le pubis, et enfin qu'on
a déchiré la fourchette, le périnée, le coccyx et la partie
inférieure du sacrum (1). »

Examinons un peu dans quelles conditions s'est placé
M. Delore pour réaliser son expérience : pour que le forceps se transforme en levier, il faut qu'il adhère avec la
tête, de manière à ne faire avec elle qu'un tout continu.

---

(1) Delore. Essai de mécanique obstétricale, *Gazette hebdomadaire,* 1865, page 407.

Or, il est évident qu'il ne peut pas s'établir d'adhérence solide entre deux surfaces métalliques. Non-seulement la courbure extérieure d'une tête transformée en ovoïde incompressible ne sera pas en rapport exact avec la courbure intérieure du forceps, non-seulement le contact ne s'établira que dans des points très-limités, mais encore, en supposant même une coaptation parfaite, il n'y aura pas ces conditions de pénétration, d'engrenage réciproque d'un forceps qui s'imprime dans la tête, d'une tête dont les tissus cutanés pénètrent dans les fenêtres de l'instrument.

Aussi je ne m'étonne que d'une chose, c'est que, même à l'aide d'une pression énorme, M. Delore soit parvenu à établir, entre son forceps et sa tête ainsi solidifiée et métallisée, assez de solidarité pour pouvoir continuer son expérience.

Si donc M. Delore n'a pas trouvé les conditions d'un levier ; je ne m'en étonne pas, on ne trouve, en général, que ce que l'on cherche bien, et notre honorable confrère ne me paraît pas avoir bien cherché.

Si nous regardions un ouvrier essayant de soulever un fardeau avec un levier, et plaçant au point d'appui, une boule ou tout autre corps rond ou ovoïde, nous trouverions sans doute qu'il ne réunit pas les conditions d'un levier, mais nous ne saurions le féliciter de la manière dont il cherche à les réaliser.

Et cependant, c'est précisément là ce qu'a fait M. Delore qui, mettant en contact deux corps ronds et incompressibles, devait nécessairement s'attendre à les voir glisser ou rouler l'un sur l'autre. Aussi, dans les conditions où il s'est placé, ses expériences sont parfaitement concluantes, mais elles lui auraient donné des résultats diamétralement opposés pour peu qu'il eût cherché à se rapprocher de la nature, qui a pris plus de précautions pour rendre la tête souple, élastique, malléable, que M. Delore lui-même n'en a pu prendre pour en assurer l'incompressibilité.

Pendant que M. Delore solidifiait sa tête *intus et extra*, et par le stuc et par le plomb, la nature, au contraire, en remplissait la cavité par une substance molle, pulpeuse, dont on ne peut certainement pas diminuer le volume sans danger, mais qui peut subir, sans conséquence grave, des variations de forme considérables.

Le contenant n'est pas moins bien disposé que le contenu ; formé de pièces osseuses minces et isolément flexibles, plus flexibles encore dans leur ensemble, grâce au jeu des sutures et des fontanelles, le tout est recouvert par l'enveloppe cutanée, assez souple et assez lâche pour se prêter aux plus capricieuses modifications de la forme, assez solide pour donner à cette boîte osseuse une cohésion suffisante, assez épaisse pour effacer ses angles, pour rendre les dépressions moins brusques et les répartir sur une plus grande surface.

Qu'une tête si merveilleusement et si providentiellement disposée soit engagée dans un bassin trop étroit, quelle que soit la force qui l'y pousse, elle va se mouler à cette cavité, elle s'étalera partout où elle trouvera un espace vide, en même temps qu'elle permettra à toutes les saillies de s'imprimer en creux dans sa propre substance.

Mais à mesure qu'elle va s'engager davantage et adapter plus exactement sa forme à celle du bassin, elle augmentera en même temps de densité, et elle arrivera peu à peu à son summum de réductibilité ; ce ne sera plus alors un corps souple et flexible, mais bien un corps solide et dense, formant avec le forceps une tige unique et rigide, prête à se comporter avec le bassin, comme se comportait avec la main, la tige de bois fixée à ma tête artificielle.

C'est alors que se trouvent réunies les conditions du levier le plus parfait que l'on puisse rêver, et, en présence de cette tête engagée et serrée dans le bassin de manière à ne pouvoir plus ni avancer ni reculer, comment pourrait-on ne pas admettre que le plus léger effort, exercé sur les manches du forceps, doive, pour peu qu'il ne soit pas parfaitement concentrique, se traduire en avant et en arrière par des pressions dont on comprendra facilement l'énormité, pour peu que l'on veuille réfléchir à la différence immense des deux bras de ce levier ?

D'ailleurs, est-il possible d'étudier une seule phase de l'accouchement naturel ou artificiel, sans faire intervenir une question de levier ? Lorsque l'utérus chasse la tête, ne la pousse-t-il pas par l'intermédiaire du rachis agissant sur le levier interpuissant représenté, par la base du crâne ? Lorsque le forceps remplace l'utérus, comment ferait-il progresser une région de la tête, si la région opposée ne lui fournissait pas un point d'appui ? Lorsque M. Joulin tire avec l'aide-forceps en bas et en arrière, d'après les préceptes formulés par tous les accoucheurs et confirmés par M. Delore, il constate *de visu* qu'il engage d'abord et déprime le pariétal postérieur, et qu'il fait marcher à son tour, et en dernier lieu, le pariétal antérieur. Comment cet effet se produirait-il si l'on n'avait constitué un point d'appui en arrière? Ces données sont tellement élémentaires, qu'il faut qu'elles aient été niées par un homme de la valeur de M. Delore, pour qu'il soit nécessaire de les discuter aussi sérieusement.

Ce ne sont pas encore les seules erreurs dont on ait demandé la consécration au dynamomètre. Les adversaires de la méthode des tractions soutenues avaient tellement proclamé, que la force mécanique est essentiellement brutale, violente, inconsciente, etc., qu'ils ont craint de voir retourner contre eux l'argument, et qu'ils ont essayé de donner à la force manuelle un semblant de précision, en mesurant son intensité et en s'efforçant de lui assigner des limites.

On peut dire qu'à partir de ce moment, on est arrivé à l'apogée de l'inconscience, de l'erreur et de l'anarchie.

M. Delore est entré le premier dans cette voie. Cherchant à savoir quelle est la force qu'on développe avec le forceps, il a pris la moyenne d'un grand nombre d'essais, et a fait le tableau suivant :

TRACTION.

$$
\text{Un homme....}
\begin{cases}
\text{sans appui. . .} & \text{40 kilogram.} \\
\text{avec appui. . .} & \text{80 kilogram.}
\end{cases}
$$

$$
\text{Deux hommes}
\begin{cases}
\text{sans appui. . .} & \text{80 kilogram.} \\
\text{avec appui. . :} & \text{130 kilogram. (1)}
\end{cases}
$$

L'année suivante, M. Bailly cite avec éloge les expériences de M. Delore; et cependant il les répète et arrive à des résultats différents : suivant lui « un adulte, en tirant *horizontalement* de toute sa force *sans secousse* sur un forceps, déploie une force de traction qui varie de la manière suivante :

« 1° En tirant des bras seulement. 45 kilogr.
« 2° Avec un point d'appui pour le
     pied à la hauteur du sol . . . 60 kilogr.
« 3° Avec appui pour le pied à la
     hauteur du forceps . . . . . . 90 kilogr. (2). »

Le mot *sans secousse* est souligné par M. Bailly, c'est moi qui ai souligné le mot *horizontalement*.

Plus tard, M. Joulin a reproduit les mêmes expériences et les mêmes resultats que M. Bailly; il en revendi-

_____

(1) Delore. Essai de mécanique obstétricale, *Gazette hebdomadaire*, 1865, page 344.

(2) Bailly. *Thèse de concours*, 1866.

que avec aigreur la priorité, en disant que « M. Bailly, qui en a été simplement témoin, se les est appropriées dans sa thèse, sans lui en demander la permission (1). »

On peut juger par là de l'importance qu'on y attachait.

Ces expériences ont donc été répétées sérieusement, elles ont reçu l'approbation de deux jurys de concours, et celle du plus grand nombre des accoucheurs modernes ; et pas une voix ne s'est élevée pour protester contre elles, pour constater qu'une traction manuelle exercée rationnellement sur un forceps échappe à toute appréciation dynamométrique. Personne n'a semblé soupçonner qu'il existe un abîme entre l'acte d'un homme qui essaie sa force avec un dynamomètre, et celui d'un accoucheur qui tire sur un forceps, non pas dans la direction de l'axe du bassin, mais par un mouvement tendant à entraîner la tête suivant la direction de cet axe. Tous ont oublié que le premier tire *horizontalement,* dans une direction *rectiligne,* tandis que le second doit tirer suivant une direction *curviligne,* en faisant de son forceps un levier qui ne prend pas son point d'appui sur les parois du bassin, mais qui, si la traction est intelligente, doit le prendre sur une des mains de l'accoucheur, l'immobilisant dans ce point, tandis que l'autre main représentant la puissance, agit en produisant un

---

(1) Joulin. *Traité de la force en obstétrique,* Paris, 1867, et *Traité complet d'accouchements,* 1867.

mouvement de bascule, en sens inverse de la force qu'apprécie le dynamomètre.

Ce qui étonne surtout, c'est que ces expériences aient été instituées et acclamées par les adversaires de la traction soutenue, par les hommes qui avaient le mieux étudié la question, qui m'avaient si vivement reproché de tirer suivant une ligne droite, un corps se mouvant dans un canal courbe; et qui avaient tenu un compte si rigoureux de l'infinitésimale décomposition de forces resultant d'une traction qui passe par le centre de la tête, mais dont la direction fait, à un moment donné de l'opération, un angle de 20 ou 25 degrés avec l'axe du bassin.

En acceptant de pareilles prémisses, il est facile de prévoir à quelles conséquences mes adversaires doivent arriver.

Nous voyons M. Delore assigner pour limites à la force manuelle le chiffre de 80 kilogrammes, M. Putegnat en a employé 200, M. Joulin estime que, d'après les résultats obtenus par M. Depaul, on peut sans danger arriver à 120.

Quant à M. Bailly, il est beaucoup plus réservé; doublement empêché par sa position de candidat et par son éducation obstétricale puisée à deux sources essentiellement différentes, il est obligé de louvoyer avec prudence entre deux écueils. Imbu d'un côté des préceptes du professeur Pajot, qui n'emploie pas même toute sa force avant de recourir à la céphalotripsie; témoin, d'un autre côté, des succès obtenus par M. Depaul à l'aide d'une traction puissante, il est facile de comprendre son embarras.

Cet embarras se trahit par les efforts qu'il fait pour classer la force en différentes catégories. C'est ainsi qu'il admet une force faible, une force modérée et une force intense.

« La force faible s'évalue par quelques kilogrammes seulement, 10 kilogrammes au plus. »

« La force modérée est celle qui n'atteint que la moitié ou les trois quarts de celle que peut déployer un homme adulte tirant *horizontalement* de toute la puissance de ses muscles, et avec un point d'appui pour le pied à la hauteur du sol, sur un corps résistant, par exemple un cordage solidement fixé à l'une de ses extrémités ; une force qui, évaluée au moyen du dynamomètre, serait représentée par le chiffre de 30 à 40 kilogrammes environ (1). »

« La force intense est double ou triple de la précédente, elle est de 60 à 100 kilogrammes (2). »

Nous savons ce que l'on doit penser des différents degrés de force appréciées au dynamomètre ; nous avons vu combien peut être inoffensive une force intense également répartie sur tous les points du bassin, nous connaissons aussi les effets désastreux que l'on peut produire avec une force excessivement faible. Certainement l'accoucheur qui se couche à la renverse sur un tapis pour

(1) Il n'est pas possible de mieux avouer et de mieux décrire une traction s'exerçant dans une direction rectiligne.

(2) Bailly. *Thèse de concours.*

suivre les préceptes de Martin jeune, et tirer suivant une direction perpendiculaire à l'horizon, ne déploie qu'une force infinitésimale ; s'il lui arrivait de produire une rupture de symphyse ou tout autre traumatisme, il ne manquerait pas d'exciper de la modération de ses efforts, et, au nom des données dynamométriques, sa conduite serait absolument irréprochable.

Il est bon d'observer que M. Bailly a bien voulu connaître, à l'aide du dynamomètre, la force moyenne qu'un homme peut développer dans différentes positions, mais il ne va pas jusqu'à recommander l'application de cet instrument dans la pratique ordinaire ; il semble avoir instinctivement pressenti que la solution de continuité que le dynamomètre établirait entre le forceps et l'accoucheur, placerait ce dernier dans des conditions toutes différentes de celles où il se trouve, en manœuvrant une tige rigide.

En définitive, après avoir exposé les raisons sur lesquelles s'appuient les partisans des céphalotripsies hâtives, après avoir, d'un autre côté, fait ressortir, de la manière la plus éloquente, les incertitudes de l'accoucheur sur les dimensions du bassin, sur le volume de la tête, etc., il fait intervenir des considérations d'ordre moral, il cite les succès obtenus par les efforts réunis de plusieurs accoucheurs développant une force intense ; et après s'être ainsi placé dans l'impossibilité de conclure, notre honorable confrère termine par les considérations suivantes :

« Le désaccord des chirurgiens sur cette grave question de thérapeutique obstétricale, s'explique aisément et subsistera à jamais ; je ne suis donc pas surpris, pour ma part, de voir deux accoucheurs éminents donner sur ce point des préceptes notablement différents. Si le spectacle des divergences des maîtres peut ébranler la foi mal affermie d'un néophyte, et surprendre le vulgaire ignorant qui croit y trouver le témoignage évident des incertitudes de la médecine, un esprit éclairé saura lui donner une interprétation plus équitable et plus juste. Dans des oppositions, souvent plus apparentes que réelles, il ne verra que ce qui s'y trouve en effet : la preuve des difficultés immenses de l'art, difficultés qui ne sont bien saisies que par ceux-là qui se sont donné la mission de les combattre et d'en triompher (1). »

Quelles que soient les précautions oratoires dont s'est entouré M. Bailly, il n'a pu réussir à dissimuler le vide de la science ; c'est en vain qu'il a couvert de fleurs l'abîme qui sépare la pratique des deux éminents professeurs de Paris, il n'en est pas moins vrai que le jeune accoucheur qui voudra s'inspirer des leçons et de l'exemple de ces maîtres, se heurtera contre des préceptes si diamétralement opposés, qu'il restera livré, je le répète, à tous les hasards de l'inconscience et de l'anarchie.

Je comprends toute la réserve imposée à l'homme qui, comme M. Bailly, croit l'obstétrique à jamais enfermée dans un cercle de doute infranchissable ; mais on peut laisser de côté ces euphémismes lorsqu'on a la

(1) Bailly. *Thèse de concours.*

foi dans la puissance et dans l'avenir de la science, et surtout lorsqu'on se croit en droit de considérer le problème comme résolu.

Je me propose de donner dans le chapitre suivant des moyens certains, infaillibles, mathématiques, de poser des limites à l'intensité de la force que doit employer l'accoucheur. Je me borne pour le moment à formuler, en ce qui concerne le dynamomètre, les conclusions suivantes :

1° Le dynamomètre donne des résultats essentiellement différents, suivant les points du levier sur lesquels la traction est insérée. Il ne peut donc fournir à l'accoucheur que des indices trompeurs sur la force qu'il déploie.

2° Les expériences fondées sur des données dynamométriques fournies par l'instrument employé dans ces conditions, sont nécessairement erronées et doivent être considérées comme frappées de nullité.

3° Le dynamomètre donne des résultats certains et invariables toutes les fois que la force est insérée à des points correspondants au centre de la tête. Dans ces conditions, l'insertion se fait à chacune des extrémités du levier représenté par la base du crâne, de telle façon que chacune de ces extrémités peut à son tour cheminer vers les points où la résistance est moindre, et devenir alternativement, point d'appui et résistance.

4° L'emploi du dynamomètre est de la plus haute importance dans les expériences destinées à élucider des questions de théorie ou de pratique. Cet instrument ne serait qu'une complication inutile au lit de la malade ; la meilleure garantie consiste dans le mode de construction de l'appareil, avec lequel il doit être matériellement impossible de dépasser une limite de force donnée.

5° On doit proscrire tous les appareils qui multiplient une force initiale considérable. C'est ainsi que l'on rejettera les moufles, les crics, les treuils, les cabestans et en général tous les instruments de force créés pour l'industrie. Avec l'emploi de l'un de ces appareils, l'usage du dynamomètre serait indispensable, et encore devrait-il être consulté avec la plus minutieuse attention.

CINQUIÈME PARTIE.

—

DES LIMITES DE LA FORCE.

—

DIVERS PROCÉDÉS EMPLOYÉS POUR PRATIQUER L'EMBRYOTOMIE.

—

NOUVELLE MÉTHODE DE CRANIOTOMIE.

—

PARALLÈLE ENTRE LA MÉTHODE DES TRACTIONS SOUTENUES ET L'AIDE-FORCEPS.

—

STATISTIQUE.

APPRÉCIATION

des limites à poser à l'intensité de la force.

INDICATION

*des conditions qui rendent nécessaire le morcellement
du fœtus.*

La crâniotomie, la céphalotripsie et tous les procédés qui ont pour but de diminuer le volume du fœtus
constituent une des opérations les plus sérieuses de
l'obstétrique, une de celles qui engagent le plus gravement la responsabilité du médecin, non-seulement vis-à-
vis de son entourage, mais encore et surtout vis-à-vis
de sa conscience.

En effet, lorsque l'accoucheur se trouve en présence
d'un de ces cas extrêmes, il voit se dresser devant lui
deux problèmes également redoutables, également difficiles à résoudre. Au milieu du conflit des opinions les
plus contradictoires, il devra d'abord chercher un guide

pour apprécier l'opportunité de l'opération, et échapper au double danger de sacrifier inutilement le fœtus en agissant trop tôt, ou de compromettre le salut de la mère en intervenant trop tard ; puis, lorsqu'il aura pris une décision plus ou moins bien motivée, deux hypothèses peuvent se présenter : ou, placé dans les conditions les plus favorables, il pourra disposer de toutes les richesses d'un arsenal bien monté, et alors il aura à faire un choix parmi les procédés et les instruments si nombreux qui se disputent la préséance ; ou bien, perdu au fond d'un village, privé de tout, même du concours d'un confrère, il devra improviser des ressources, créer des instruments, et ne compter que sur son initiative et son courage, pour accomplir la tâche la plus pénible qui puisse incomber à l'homme de l'art.

Si cet exposé de situation est exact, ce qui, je l'espère, ne sera pas contesté, on devra en conclure que la science est loin d'avoir dit son dernier mot, et, quant à moi, j'estime qu'elle ne doit avoir ni trêve, ni repos, jusqu'à ce qu'elle ait perfectionné, dans les dernières limites du possible, les moyens d'éviter ces barbares opérations, et qu'elle les ait en même temps rendues plus simples, plus faciles, plus inoffensives lorsqu'elles sont absolument inévitables.

C'est en me plaçant à ces différents points de vue que je me suis proposé :

1° De rechercher quelles limites peut atteindre la force de traction, et par conséquent d'examiner quelles

sont les circonstances qui peuvent autoriser l'accoucheur à pratiquer le morcellement du fœtus.

2° De faire une appréciation sommaire des procédés
employés pour pratiquer ces opérations.

3° Enfin, de proposer une méthode d'une exécution
plus simple, plus facile, et qui puisse mieux sauvegarder les intérêts de la mère.

Ce qui importe avant tout à l'accoucheur, c'est de
connaître, d'une manière aussi exacte que possible, la
forme et les dimensions du bassin : le désir d'acquérir
cette notion a donné naissance à la pelvimétrie interne
et externe, et fait éclore une foule d'instruments qui,
quelque ingénieux qu'ils puissent être, sont aujourd'hui
généralement délaissés pour être remplacés par le doigt,
auquel l'accoucheur confie le plus souvent le soin de
cette exploration.

Sans doute, cet organe intelligent et convenablement
exercé, peut fournir les renseignements les plus précieux
sur les conditions mathématiques dans lesquelles va
s'exécuter l'accouchement; mais on ne doit pas oublier
que ces données sont essentiellement incomplètes et insuffisantes. En supposant l'examen du bassin parfait
et irréprochable, on ne connaît encore que l'un des
côtés du problème; on a jugé le contenant, mais on
ignore le contenu, et il est tout à fait impossible d'apprécier, même d'une manière approximative, les rapports
qui vont être successivement créés entre la tête et le bas-

sin pendant les différentes phases du mouvement de descente. D'ailleurs, l'expérience de chaque jour est bien propre à nous entretenir dans ces sentiments de défiance et de prudente réserve, en nous montrant, d'une part, des difficultés surgissant dans les cas où nous les avions le moins prévues; et, d'un autre côté, en nous faisant assister à des accouchements qui se terminent avec la plus grande facilité, alors que nous ne les avions abordés qu'avec les plus vives appréhensions.

Aussi les hommes sérieux, tout en tenant grand compte des données pelvimétriques, ne les acceptent qu'à titre de renseignements, renseignements précieux sans doute, mais trop incertains pour servir de base à une décision grave, pour justifier une opération hasardeuse, pour permettre, par exemple, de décider un accouchement prématuré chez une primipare, ou de tenter une version immédiatement après la rupture des membranes, et sans avoir constaté l'impuissance de la nature ou essayé d'une application de forceps. A plus forte raison, n'est-il presque personne, même parmi les moins timorés, qui se décidât à mutiler un fœtus avant d'avoir mis sa responsabilité à couvert par une temporisation plus ou moins prolongée, et par l'emploi plus ou moins persévérant des moyens propres à conjurer ce danger. S'il se présentait un cas d'une gravité tellement évidente, qu'il fût absolument impossible de conserver l'ombre d'un doute sur l'impuissance de l'art et de la nature, ce ne serait pas alors de la céphalotripsie qu'il devrait être question, mais bien de l'avortement provoqué, si l'on était consulté à temps, ou de l'opération césarienne, si la malade était arrivée à son terme, et c'est en faveur de cette dernière opération que feraient pencher la balance tous ceux qui voudraient bien réfléchir que, tout en conservant l'espoir de sauver les deux êtres, elle est, en définitive, plus facile, moins barbare et moins brutale que la céphalotripsie qui, pratiquée dans des conditions si difficiles, ne rachète pas même le douloureux sacrifice de l'enfant, par une augmentation de chances favorables pour la mère.

En dehors de ces cas exceptionnels, il existe une entente parfaite entre tous les accoucheurs, et il n'y aurait qu'une voix pour blâmer celui qui, comptant sur l'infaillibilité de son diagnostic, procéderait d'emblée à la céphalotripsie avant d'en avoir constaté ou essayé d'en constater l'indispensable nécessité.

Mais comment va se faire cette constatation ? Comment va s'obtenir cette certitude ?

C'est ici que les divergences commencent à se dessiner, et il n'y aura pas un point de la science où elles se produiront plus tranchées et plus radicales.

Les uns, préoccupés surtout du salut de la mère, veulent lui épargner à tout prix l'épuisement nerveux, le surmenage qu'amène si souvent un travail prolongé ; ils blâment avec raison une trop longue temporisation ; mais, tout en protestant contre l'intervention tardive de l'art, ils en contestent la puissance et en restreignent l'action dans les plus étroites limites.

Suivant eux, après quelques heures de douleurs expulsives, une application de forceps devra être tentée ;

mais les tractions seront faites avec la plus extrême réserve, non-seulement l'accoucheur ne réclamera pas l'assistance d'un ou de plusieurs aides, mais il ne devra pas même employer toute sa force, et s'il ne réussit pas ainsi à triompher de la résistance, il s'arrêtera pour tenter, plus tard et dans les mêmes conditions, une nouvelle application, après laquelle, vivant ou non, le fœtus devra être sacrifié pour assurer le salut de la mère.

Certainement ces idées ne sont pas celles de l'immense majorité des accoucheurs, mais il faut bien reconnaître qu'elles tendent tous les jours à gagner du terrain, pla cées qu'elles sont sous le patronage d'hommes éminents qui, tout en les entourant du prestige que peut donner une haute position et un talent aussi incontesble qu'incontesté, n'ont eu, pour se donner le beau rôle, qu'à dénoncer les manœuvres violentes et souvent abusives des partisans exclusifs de la force.

Telle est la situation faite aux praticiens : ballotés entre ces opinions extrêmes, sans autre guide que des appréciations personnelles et un empirisme aveugle, tremblants de commettre un de ces meurtres qu'une prétendue science moderne voudrait vainement excuser, dont quelques esprits forts sont fiers d'accepter la responsabilité, mais que réprouvent également la religion, la morale et l'humanité, ils n'ont d'autre moyen pour échapper à cette poignante alternative que de se jeter dans les bras de ceux qui ne sauraient s'avouer vaincus, qu'après avoir épuisé les moyens de constater leur impuissance ; méthode aussi irrationnelle, aussi dépourvue de base scientifique que la première, mais pleine de séduisantes promesses, quelquefois déçues, il est vrai, mais trop souvent réalisées pour ne pas rallier l'immense majorité des praticiens.

Hâtons-nous de le dire, à une époque aussi positive que la nôtre, dans une question où de si grands intérêts sont en jeu, la science ne saurait plus longtemps se contenter de ce pis-aller.

Nous possédons toutes les données nécessaires pour obtenir la solution du problème. D'une part nous avons un forceps qui opère la réduction de la tête dans tous les sens et de la manière la plus inoffensive; d'un autre côté nous sommes certains que notre traction s'exerce concentriqnement aux axes du bassin, en atténuant autant que possible les pressions contre ses parois; nous pouvons compter sur l'exactitude de nos données dynamométriques; nous n'avons donc plus qu'à demander à la méthode expérimentale quelles sont les limites de la force, au-delà desquelles il se produit chez le fœtus des lésions incompatibles avec la vie; tandis que l'observation clinique nous permettra d'apprécier d'une manière très-approximative le summum d'effort que l'on ne pourrait dépasser sans danger.

On se souvient que j'ai cherché à établir les rapports qui existent entre la traction et la pression que subit la tête en traversant des filières plus ou moins rétrécies; j'ai constaté expérimentalement qu'une traction de 60 kilogrammes correspond à une pression de 29 kilogrammes. Or, sous l'influence de cette pression, les os se dépriment, il se produit même des fractures, la vie de l'enfant est gravement compromise, et, avec une pression plus considérable, il serait inévitablement sacrifié.

Il est donc tout à fait rationnel de ne pas faire supporter aux organes maternels une compression dont l'enfant ne doit, en aucune manière, bénéficier ; et j'ai pu, en toute sécurité de conscience, poser en précepte, que la traction ne doit jamais dépasser 60 à 65 kilogrammes ; mes appareils sont d'ailleurs disposés de manière à ne produire que très-difficilement un effort aussi considérable. Du reste, l'accoucheur ne développe jamais cette puissance sans en être prévenu longtemps à l'avance, même en l'absence de toute indication dynamométrique, et par le seul fait de la difficulté qu'il éprouve à faire tourner la manivelle.

La force à employer étant ainsi déterminée d'une manière précise et mathématique, est-ce à dire que l'accoucheur devra la dépenser en aveugle et sans précaution ? Devra-t-il la maintenir à outrance jusqu'à ce qu'il ait triomphé de la difficulté ?

Au nom du bon sens et de l'expérience, on ne saurait trop condamner une semblable pratique ; la traction soutenue ne doit pas seulement fournir les moyens de faire sûrement tout ce qui est possible, elle doit encore servir à poser d'une manière certaine les limites où commence l'impossible.

Pour obtenir l'un ou l'autre de ces résultats, l'opérateur devra d'abord n'arriver que d'une manière lente et progressive à ce chiffre de 60 ou 65 kilogrammes. C'est là un précepte de la plus haute importance, car, c'est plus que jamais le cas de se rappeler que, telle tête qui descendrait avec une force de 40 kilogrammes atteinte par une lente progression, pourrait très-bien ne pas être même ébranlée par une force de 60 kilogrammes brusquement développée.

L'effort doit donc être, autant que possible, incessant, il ne doit être interrompu que dans des circonstances exceptionnelles, dont l'accoucheur reste toujours l'arbitre ; mais par-dessus tout il doit toujours agir avec une extrême lenteur, et n'arriver aux forces extrêmes, qu'après avoir pris le temps de constater l'impuissance d'efforts moins considérables.

En se conformant à ces préceptes, dictés par la théorie et sanctionnés par la pratique, l'accoucheur n'arrivera que très-rarement à mettre en œuvre une force de 60 kilogrammes ; il verra le plus souvent la tête s'ébranler et descendre, longtemps avant d'avoir atteint ce degré de puissance. Voyons maintenant ce qu'il aura à faire dans les cas où cet effort n'aurait pas suffi pour triompher de la résistance.

Avant de passer outre, il devra s'arrêter et maintenir la tension pendant quatre ou cinq minutes à ce degré.

Dans la grande majorité des cas, il se produira un phénomène très-remarquable : sous l'influence de cet effort persistant, l'on verra les cordons se relâcher ; cette diminution de tension sera accusée par le dynamomètre qui, au lieu de rester à 60 kilogrammes, n'indiquera plus qu'un chiffre inférieur, 40 ou 50 kilogrammes, par

exemple. Si l'on n'emploie pas cet instrument, le relâchement sera tout aussi sûrement constaté par la facilité que
l'on éprouvera à imprimer de nouveaux tours à la manivelle ; on aura ainsi acquis la certitude qu'il s'est produit un léger mouvement de descente ; on pourra donc
ramener la traction à 60 kilogrammes, puis marquer un
nouveau temps d'arrêt, bientôt suivi d'un relâchement
plus prompt et plus considérable ; l'on ne tardera pas à
s'apercevoir que la tête obéit à un effort de moins en
moins énergique, et l'accouchement se terminera sans
que l'on ait jamais pu percevoir ce sentiment de résistance brusquement vaincue que l'on éprouve si bien
avec les tractions manuelles.

Si, après quatre ou cinq minutes d'attente, les cordons se maintiennent toujours au même degré de tension, on aura de fortes raisons de penser qu'il y a disproportion exagérée entre le volume de la tête et les
dimensions du bassin, et que l'engagement est impossible ; cependant il sera prudent de cesser toute manœuvre et d'attendre quelque temps pour voir si la continuité des efforts de l'utérus n'amènera pas un certain
tassement de la tête, ou si on ne la saisira pas dans un
sens peut-être plus favorable.

Après quelques heures de repos accordé à la malade,
on reprendra les manœuvres et on les continuera de la
même manière. Si l'on arrive au même résultat, si une
traction de 60 kilogrammes continue d'être impuissante,
on peut être assuré que l'enfant, s'il n'a déjà succombé,
succomberait infailliblement en traversant la filière du
bassin ; on pourrait donc, en toute sécurité de cons-

cience, pratiquer la crâniotomie ; cependant, comme il me paraît plus convenable de faire subir, aux organes maternels une certaine exagération de pression que de les exposer à tous les dangers que peut entraîner le morcellement du fœtus, je conseille, avant d'en arriver à cette extrémité, de porter la traction à 65 kilogrammes. Après l'y avoir maintenu quelques minutes, tous les scrupules doivent être levés, et l'on peut porter sur l'enfant une main que personne ne saurait accuser de témérité.

Toutefois, cependant, je n'atteindrai pas ces limites extrêmes de la force sans m'être assuré [de l'état du fœtus. Si, arrivé à 50 ou 55 kilogrammes de traction, des mouvements actifs de l'enfant ou l'auscultation me donnaient la certitude qu'il n'a pas encore succombé, si d'un autre côté l'engagement était assez complet pour me convaincre qu'il n'y a qu'une très-faible différence entre le volume de la tête et les dimensions du bassin ; certain de ne demander aux parois de la filière osseuse rien au-delà de l'écartement nécessaire pour livrer passage à la tête, je n'hésiterais pas à réhabiliter l'opération de Sigault ; et, en faisant bénéficier ma malade de la section sous-cutanée ou de la section d'un des pubis par la méthode du professeur Stoltz, je me croirais en droit de fonder les plus brillantes espérances sur la symphyséotomie ainsi dégagée de son caractère aléatoire, et mise à l'abri du reproche si bien mérité que lui adressaient ses adversaires, de ne pas amener seulement l'écartement des pubis, mais de provoquer en même temps celui de toutes les parties constitutives du bassin, et notament des symphyses sacro-sciatiques.

Les choses ne se passent pas toujours d'une manière aussi classique ; il arrive souvent que, dans les grandes résistances, le forceps tourne seul dans la cavité du bassin et qu'il laisse échapper la tête perpendiculairement à son axe longitudinal ; ce glissement se produit surtout lorsque la tête a été tassée, ramollie, et lorsque les pressions, longtemps continuées, en ont fait disparaître toutes les saillies. On peut dans ce cas faire une ou deux réapplications, après lesquelles on doit hardiment recourir à la crâniotomie.

J'ai déjà dit que si une obliquité considérable du bassin s'opposait à la réalisation d'une prise solide, je n'hésiterais pas à tenter la version. Mais en prenant ce parti, je ne l'accepterais, bien entendu, que comme un pis' aller. En dehors de l'impossibilité d'appliquer solidement le forceps, cette manœuvre ne me semblerait rationnellement indiquée, que dans un cas d'asymétrie bien constatée du bassin, dans lequel l'occiput serait en rapport avec le côté le plus petit de cette cavité. Dans toute autre condition, substituer *d'emblée* la version au forceps me paraît une méthode dangereuse et doublement condamnée par l'expérience et par la raison.

En faisant le forceps seul juge de l'opportunité de la crâniotomie ou de la céphalotripsie, en fixant d'une manière précise les limites de la force, j'ai donné à l'accoucheur la certitude absolue de ne jamais commettre un

meurtre inutile; mais, en même temps, j'ai implicitement motivé le rejet de cette opération dans les cas de
rétrécissement extrême du bassin.

Lorsque [le diamètre du bassin est rétréci au-dessous de 45 ou 50 millimètres, les manœuvres du broiement et de l'extraction de la tête et du tronc deviennent
tellement longues, pénibles et dangereuses que, sans parler de la certitude de sauver l'enfant, il y aurait, même
au point de vue de la mère, un très-grand avantage
à pratiquer l'opération césarienne. Si cette opération
trouve même à Paris des défenseurs, les nombreux succès qu'elle a donnés, en province, plaident encore plus
éloquemment en sa faveur, et l'on ne trouverait que
bien peu d'accoucheurs qui, dans les conditions que
je viens de poser, ne soient complètement disposés à s'y
rallier.

Telle n'est pas cependant l'opinion de M. Putegnat;
notre savant confrère me reproche de patronner une doc-
trine ancienne, il m'écrase du poids de son érudition en
me montrant que je n'ai fait que reproduire les idées de
Verduc, ce que je n'avais pas le moins du monde soupçonné; puis il cite une longue série d'auteurs qui, suivant lui, conseillent une conduite diamétralement opposée; il termine enfin par l'exposé de sa propre pratique.

M. Putegnat a fait quatre fois l'opération césarienne;
quatre fois il a amené un enfant vivant, et quatre fois ses
accouchées ont succombé. Notre honorable confrère
voudra bien me permettre d'examiner ces faits et les
conséquences qu'il en tire.

Des quatre malades chez lesquelles M. Putegnat a pratiqué l'opération césarienne, l'une était *surmenée* et avait eu de *légères convulsions* ; la seconde a succombé à une perforation intestinale, conséquence d'une oblitération ; les deux autres avaient des tumeurs considérables qui, de l'aveu de M. Putegnat, auraient amené la mort à une époque très-rapprochée. Si donc, pour être conséquent avec ses principes, M. Putegnat avait pratiqué la crâniotomie, il aurait sacrifié sans aucun doute quatre enfants et trois mères ; quant à la quatrième, qui était déjà *surmenée* et avait eu des *convulsions légères*, elle aurait probablement succombé à la crâniotomie aussi bien qu'à l'opération césarienne, et l'accoucheur aurait fait ainsi table rase des huit existences qui lui étaient confiées. M. Putegnat a donc obtenu des résultats brillants, des résultats tels que n'en obtiendront jamais les partisans de la crâniotomie à outrance.

M. Pajot, le plus radical de tous, puisqu'il ne reconnaît de limites à l'opération que l'impossibilité d'introduire le céphalotribe, et qu'il opérerait même dans un bassin réduit à 27 millimètres, M. Pajot n'a pratiqué qu'une fois cette opération, dans un cas de rétrécissement à 36 millimètres ; la femme a succombé avant même que l'opération ait pu être achevée.

M. Putegnat voudra donc me permettre d'imiter sa conduite et de rejeter ses conclusions. Sans être *catholique romain et célibataire, au cœur périndè ac cada·*

ver (1), on peut conclure, au nom du bon sens et de la morale ; et dans cette grande partie qui a pour enjeu la vie de nos malades, on ne saurait blâmer le médecin de se mettre du côté où il a le plus de chances favorables, dût-il, en suivant cette voie, se conformer aux préceptes de la loi religieuse !

---

(1) Putegnat. *Quelques faits d'obstétricie,* page 170.

EXAMEN CRITIQUE

des moyens dont la science dispose pour réduire
le volume de la tête.

MÉTHODE NOUVELLE

*de crâniotomie, et d'extraction de la tête après l'éviscé-
ration du cerveau.*

L'arsenal monstrueux, les procédés sans nombre que
la science met à la disposition de l'accoucheur se résu-
ment en deux méthodes principales : la crâniotomie et la
céphalotripsie : la première qui agit en coupant, en di-
visant la tête ; la seconde qui procède par l'écrasement.
Chacune de ces deux méthodes se divise en deux temps
principaux : le premier consacré aux sections ou à l'é-
crasement, et le second à l'extraction de la tête.

Si, dans la crâniotomie, l'accoucheur se propose seulement de pratiquer une ouverture destinée à faire éva-

cuer la matière cérébrale, il a sous la main une foule
de perforateurs protégés ou non par des gaînes, il n'aura
que l'embarras du choix, depuis la tige courbe et poin-
tue de Wigand, depuis la lance de Melzer et de Mauriceau jusqu'aux ciseaux de Smellie, d'Honoré Chailly ou
de Blot.

S'il désire faire une plus grande déperdition de substance, les couronnes de trépan à tiges droites ou courbes, rigides ou articulées, ne lui feront pas défaut, et lui
permettront d'enlever des rondelles plus ou moins grandes, et d'obtenir des ouvertures par lesquelles il pourra
donner issue à la pulpe cérébrale en l'aspirant même, au
besoin, avec l'appareil de M. Lüer.

Si enfin, l'on voulait des sections plus complètes et un
morcellement plus radical, on pourrait employer le forceps-scie des Belges, l'endotome de M. Matteï, le sphé-
notripseur des frères Lollini (de Turin), le crânioclaste
de Simpson, etc.

Quant à l'écrasement, il n'existe pour le pratiquer
qu'un seul instrument, c'est le céphalotribe. Quelles que
modifications qu'on ait pu lui faire subir, c'est toujours
un forceps à cuillers épaisses, pleines, massives, qu'un
mécanisme puissant rapproche avec énergie, pour écraser la tête avec ou sans crâniotomie préalable.

Tous ces instruments sont entachés d'un vice radical :
les plus simples sont encore trop compliqués, les autres
sont volumineux, coûteux, d'un entretien difficile, souvent leur emploi exige une éducation spéciale, et l'on

risque fort de ne les rencontrer que dans un arsenal bien monté ou dans les mains des inventeurs.

Et cependant on ne saurait méconnaître tout ce qu'il y a d'ingénieux et d'utile dans le plus grand nombre de ces appareils ; mais ce que l'on a trop oublié, c'est qu'il se fait immensément plus de crâniotomies au fond des campagnes que dans les cliniques de nos villes, et que ces opérations se répartissent sur un si grand nombre de confrères qu'il en est peu qui aient occasion de la pratiquer plus de deux ou trois fois dans une longue carrière ; dès lors quelque service que puisse rendre le céphalotribe, quelque admirable que soit le forceps-scie des Belges, quelque éloquent que puisse être le plaidoyer que M. Verrier vient de faire en sa faveur, il n'est pas un médecin de campagne qui se décide à faire ces coûteuses emplètes. Pourrait-on le blâmer de ne pas avoir à sa disposition, même le plus simple des perforateurs, si l'on réfléchit que les nombreux instruments, auxquels je viens de faire allusion, et dont j'aurais vainement tenté de faire une énumération complète, n'ont pour but que d'accomplir le premier temps de l'opération, après lequel vont commencer les véritables et sérieuses difficultés de la période d'extraction.

Dans les nouvelles conditions de forme et de densité qui viennent de lui être faites, la tête n'offre plus de prise aux instruments de préhension, le forceps glisse, et le céphalotribe, lorsqu'on veut en faire un instrument de traction, ne peut pas réaliser une prise plus solide.

C'est alors que, dans certains cas, commence une de ces scènes lugubres dans lesquelles l'accoucheur, dépourvu de tout guide scientifique et dépouillé de tout prestige, n'est plus que le principal acteur d'une affreuse boucherie.

Des efforts considérables ont été tentés pour résoudre d'aussi grandes difficultés, il en est résulté une multitude de procédés que je vais examiner succinctement, en commençant par ceux à l'aide desquels on espère se passer de tout appareil instrumental.

De l'extraction de la tête sans instruments.

De la version après la crâniotomie ou la céphalotripsie.

Lorsque la tête ne peut plus offrir de prise solide à aucun instrument de préhension, l'idée la plus simple et qui se présente le plus naturellement à l'esprit, c'est de la dégager en tirant sur le tronc après avoir fait la version podalique.

Cette manière de faire, à laquelle on a dû de nombreux succès, a été élevée à la hauteur d'une méthode dans l'excellente thèse du docteur Bertin, thèse en partie inspirée par le docteur Tarnier qui s'y rallie de la manière la plus complète.

Quelle que rationnelle que soit la version, si l'on trouve tout naturel de la voir pratiquée par des médecins de campagne livrés à leurs seules ressources, ce n'est pas sans un certain étonnement qu'on la voit acclamée par des hommes de la valeur de MM. Bertin et Tarnier qui, disposant de toutes les richesses d'un arsenal complet, et n'ayant pas à subir la pression de la nécessité, ont dû faire un choix parfaitement raisonné, mais un choix que l'on peut considérer dès lors comme un grand enseignement. En effet, ces savants confrères connaissent mieux que personne les difficultés que l'on rencontre trop souvent pour pratiquer la version dans des circonstances si défavorables; et il est évident qu'ils n'ont pu accepter et conseiller ce moyen que comme un pis-aller, qui démontre, mieux que tous les raisonnements, l'insuffisance de l'art, les difficultés et les dangers de la période d'extraction.

De la céphalotripsie répétée sans traction.

Il est une autre méthode qui, placée sous le puissant patronage d'un professeur de Paris, a pris droit de cité dans les régions les plus élevées de la science ou elle semble planer à l'abri de toute discussion, c'est la méthode dite *De la céphalotripsie répétée sans tractions*.

D'autant plus séduisante qu'elle paraît pour ainsi dire dictée par la nature, il n'est pas étonnant que plusieurs accoucheurs en revendiquent la paternité. En effet, si l'on a vu souvent l'utérus se suffire à lui-même, et terminer par ses seuls efforts, des accouchements que les hommes les plus éminents avaient pu considérer comme absolument impossibles, plus souvent encore on l'a vu profiter d'un moment de répit laissé par des opérateurs à bout de ressources, pour expulser un fœtus dont la tête, préalablement réduite par la crâniotomie ou par la céphalotripsie, n'avait pu être extraite, soit par le forceps, soit par le céphalotribe. A ce titre, cette méthode serait donc un peu la méthode de tout le monde.

Cependant, quoi qu'il en soit de cette question de priorité, on ne saurait méconnaître que c'est le professeur Pajot qui a baptisé le procédé, que c'est lui qui l'a soumis à des règles précises et qui, le premier, en a fait véritablement une méthode en formulant le précepte de l'abstention absolue de toute traction ; que c'est lui enfin qui, en reflétant sur elle tout le prestige de son nom et de son talent, doit en être considéré comme le véritable auteur. C'est à ce double titre qu'elle me paraît digne de la discussion la plus sérieuse et la plus approfondie. Je vais donc l'examiner au triple point de vue : 1° des moyens d'exécution ; 2° des dangers dont elle peut être accompagnée, et 3° enfin, des considérations d'ordre moral qui doivent en autoriser l'adoption ou en motiver le rejet.

Au point de vue des moyens d'exécution, M. Pajot conseille de faire plusieurs séances de céphalotripsie et de pratiquer plusieurs broiements dans la même séance.

Il me semble que le savant professeur se fait illusion sur le but et sur l'utilité de ces broiements répétés coup sur coup, il n'est pas douteux, qu'à une seconde introduction de l'instrument, ses branches étroites doivent être nécessairement entraînées dans la gouttière creusée par la première application.

Pour éviter cet inconvénient, qu'il avait très-bien pressenti, M. Pajot conseillait, dans le principe, de faire suivre le premier écrasement d'un mouvement de rotation imprimé à la tête pour permettre de la saisir dans le sens opposé ; mais l'expérience n'a pas tardé de lui démontrer ce qui était d'ailleurs parfaitement indiqué par la théorie : c'est que ce mouvement était absolument impossible et que la céphalotripsie n'aurait aucune raison d'être, avec un bassin dans l'axe curviligne duquel on pourrait placer les deux axes rectilignes représentés par les deux branches du céphalotribe, séparées l'une de l'autre par une tête, alors même que son volume a été réduit par l'écrasement. Avec l'impossibilité de produire ce mouvement de rotation, il est évident que ces manœuvres répétées seront le plus souvent faites en pure perte.

Il est vrai que, pour M. Pajot, le céphalotribe est tellement inoffensif, lorsqu'on n'en fait pas un instrument de traction, son emploi lui paraît si simple et si facile, qu'il ne se préoccupe guère de quelques introductions faites en pure perte. Mais tous ceux qui ne partagent pas l'habileté du savant professeur, ne sauraient non plus partager son optimisme à cet égard ; et il en est bien peu, je pense, qui se décident à perdre de vue les déchirures, les pincements que l'on peut produire, soit pendant l'introduction, soit pendant le rapprochement des branches ; et qui, conséquents avec cette manière de voir, ne soient d'avis que l'on ne saurait multiplier les opérations, sans multiplier les dangers dans la même proportion.

Lorsqu'après une expectation plus ou moins prolongée,

on voudra procéder à une nouvelle séance, il va se passer de deux choses l'une : ou l'utérus ne se sera pas contracté, ou ses contractions auront été insuffisantes et la tête sera restée immobile ; dans ces cas, cette séance ne serait plus que la continuation de la première, l'écrasement continuerait de porter sur les mêmes points, et alors les résultats seraient tout aussi illusoires. Ou bien, sous l'influence de contractions plus ou moins énergiques, la tête sera descendue en exécutant un mouvement de rotation qui permettrait d'exercer avec le céphalotribe une pression perpendiculaire à la première. Mais si la tête a pu progresser en exécutant un quart de tour dans le bassin, elle n'est pas loin d'être expulsée, il serait donc inutile de renouveler les tentatives de broiement. J'établirai plus loin que si l'éviscération du cerveau est complète, la base du crâne ne peut plus être un obstacle sérieux à la terminaison de l'accouchement, et qu'il est par conséquent tout à fait inutile de l'écraser, et à plus forte raison de lui faire subir des broiements multiples ; on éviterait ainsi les dangers qui peuvent résulter des manœuvres trop souvent renouvelées.

Il est vrai que ces dangers peuvent être jusqu'à un certain point conjurés par l'habileté de l'accoucheur ; mais il en est d'autres qui sont inhérents à la méthode elle-même, et que rien au monde ne saurait éviter.

Supposons que tout ait marché au gré de l'opérateur ; chaque application du céphalotribe à produit un effet utile, la tête est complètement broyée, la matrice n'a plus qu'à expulser un corps mou et sans résistance, « un véritable chiffon », suivant l'expression pittoresque du savant professeur ; mais ce chiffon est constitué par le cuir chevelu représentant une bourse remplie d'une inombrable quantité d'esquilles, qui en ont perforé ou qui sont prêtes à en perforer les parois. Comment l'utérus et le vagin vont-ils se comporter vis-à-vis de cette espèce de hérisson? Ne doit-il pas infailliblement leur arriver, ce qui arriverait à la main de l'imprudent qui espérerait par une forte pression, se débarrasser d'une vieille pelote farcie d'épingles et d'aiguilles ? Les tissus maternels ne seront-ils pas infailliblement piqués, lacérés par cette multitude de pointes aiguës qui devront à leur mobilité seule, de ne pas apporter à l'accouchement un obstacle invincible, et de ne pas causer des désordres inévitablement mortels.

Cette idée est exprimée de la manière la plus formelle dans l'excellente thèse du docteur Lauth, de Strasbourg. « Tout, dit-il, n'est pas « chiffon » dans ce crâne; les débris d'os qui peuvent être dénudés ou détachés pendant les contractions, restent malheureusement os, et peuvent blesser plus ou moins gravement la mère (1).

Personne, je l'espère, ne doutera de la justesse de ces prévisions théoriques, et de la légitimité d'appréhensions qui sont du reste complètement justifiées par les faits contenus dans le savant mémoire du professeur Pajot.

Ce mémoire renferme l'observation de sept femmes

(1) *De l'embryothtasie et en particulier de la céphalotripsie*, par Édouard Lauth. (Thèse de Strasbourg, 1863.)

accouchées par la méthode de la céphalotripsie répétée sans traction. Deux de ces malades ont succombé; il y a eu succès chez les cinq autres.

L'une de ces dernières a conservé une fistule vésico-vaginale opérée et guérie par le professeur Nélaton.

Cette observation a été recueillie par le docteur Foucart; toutes les phases de l'opération y sont scrupuleusement et minutieusement décrites; il en résulte que tout a été conduit avec la plus grande prudence et la plus extrême douceur; c'est M. Pajot qui opérait; il est impossible d'avoir même la pensée d'incriminer les manœuvres; aussi cette perforation de la paroi vésico-vaginale ne saurait reconnaître d'autre étiologie que celle que je viens d'indiquer. C'est à la méthode seule que doit être imputé un résultat si facile à prévoir.

Trois autres malades ont eu des incontinences d'urine. Étrange coïncidence! Après les accouchements, quelles qu'aient été leur durée et leur gravité, l'incontinence est un accident rare, la rétention au contraire accompagne souvent les parturitions longues et laborieuses; n'est-il donc pas tout à fait rationnel d'admettre que ces incontinences n'étaient que symptomatiques de la rétention, que la distension de la vessie maintenait écartés les bords d'une perforation plus ou moins étendue et livrait ainsi passage à l'urine?

Mais, dira-t-on, ces malades sont sorties guéries!

Je ne conteste pas la possibilité d'une guérison spontanée, elle doit être la règle lorsqu'il s'agit d'une simple piqûre, mais on peut bien aussi admettre que cette guérison n'était qu'apparente, et qu'au moment où cessait la rétention d'urine, les bords de la plaie pouvaient être assez gonflés pour amener une obturation provisoire et faire croire à un succès complet.

La cinquième malade, opérée dans une prison, n'a pas été suivie.

Restent les deux cas de mort.

Dans le premier, il fallait faire l'accouchement dans un bassin rétréci à 0,05; il n'en fut pas moins terminé sans de trop grandes difficultés, il n'y eût que deux séances de broiement, et il suffit de tractions légères pour amener le dégagement du tronc; vingt-cinq heures après l'apparition des premières douleurs tout était terminé.

Cependant, malgré cette facilité relative, les suites ne furent pas heureuses. Délivrée le 2 septembre, la malade présenta jusqu'au 26 une fièvre continuelle avec *des douleurs vives dans la région pubienne ;* à ce moment on ouvrit un vaste abcès dans cette région, puis, malgré les soins les plus intelligents, l'affaiblissement continua de faire des progrès, et la mort arriva le 22 octobre, cinquante-deux jours après l'accouchement.

L'autopsie permit de constater l'exactitude des données pelvimétriques, elle fit en même temps reconnaître une arthrite pubienne suppurée, ayant amené le décollement des muscles du bassin et une pelvi-péritonite générale, *l'utérus est sain et complètement revenu aux dimensions de l'état de vacuité.*

En examinant de près les suites de cette opération, on ne saurait voir dans tout cet appareil symptomatique les manifestations d'un état général grave, d'une de ces fièvres puerpérales qui s'expliquent très-bien, soit par les fatigues d'un travail trop pénible ou trop prolongé, soit par les influences nosocomiales des maternités, on ne peut y voir que des phénomènes locaux et symptomatiques d'une lésion locale, et d'une lésion de nature traumatique.

Or, les organes maternels n'ont pu être contusionnés par les manœuvres, la tête fœtale ne leur a fait subir qu'une insignifiante pression. En quoi donc répugnerait-il d'admettre quelque chose d'analogue à une piqûre anatomique ? Ne serait-il pas tout à fait rationnel de supposer que c'est une déchirure qui a servi de porte d'entrée à la maladie, qui a permis la pénétration d'un liquide septique engendré par l'état puerpéral ?

Quant au dernier cas, la mort arriva avant que l'accouchement ait pu être terminé. Il est vrai qu'il s'agissait d'un bassin rétréci à 0,036 ; aussi ne discuterai-je pas cette observation, qui sort tout à fait du cadre dans lequel je désire me renfermer.

En étudiant la crâniotomie et la céphalotripsie, je n'ai prétendu m'occuper de ces opérations, qu'en tant qu'elles se pratiquent dans des bassins dont le rétrécissement ne dépasse pas ou ne dépasserait que de très-peu 0,05, me conformant ainsi aux idées généralement admises par les accoucheurs les plus autorisés, idées qui ne me paraissent pas avoir été sensiblement modifiées par le travail de l'éminent professeur. M. Pajot a bien pu gagner de nombreux confrères à la cause de la céphalotripsie répétée ; mais il n'en est aucun, que je sache, qui se déciderait à l'imiter, à le suivre dans toutes ses hardiesses, à ne s'arrêter que devant l'impossibilité d'introduire le céphalotribe, et à pratiquer l'opération même avec un bassin réduit à 27 millimètres.

Pour justifier de semblables prétentions, M. Pajot n'apporte dans la question que son talent de persuasion, son enthousiasme et sa foi, il oublie qu'il n'existe dans la science qu'un seul fait, celui dont je viens de parler et qui lui aussi a bien son éloquence. La mort de la malade avant la fin de l'opération, une double perforation de l'utérus, voilà certes des arguments qui doivent peser d'un certain poids dans la balance.

On objecte, il est vrai, que les manœuvres ont été commencées avec *un méchant instrument;* mais un méchant instrument en plein Paris, en plein hôpital Lariboissière, quel argument contre la méthode! D'ailleurs, comme l'observe si judicieusement M. Gueniot, qui pourra nous assurer que dans les nouvelles tentatives de ce genre, et pour des raisons différentes qu'il est impossible de prévoir, il ne se présenterait pas de nouvelles circonstances défavorables (1) ? J'ajouterai de plus, comment pourrait-il en être autrement, lorsque, muni d'un instrument irréprochable, M. Pajot lui-même est obligé de consacrer une séance d'une heure, à deux simples broiements ; et il ne s'agissait dans l'espèce que d'un bassin vicié à 36 millimètres ; que serait-ce lorsque le rétrécissement atteindrait 27 millimètres ?

---

(1) Gueniot. *Thèse de concours,* Paris, 1866.

Telles sont les raisons qui, au point de vue du manuel opératoire et des dangers que pourrait courir la malade, m'empêcheraient d'adopter la céphalotripsie répétée. Il en est d'un autre ordre qui devraient, suivant moi, en motiver plus rigoureusement encore l'exclusion.

De l'aveu même du professeur Pajot, et c'est une des conditions sur laquelle il insiste le plus, la méthode aura d'autant plus de chances de succès que les manœuvres auront été commencées à une époque plus rapprochée du début du travail.

Mais, dans l'immense majorité des cas, nous sommes appelés à des distances plus ou moins considérables par des sages-femmes qui ont déjà dépassé de beaucoup les limites d'une prudente temporisation, ou bien encore de nombreuses applications de forceps ont été tentées par les confrères qui réclament notre concours, et le plus souvent on ne saurait plus rien demander à l'organisme épuisé de ces malades.

Sans me livrer à un stérile travail de statistique, je crois pouvoir affirmer sans crainte d'être démenti, qu'en dehors de la population des hospices, qui d'ailleurs ne constitue qu'une infime minorité, ces cas de contre-indication de la céphalotripsie répétée sont assez nombreux pour constituer la règle.

Dans les conditions de la pratique ordinaire, lorsque le médecin investi de la confiance d'une famille, aura été retenu plusieurs mois à l'avance, comme on le fait ordinairement, il faudrait qu'il fût ou bien imprévoyant ou bien peu perspicace, s'il n'avait pas saisi quelques-

uns de ces signes par lesquels les viciations excessives
du bassin se traduisent ordinairement aux yeux d'un
observateur attentif; et si, éclairé par ces données, il
ne s'était pas livré à un examen sérieux et approfondi,
s'il n'avait pas provoqué une consultation pour constater le degré du rétrécissement, éviter à la mère les hor-
reurs et les dangers de la céphalotripsie, et sauvegarder à
la fois deux existences, en pratiquant à temps l'accouchement prématuré.

Dans les circonstances exceptionnelles ou quoique pris
à l'improviste, l'on pourrait encore intervenir à temps;
on verrait sans doute surgir une contre-indication d'un
autre ordre, mais non moins formelle. S'il n'y avait
qu'un *méchant instrument* à Lariboissière, il n'y en aura
probablement aucun dans le canton de ..... ou dans la
commune de ....., et d'ailleurs, si l'on était en possession de l'instrument, on trouverait bien peu d'accoucheurs disposés à le mettre en œuvre suivant les préceptes du professeur, et bien peu d'assistance disposée
à le tolérer.

En général, l'accoucheur livré à lui-même, placé vis-à-
vis de sa conscience et des exigences professionnelles, oublie bien vite les croyances et les enthousiasmes de l'étudiant; c'est en vain qu'on a voulu l'armer contre sa faiblesse, qu'on a essayé d'en faire un esprit fort en lui conseillant d'étouffer les cris de sa conscience, de faire acte
de virilité en se mettant au-dessus de tous les préjugés;
il ne tarde pas à s'apercevoir qu'il est plus difficile qu'il
ne le croyait de porter un instrument de meurtre sur un

enfant dont toutes les lois divines et humaines nous imposent de respecter l'existence; et si la pensée pouvait lui venir un moment d'intervenir même avant la dilatation complète, il se rappellerait qu'en lui donnant ce funeste conseil, on a omis de lui fournir en même temps un moyen infaillible de reconnaître *à priori* l'impuissance de la nature.

C'est en vain que l'entrée du bassin lui paraîtra réduite à 5 ou 6 centimètres, son esprit supputera toutes les chances d'erreur, sa mémoire lui rappellera toutes celles dont il a pu être témoin ; réfléchissant à toutes les inconnues du problème, il pensera que la configuration des parties qui échappent à son investigation peut être telle, que ses mesures aient été prises au point le plus rétréci, et qu'il n'y ait pas eu lieu de faire la réduction classique d'un centimètre et demi ou deux centimètres pour l'obliquité; la tête aussi pourra être petite, molle, réductible, peut-être la nature va-t-elle mettre en œuvre quelques-unes de ces ressources que nous ne saurions apprécier à l'avance, et dont souvent nous ne nous rendons pas bien compte, même *à posteriori*.

S'il pouvait un moment hésiter, il lui suffirait de se rappeler un de ces drames dont quelques-uns figurent dans les annales de la science, et dont le plus grand nombre est soigneusement dissimulé, drames lugubres dans lesquels l'enfant, vivant encore après une crâniotomie incomplète, proteste par ses cris, contre l'impuissance et la barbarie de la science. Qu'il me soit permis d'en citer un seul, non pas pour le fait lui-même, mais pour les commentaires dont il est accompagné ; il est emprunté à un excellent traité d'obstétrique, ouvrage adopté par le Conseil de l'instruction publique, et émanant d'un maître qui fait autorité dans la science :

« Un fait extraordinaire qui vient tout récemment de
« s'accomplir à la clinique d'accouchement, a douloureu-
« sement impressionné ceux qui en ont été témoins. Un
« enfant survécut pendant une heure après son extrac-
« tion, quoique tout l'hémisphère gauche du cerveau ait
« été délayé par les ciseaux de Smellie (1). »

Il semble qu'un fait aussi grave devait être fécond en enseignements. S'il a suffi de *délayer* un hémisphère du cerveau pour rendre possible l'accouchement, sans amener immédiatement la mort de l'enfant, on s'attend sans doute à voir constater qu'il n'y avait pas dans l'espèce une bien grande résistance à vaincre ; certainement on va formuler un blâme contre la coupable précipitation de l'opérateur, ou bien encore on va exprimer le regret de voir la science assez arriérée pour ne pas pouvoir surmonter d'aussi faibles obstacles. Que les partisans de l'embryotomie se rassurent, leur idole n'est pas le moins du monde ébranlée, et l'auteur se borne à cette simple observation : « Ne pourrait-on pas poser en précepte, pour éviter qu'à l'avenir une semblable circonstance ne

---

(1) Chailly (Honoré). *Traité pratique de l'art des accouche-*
ments.

puisse se reproduire, qu'il faut détruire autant que possible la masse encéphalique (1). »

Une pareille interprétation d'un fait aussi grave peut se passer de commentaires, elle prouve mieux que tous les raisonnements à quel degré d'abaissement du sens moral, nous sommes arrivés aujourd'hui, et combien le mal a jeté de profondes racines. Je ne m'étonne que d'une chose, c'est que l'auteur n'ait pas conseillé de proscrire d'une manière complète la crâniotomie, pour pratiquer exclusivement la céphalotripsie, qui n'expose pas à de pareilles déceptions, et avec laquelle on est au moins certain de ménager l'impressionnabilité nerveuse des assistants.

De tout ce qui précède, il résulte qu'après avoir pratiqué la perforation ou le broiement de la tête, il est très-difficile d'en opérer l'extraction.

La version, qui constitue le procédé le plus rationnel est souvent impraticable.

Quant à la céphaloptrisie répétée sans traction, elle doit être impitoyablement rejetée :

1° Parce qu'elle ne peut être pratiquée lorsque la malade est surmenée par un travail prolongé ou par des manœuvres plus ou moins répétées.

(1) Chailly (Honoré). *Loco citato.*

2° Parce qu'elle est d'une application difficile, et que le plus souvent il est impossible d'alterner, sur des points différents de la tête, les pressions du céphalotribe.

3° Parce qu'elle est dangereuse pour la mère, dont les parties molles sont exposées à des piqûres presque inévitables.

4° Enfin parce qu'elle n'a de raison d'être qu'au début de l'accouchement, avant même que la dilatation soit complète, et qu'elle est par conséquent barbare, inhumaine et contraire à toutes les lois divines et humaines, puisqu'elle met l'accoucheur dans le cas de disposer d'une vie, qui à aucun titre ne saurait lui appartenir, avant d'avoir épuisé tous les moyens que la science met à sa disposition pour la conserver.

Des instruments créés pour extraire la tête après en avoir opéré l'écrasement ou la perforation.

Rien ne prouve mieux la difficulté que l'on rencontre pour opérer l'extraction de la tête, préalablement écrasée ou perforée, que l'innombrable quantité d'instruments imaginés pour remplir cette indication. Quelque variés que soient ces appareils, ils se rapportent tous à deux grandes catégories : les uns qui ne saisissent qu'une portion très-limitée de la tête, les autres qui embrassent la totalité de l'organe.

En dehors de quelques conceptions originales, telles

que le tire-tête à double rondelle de Mauriceau, la triple airigne d'Ambroise Paré, le tire-tête à tire-bouchon et à pinces de Freid, le perforateur à développement de Burton, tous les instruments qui ne saisissent que des portions limitées de la tête sont en général représentés par une longue série de pinces plus ou moins solides, cannelées, fenêtrées, de toute forme et de toutes dimensions; ou par des crochets simples, doubles, triples, tranchants, mousses, aigus, à pointes rentrantes, etc., etc.

Tous ces appareils sont entachés d'un vice radical : ce n'est que dans les cas les plus simples qu'ils réussissent à entraîner la tête; pour peu que la résistance soit considérable, ils arrachent la portion d'os qu'ils ont saisie. Ce n'est souvent qu'après l'avulsion successive de toutes les parties constitutives de la voûte que, parvenant à implanter solidement son instrument sur un point de la base, dans une des cavités naturelles de la face, dans l'orbite, le nez ou la bouche, l'accoucheur réussit à opérer l'extraction de la tête.

Un seul instrument fait exception à cette règle, c'est l'ingénieux tire-tête du docteur Rivoire (de Lyon). Il est constitué par une vis conique perforant la voûte du crâne comme une vrille, et s'introduisant dans la cavité crânienne sans agrandir l'ouverture faite par l'extrémité de la pointe. Lorsque cette pénétration a eu lieu, la pyramide ne peut plus ressortir, elle est retenue par sa base, qui présente à peu près la surface d'une pièce de cinq francs; on fait alors glisser sur la tige centrale une rondelle extérieure qui va à la rencontre de la première et, poussée par une vis, comprime les os et le cuir chevelu de manière à réaliser une prise excessivement solide, et capable de résister aux plus violents efforts de traction. La substance cérébrale s'échappe par une ouverture ménagée au centre de l'instrument, il n'y a point d'esquilles, rien ne peut blesser, l'appareil, en un mot, est absolument irréprochable ; mais malheureusement il ne peut faire franchir à la tête qu'un rétrécissement égal, ou de très-peu inférieur à la base du crâne.

En théorie, il était facile de prévoir tout ce qu'il y avait de dangereux dans des manœuvres répétées au milieu des organes maternels, exposés à être piqués par les instruments, par l'arrachement successif des segments d'os aux bords plus ou moins aigus ; la pratique venait trop souvent confirmer les appréhensions théoriques, pour ne pas faire naître l'idée d'éviter le morcellement de la tête, en faisant sur elle une prise solide, et en l'entraînant en totalité sans autre division préalable qu'une ouverture pratiquée au sommet de la voûte.

C'est dans cet ordre d'idée qu'ont été construits une foule d'instruments. Le forceps de Steidele, composé d'un double crochet mousse se plaçant et s'articulant comme un forceps, devait dépasser la tête, sur laquelle l'extrémité recourbé des branches aurait réalisé une prise excessivement solide, empêchant tout glissement. On comprend quelles difficultés on devait rencontrer pour obtenir une pénétration aussi complète de l'instrument.

Gergens préconisa à son tour un instrument analogue, mais dont les extrémités mousses étaient simplement recourbées à angle droit, de manière à s'implanter perpendiculairement dans la tête sans avoir besoin de la dépasser. Cet instrument devait nécessairement glisser lorsque l'extrémité de ses crochets ne saisissait que la voûte; et, lorsqu'ils s'implantaient sur la base, ils avaient l'inconvénient d'en augmenter le volume.

Smellie est allé plus loin, il a fait un forceps semblable à celui de Steidele, mais en remplaçant les crochets mousses par des pointes aiguës, contre les atteintes desquelles les organes maternels étaient défendus par une gaîne protectrice que l'on retirait après l'application. Un semblable instrument devait, il est vrai, être implanté de la manière la plus solide; mais cette solidité de la prise imposait à l'accoucheur l'impérieuse nécessité de terminer l'accouchement, car il lui eût été excessivement difficile, sinon impossible, de le retirer.

Saxtorph avait aussi construit un forceps terminé par des crochets aigus, mais ces crochets étaient articulés; un cordon les tenait appliqués contre l'instrument pendant l'application; un ressort les faisait écarter lorsque l'on faisait cesser la tension du cordon. Il est facile de comprendre que l'écartement de ce crochet devait être, presque certainement, empêché par la juxta-position de l'instrument contre la tête, et que sa manœuvre devait être excessivement infidèle.

Tous ces instruments étaient d'ailleurs entachés d'un

vice radical que je signalerai lorsque j'étudierai le mécanisme par lequel doit être obtenue l'extraction de la
tête après la crâniotomie. Du reste, je me hâte de dire
qu'ils sont tous abandonnés, et qu'ils ne figurent dans
quelques arsenaux qu'à titre de monuments historiques.

Tel était l'état de la question lorsque le neveu du
grand accoucheur français est venu payer à l'obstétrique
sa dette de famille, en la dotant du céphalotribe.

Ce nouvel instrument de Baudelocque parut, tout
d'abord, si supérieur à tout ce qui avait été fait avant lui,
il répondait à un besoin si bien senti, qu'il fut universellement acclamé et généralement considéré comme le
dernier mot de la science.

Cependant on ne tarda pas de s'apercevoir que, si
tout avait été combiné pour obtenir un parfait instrument d'écrasement, l'étroitesse de ses branches, l'absence de courbure sur le plat, en faisaient un très-mau-
vais organe de préhension. C'est en vain que l'on en re-
courbait les extrémités en forme de crochets, que l'on
en taillait les bords en dents de scie, la logique de l'in
succès amenait bientôt le professeur Pajot à supprimer
la traction, et MM. Bertin et Tarnier, à la remplacer par
la version.

Si donc j'ai pu considérer le céphalotribe comme
réalisant un progrès considérable, c'est en le comparant
à ce qui se pratiquait avant son introduction dans la
science. Certainement il a rendu et peut rendre encore
de très-grands services, mais je pense que dans l'immense majorité des cas il peut être remplacé par un

procédé beaucoup plus simple, plus exclusif d'instruments compliqués et coûteux, et par conséquent plus à
la portée de tous les praticiens.

Description de la nouvelle méthode de crâniotomie.

PREMIER TEMPS.

*Période de perforation de la tête et d'éviscération du
cerveau.*

Éviter les instruments multiples, créer un appareil
d'une extrême simplicité, à l'abri de tout dérangement,
d'une infaillibilité presque absolue, s'appliquant au forceps sans en augmenter le volume et, par conséquent
sans accroître les *impedimenta* de l'accoucheur; tel est
le problème que je me suis proposé de résoudre, tout en
ne perdant pas de vue ce point capital de le rendre assez peu coûteux pour, qu'après avoir jugé indispensable
de l'appliquer à son forceps, le médecin de campagne ne
soit pas arrêté par la crainte de faire une brèche trop
sensible à son modeste budget.

De même que dans toutes les autres méthodes, l'opération se composera de deux temps, le premier consacré
à la perforation de la tête et à l'éviscération du cerveau,
et le second à l'extraction de la tête.

Ce premier temps est de la plus haute importance.

c'est de la manière dont il est exécuté que dépend le succès de l'opération. En général, on se borne à faire à la voûte crânienne, juste l'ouverture nécessaire pour permettre à la masse encéphalique de s'exprimer au dehors, sous l'influence de la traction ou des efforts expulsifs de l'utérus; mais cette ouverture est tout à fait insuffisante, et c'est à cette insuffisance que l'on doit, d'être obligé de recourir au broiement de la base, c'est grâce à elle que, dans les cas où l'on n'a pas recours au céphalotribe, la tête ne peut être extraite qu'après l'arrachement successif de la presque totalité des os de la voûte. Pour que la tête puisse être facilement extraite d'après le mécanisme que nous exposerons en étudiant la période de traction, il faut avoir fait à la voûte une large incision cruciale par laquelle on ait pu extraire toute la masse encéphalique, et qui permette à ces quatre lambaux de s'effondrer et de s'appliquer exactement sur la base.

Pour pratiquer cette incision je me sers des ciseaux céphalotomes de M. Mathieu. Les lames de ces ciseaux ont, de l'articulation à l'extrémité, 7 centimètres de long, mais elles ne sont tranchantes que dans une étendue de 3 centimètres 1/2. Depuis ce point jusqu'à l'articulation, elles présentent un élargissement qui déborde le tranchant de cinq millimètres, de telle façon que, lorsque les ciseaux sont ouverts, les lames ne forment pas, comme dans les ciseaux ordinaires, un triangle dont le sommet est à l'articulation; elles représentent au contraire un V tronqué, au fond duquel l'objet à couper peut facilement s'engager. Grâce à cette ingénieuse combinaison, on supprime cet espace vide entre l'objet que l'on coupe et l'articulation, espace dans lequel il est si difficile d'empêcher les replis de la muqueuse de s'engager. Depuis l'articulation jusqu'aux anneaux, les branches ne mesurent pas moins de 24 centimètres, ce qui permet d'agir avec une très-grande puissance.

Pour faire de ces ciseaux un instrument complet de céphalotomie, je n'ai eu qu'à terminer l'une des lames par une espèce de vrille conique, à deux filets, dont la largeur est égale à la largeur des deux lames réunies.

Avec cette vrille, quelle que soit la région de la tête que l'on attaque, os, suture ou fontanelle, on pénètre toujours avec la plus grande facilité, et les deux lames réunies s'introduisent sans effort dans la cavité crânienne. Lorsque cette introduction a eu lieu, on retire doucement les ciseaux en faisant effort pour écarter leurs lames; lorsque cet écartement est possible, la lame, non garnie de la vrille est dégagée, et l'on peut commencer la section de l'un des côtés de la voûte. On peut aller hardiment, tant que la section n'approche pas de la circonférence du col utérin, le danger est tout à fait nul; mais lorsque l'on s'approche du bord libre de l'utérus, il convient de procéder avec lenteur, de ne faire que de petites sections, de n'écarter que très-peu les lames, et d'écarter surtout celle qui est dans la cavité crânienne, celle qui est en dehors devant autant que possible rester appliquée contre le cuir chevelu pour passer entre la tête et la circonférence du col; ce passage s'effectue avec la plus grande facilité pour peu qu'on l'aide par l'interposition du doigt. Aussitôt que la lame extérieure a dépassé ce point de contact de la tête avec le bord flottant du col, on peut continuer sans crainte la section et la prolonger jusqu'à la réunion de la voûte avec la base. On retire alors l'instrument, on le réintroduit au point de départ, et, avec les mêmes précautions et la même innocuité, on complète la section du côté opposé, puis on fait de même en deux temps une section perpendiculaire à la première, qui complète l'incision cruciale, dont je vais bientôt démontrer tous les avantages.

Je dois, avant tout, aller au-devant de quelques objections qui seront certainement dirigées contre ce mode de division de la tête. On ne manquera pas de renouveler contre ce céphalotome les arguments par lesquels on a combattu jusqu'ici l'emploi des ciseaux tranchants par leur bord interne.

Il me suffira de rappeler qu'il y a une immense différence entre l'action des deux instruments : grâce à la brièveté des lames et à la longueur relativement et absolument considérable des branches du céphalotome, les os les plus durs de la tête fœtale peuvent être facilement coupés, même par l'extrémité des lames. Il n'y a donc, dans l'intérieur des organes maternels, qu'un jeu très-limité d'ouverture et de fermeture. Avec des ciseaux ordinaires, il faut, pour avoir la force nécessaire, engager le corps à couper jusque près de l'articulation; on a alors un écartement considérable de l'extrémité des lames, et dans un mouvement aussi étendu, il est bien difficile de surveiller assez exactement leur extrémité libre pour la rendre inoffensive. Si l'on ajoute à cela la presque impossibilité d'empêcher la muqueuse de péné-

trer dans le vide triangulaire béant près de l'articulation, on comprendra que tous les reproches dirigés contre l'emploi des ciseaux ordinaires dans une manœuvre
aussi délicate, étaient parfaitement fondés, mais qu'ils
n'ont aucune raison d'être avec le céphalotome Mathieu,
qui est combiné de manière à faire disparaître complètement ces dangers.

De la période d'extraction.

APPAREIL

créé pour la pratiquer.

Avant d'aborder la période de traction, il est bon de
comparer les conditions créées par la division complète
de la voûte crânienne, avec celles qui résultent d'une
simple perforation, plus ou moins étendue, pratiquée au
sommet de cette voûte pour permettre l'expression de
la masse cérébrale.

Avec une simple perforation, la substance cérébrale
s'exprime sous l'influence des efforts de traction, ou par
l'intermédiaire des contractions utérines, mais il ne s'en
écoule que juste ce qui est nécessaire pour accommoder
les diamètres de la voûte à ceux du bassin; l'excédant
n'a pas de raison pour s'échapper, il reste enfermé dans
la cavité crânienne, dont les parois se moulent exacte-

ment à la filière pelvienne, et y constituent une tige demi-
rigide qui force la base du crâne à se présenter dans une
position invariable à l'entrée du bassin, à laquelle elle est
fatalement paral èle ; si l'on veut bien me permettre une
comparaison un peu vulgaire, la tête ainsi engagée si-
mule assez exactement un clou conique dont la tête serait
représentée par la base du crâne, qui, dans ces conditions, ne peut s'engager dans le détroit qu'à la condition
d'avoir des diamètres égaux, ou de très-peu supérieurs
à ceux de ce détroit.

Nous savons cependant que l'obstacle créé par la base
n'est pas absolu, puisque, par la crâniotomie pratiquée
sans broiement, on réussit presque constament à la faire
passer, aussitôt que l'on a complété l'arrachement des
parties constitutives de la voûte. Examinons par quel
mécanisme se produit alors l'engagement.

Nous avons vu que, tant que le sommet remplissait la
filière du bassin, la base se présentait nécessairement à
plat contre son ouverture, comme un couvercle sur une
marmite ; mais, lorsque rien ne l'oblige plus à prendre
cette position, elle s'engage avec la plus grande facilité,
et elle peut le faire de deux manières : le plus souvent
l'occiput s'abaisse, et, pour suivre la comparaison que je
je viens de faire, la base s'engage comme s'engagerait
le couvercle de la marmite, si on le tournait pour l'y enfoncer *de champ*. Le diamètre transversal de la base est
bien toujours en rapport avec le diamètre antéro-postérieur du bassin, mais au lieu de lui être parallèle sans
engagement, il lui est perpendiculaire avec un engage-

ment considérable, engagement qui se fait, non plus à la
partie moyenne du bassin au point rétréci, mais sur les
côtés où les dimensions sont toujours beaucoup plus
considérables que celle de la base elle-même.

La tête s'engage encore avec tout autant de facilité, et
par un autre artifice ; la base appliquée, contre l'entrée
du bassin, peut tourner sur elle-même, de manière à présenter à cette entrée, non plus sa face supérieure, son
diamètre transversal, mais bien le diamètre trachélo-
brigmatique diminué de toute la hauteur de la voûte et
réduit à l'épaisseur que lui donnent les deux maxillaires.
Il est vrai que dans cette position la tête s'est repliée sur
le col, mais on peut parfaitement se dispenser de tenir
compte de l'épaisseur de cet organe, qui trouve facilement à se loger dans une des gouttières sacrées.

Ce mode de division de la voûte crânienne présente
l'avantage de faire de vastes lambeaux, de donner des
surfaces de section très-nettes, d'éviter les esquilles et
de rendre d'une complète innocuité toutes les parties
qui doivent traverser la filière du bassin.

Les seules portions d'os qui pourraient ne pas être
inoffensives sont celles qui correspondent à l'angle de
chacun des quatre lambeaux ; ces portions sont mises à nu
par la rétraction du cuir chevelu, mais il est excessivement
facile de les arracher et de les extraire sans violence et
sans danger pour la malade.

Après avoir ainsi supprimé toute l'épaisseur de la
voûte, il suffit pour résoudre le problème, de créer un
appareil de préhension qui saisisse la tête le plus solidement possible, tout en lui laissant une liberté complète

de s'orienter et de s'engager de la manière la plus favorable.

Cet appareil se compose, non pas d'un instrument spécial, mais d'un accessoire d'instrument dont le forceps est le support, et dont il reste le principal organe. Pour ne pas en augmenter le volume et pour se trouver toujours sous la main en temps opportun, il y reste habituellement ajusté, pour s'en séparer dans les cas d'application simple, et s'y réappliquer instantanément lorsque l'extraction par les moyens ordinaires a été reconnue impossible.

La fig. 5, pl. III, représente une des branches du forceps munie de l'appareil. Il se compose de deux plaques minces d'acier, un peu plus grandes que l'ouverture de la fenêtre ; l'une correspond à la face interne de la cuiller, et l'autre à sa face externe ; à l'une de ces plaques est rivée une partie pleine de l'épaisseur de cette cuiller dont elle remplit exactement le vide. Ces deux plaques, mises en place et réunies par une vis, suppriment la fenêtre et convertissent le forceps en un forceps plein.

Dans l'épaisseur qui sépare les deux plaques pivote un fort crochet à triples pointes excessivement aiguës et tranchantes. Ce crochet est attiré par des cordons de soie qui le fond saillir lorsqu'ils sont soumis à l'action de l'appareil de traction ; lorsqu'il est abandonné à lui-même il se cache dans une cavité ménagée au moyen d'une partie repoussée dont on voit la saillie sur la face externe de la cuiller.

Ainsi muni d'un appareil semblable à chacune de ses

cuillers, le forceps peut être rigoureusement comparé à une double patte de chat parfaitement douce et inoffensive au repos et susceptible, lorsque l'on tire sur les cordons de traction faisant l'office des tendons, de développer un système de griffes d'une irrésistible puissance.

Le manuel opératoire est des plus faciles; le forceps étant appliqué comme à l'ordinaire on en rapproche les branches avec énergie pour combiner la pression avec l'implantation des griffes, puis on relie les cordons à l'appareil de traction, que l'on met en mouvement pour faire saillir les griffes et les faire pénétrer dans le cuir chevelu et dans le périoste; il faut avoir soin au commencement de la traction de repousser le forceps pour que la rétraction du cordon ne produise qu'un seul effet, celui de faire pénétrer les griffes. Lorsque cette pénétration est complète on peut abandonner le forceps à lui-même, il sera attiré avec une puissance telle, que le glissement est absolument impossible, sans l'arrachement des parties dans lesquelles les griffes ont été implantées.

Si ce système de griffes avait été appliqué à un forceps ordinaire non combiné avec l'appareil tracteur, le manuel opératoire serait un peu différent, l'extrémité de chacun des cordons devrait être attachée au manche de la branche à laquelle il correspond, il suffirait alors de les tordre l'un sur l'autre avec un petit bâton pour en opérer la tension et produire la pénétration des crochets.

Je m'étais bercé de l'espérance d'avoir réduit à ce seul système de griffes tout l'appareil instrumental nécessaire pour terminer une crâniotomie, mais je n'ai pas tardé de reconnaître qu'il était nécessairement insuffisant, toutes les fois que les diamètres de la base du crâne étaient supérieurs à ceux de l'entrée du bassin. C'est ainsi que j'ai été conduit à pénétrer plus avant dans la question, à rechercher les causes de l'obstacle, à étudier les phénomènes de l'engagement, et enfin à reconnaître la nécessité de permettre l'affaissement complet de la voûte, après la division complète de ses parois et l'éviscération de toute la substance cérébrale. Je me suis bien ainsi éloigné de la simplicité que j'avais rêvée; mais on reconnaîtra, j'espère, que lorsqu'il s'agit de l'une des opérations les plus graves de l'obstétrique, ces deux griffes, ajoutées au forceps, et une paire de ciseaux ne constituent pas un appareil excessivement compliqué, d'autant plus que, débarassés de la vrille qui les terminent, ces ciseaux peuvent, dans beaucoup de circonstances, rendre d'importants services, et figurer utilement dans l'arsenal d'un médecin de campagne.

La méthode nouvelle repose sur de nombreuses expériences répétées avec des têtes de fœtus engagées dans des rétrécissements du bassin artificiel, et enveloppées d'une espèce de bourse offrant une ouverture à coulisse simulant le col. Les sections se sont toujours faites avec la plus grande facilité, et les rétrécissements ont toujours été franchis conformément à la théorie indiquée.

J'ai eu deux fois seulement l'occasion de pratiquer le nouveau procédé de crâniotomie sur la femme vivante; la section de la tête ne m'a pas paru notablement plus difficile. Dans l'une d'elles, la tête, qui n'avait pu être ex-

traite après la simple perforation du crâne, s'engagea
avec la plus grande facilité lorsque la voûte a été complètement sectionnée. Dans le second cas, qui s'est présenté la veille du jour ou j'écris ces lignes, je n'avais
pas à ma disposition les griffes de mon forceps ; j'ai dû
me borner à faire une large incision transversale, et
après l'évacuation de la pulpe cérébrale il a suffi d'ac-
crocher l'angle de la section pour faire opérer à la tête
un mouvement de rotation et l'extraire avec un effort
très-peu considérable. Il s'agissait dans l'espèce d'un
enclavement du diamètre occipito-frontal dans le diamètre sacro-pubien, avec procidence du bras. La tête
était immobilisée dans cette position, et par la présence
du bras d'un côté du bassin, et par une dépression profonde que l'angle sacro-vertébral avait produite dans la
région frontale.

Je le répète, la pénétration de la vrille se fait sans aucun effort, quel que soit le point de la tête qui se présente ; les sections multiples s'opèrent aussi sans danger,
mais à la condition d'y mettre beaucoup de prudence et
de circonspection, et de ne pas donner un seul coup de
ciseaux sans s'être assuré que rien d'étranger à la tête
n'est interposé entre les lames. On ne peut nier que la
manœuvre exige une certaine habileté et quelques conditions qui, dans certains cas, feraient peut être défaut à
des médecins peu rompus aux manœuvres obstétricales.
Mais il est un moyen excessivement simple de faire disparaître cette difficulté et d'opérer sans tâtonnements et
avec la plus complète sécurité. Il suffit d'introduire entre la tête et les parois du bassin une plaque mince d'a-

cier qui isole complètement les organes maternels et les met tout à fait à l'abri des atteintes des ciseaux.

Le soir même du jour où j'ai pratiqué la crâniotomie dont j'ai parlé plus haut, j'ai répété l'expérience avec une tête, et un bassin artificiel dont je garantissais les parois avec un simple chausse-pieds et j'ai pu me convaincre que dans ces conditions, l'opération peut se faire avec la plus grande rapidité et sans l'ombre d'un danger.

Dans tous les cas, il est bien entendu que la division de la voûte crânienne ne serait pratiquée que dans les cas où l'on en aurait constaté l'indispensable nécessité ; le plus souvent après avoir fait une simple perforation, il suffira de saisir la tête avec le forceps muni de ses griffes, pour lui faire franchir la filière du bassin. Lorsque cette manœuvre aura été reconnu impuissante, elle aura eu l'avantage d'abaisser la tête, de l'allonger et de la mettre autant que possible à la portée des instruments qui doivent en opérer la division.

Si, après avoir pratiqué la section complète de la voûte, l'extraction n'était pas possible, si le bassin, rétréci dans tous ses diamètres, ne permettait pas l'évolution de la base, ce qui doit être excessivement rare, on pourrait alors pratiquer quelques trous de vrille dans la base et même en opérer le morcellement par quelques coups de ciseaux. Il est certain que dans ces cas le céphalotribe, si on l'avait à sa disposition, serait appelé à remplir une précieuse indication, surtout si l'on en avait fait un puissant instrument de préhension en y adaptant des griffes semblables à celles dont je conseille l'application aux forceps ordinaires.

———

PARALLÈLE

entre la méthode des tractions soutenues et l'aide-
forceps du docteur Joulin.

QUESTIONS

de priorité, au principal et aux accessoires.

Lorsque la méthode des tractions soutenues a fait sa
première apparition à Paris, par ma communication à
l'Académie de médecine, le 26 février 1861, l'aide-for·
ceps y était à l'état embryonnaire; le docteur Joulin y ré-
pétait ses premières expériences. La question de la traction mécanique a donc été mise à l'ordre du jour, *à Paris*,
presque simultanément par mon travail et par les recherches de M. Joulin. Les accoucheurs de cette ville
devaient tout naturellement étudier cette question *in situ*,
et ils ne crurent pouvoir mieux faire que de s'inspirer
des expériences faites sous leurs yeux par M. Joulin.
C'est en suivant ces expériences qu'ils ont formé leurs

34

convictions, qu'ils ont préparé leurs arguments, et qu'ils ont formulé un arrêt qui se traduisait par un ostracisme absolu de la traction mécanique, arrêt dont je devais plus tard supporter le contre-coup.

En présence d'un parti-pris irrévocable, c'est en vain que j'entassais les démonstrations, que je répondais théoriquement et expérimentalement à toutes les objections; j'exposais : méthode des tractions soutenues, invariablement on me répondait : aide-forceps.

On comprend combien il m'importe d'établir une ligne de démarcation bien tranchée entre la traction mécanique rationelle et l'aide-forceps, et de repousser toute solidarité entre la méthode des tractions soutenues et le malencontreux procédé de M. Joulin. C'est là une tâche facile, mais malheureusement elle m'en impose une autre beaucoup plus ardue, et que je ne puis cependant décliner :

M. Joulin s'est livré contre moi à d'acerbes récriminations, il m'a accusé de plagiat, et, dans ce style plein d'aménités que l'on connaît, il s'est oublié jusqu'à laisser planer, sur ma probité scientifique, les soupçons les plus injurieux.

S'il ne se fût agi que d'une question personnelle, j'aurais pu dédaigner les attaques de notre peu bienveillant confrère; mais, devant élever cette question à la hauteur d'un débat scientifique, il m'était impossible de ne pas répondre à ces accusations, sans laisser croire qu'elles n'étaient pas tout à fait dénuées de fondement.

Toutefois, en entrant dans cette voie absolument anti-
pathique à mes goûts et à mes aptitudes, je m'efforcerai
de ne pas oublier le calme et la modération qu'impose
la dignité de la science, et, tout en affirmant énergiquement les droits de la justice et de la vérité, j'espère
qu'il ne tombera pas de ma plume un seul mot suscepti·
ble de porter la plus légère atteinte à l'honorabilité d'un
confrère.

M. Joulin, qui veut pour lui tous les monopoles, même
celui des recherches bibliographiques, s'indigne que
l'on ait tranché sans lui une question de priorité :

« Quelques confrères de Paris, dit-il, ont attribué la
priorité de l'idée à M. Chassagny; ils ont dit vrai *sans
s'en douter,* car j'étais seul en mesure de les éclairer, et
ils ne m'ont point consulté. En effet, lorsque M. Chassagny est venu à Paris montrer son instrument, qui était
entièrement inconnu, si ce n'est à Lyon, et dont person-
nellement j'ignorais absolument l'existence, le mien était
fait, puisque j'ai pu en faire les honneurs à mon confrère
de Lyon. *Cependant je dois dire que le premier document
qu'il puisse invoquer remonte au mois de mai* 1860, *tandis que mon premier document date seulement du mois
d'octobre de la même année* (1). »

Ainsi, de par M. Joulin, ses confrères ne disent vrai
que sans le savoir, et pour ainsi dire malgré eux, ils for-

(1) Joulin. *Sur l'emploi de la force en obstétrique.* Paris, 1867.

mulent au hasard des jugements sans aucun élémen d'appréciation.

M. Joulin se trompe ; ses confrères étaient en mesure de juger avec parfaite connaissance de cause ; car, lorsque je suis arrivé à Paris, tout le monde obstétrical y connaissait les expériences qu'il avait répétées la veille à l'École pratique, et son œuvre était déjà irrévocablement jugée.

Il y avait donc, pour les premiers documents de M. Joulin, une date aussi certaine que pour les miens ; de plus, en dehors des documents autenthiques et officiels, l'appareil à tractions soutenues avait depuis longtemps à Lyon une certaine notoriété. Même avant d'être exécutée, l'idée en avait été exposée et développée devant plusieurs confrères ; l'instrument était resté longtemps en voie de fabrication, et de plus, le fabricant qui s'en était chargé était en rapport avec la maison Robert et Collin, habituellement fréquentée par M. Joulin ; M. Crespin fit même à cette époque un voyage à Paris. Il n'y aurait donc rien eu d'extraordinaire à ce que mes premiers essais soient parvenus à la connaissance de M. Joulin, avant même leur complète exécution. Pour tous ceux qui connaissent l'esprit investigateur de notre confrère, ce serait là une hypothèse parfaitement admissible ; mais dès qu'il affirme ne pas en avoir eu connaissance, je n'ai aucune raison de douter de sa parole. Il me suffit qu'il constate lui-même mes titres à la priorité de l'idée principale. Il est vrai qu'il fait cet aveu de très-mauvaise grâce ; mais enfin il le fait, et il peut être cru sur parole, car il s'efforce bien vite d'en atténuer la portée, en disant :

« La priorité ne pourrait s'appliquer qu'à une partie de l'idée, car nos deux appareils différaient trop pour qu'on puisse les attribuer à une pensée commune. Il est vrai qu'à présent ils se ressemblent beaucoup plus. J'ajouterai que, moins heureux que M. Chassagny, il m'a été impossible de lui rien emprunter (1). »

Passons rapidement en revue les larcins que M. Joulin m'accuse d'avoir commis dans son domaine scientifique.

« Le lacs agit d'une double manière, non-seulement il entraîne le forceps, mais, en passant par les fenêtres, il rapproche les cuillers avec une puissance qui augmente en raison de la résistance. De sorte que la prise du forceps sur la tête du fœtus est assurée d'une manière certaine et qu'on n'a point à craindre les glissements. M. Chassagny m'a emprunté cette disposition, qui pourrait lui permettre d'appliquer son instrument à tous les forceps. Je l'en félicite, mais je ne puis le féliciter de se l'être attribuée. Je suis heureux que la visite qu'il m'a faite n'ait point été perdue pour lui. En ces derniers temps, il a dissimulé cet emprunt au moyen d'un mécanisme assez compliqué ; mais, d'un autre côté, il m'a pris ma canule et abandonné son treuil, comme instrument de traction (2). »

---

(1) Joulin. *De l'emploi de la force en obstétrique. Archives générales de médecine*, 1867.

(2) Joulin. *Loco citato.*

Je ne puis vraiment comprendre par quel mirage de son imagination M. Joulin a pu croire qu'il a innové une disposition quelconque du forceps, et que je lui ai emprunté cette disposition. Il oublie qu'un des plus grands mérites de l'aide-forceps est, *d'après lui*, de pouvoir s'appliquer à tous les forceps indistinctement. Or, tous les forceps sont fenêtrés ; M. Joulin a trouvé là un point d'attache tout naturel. Il a mis un lacs à cheval sur ces fenêtres, et c'est là une disposition que l'on ne pourrait emprunter sans lui en attribuer le mérite ! J'avoue pour ma part que, si j'avais eu à recourir à ce moyen d'attache, je l'aurais fait sans aucun scrupule, en le trouvant tout aussi naturel que de marcher sur mes pieds, et il ne me serait certainement pas venu à la pensée que l'on pût jamais réclamer la priorité d'une semblable idée.

Il y a plus, non-seulement je n'ai pas éprouvé le besoin d'employer la prétendue disposition de M. Joulin, mais je la blâme de la manière la plus formelle. Redoutant la pression exercée par les extrémités des cuillers du forceps croisé, je dois proscrire tous les moyens qui tendent à exagérer cette pression ; et, dans toutes les phases par lesquelles a passé mon forceps, non-seulement je n'ai jamais rien fait qui ressemble au mode d'attache de M. Joulin, mais je m'en suis surtout éloigné dans mes dernières combinaisons, où cette attache se fait à la partie moyenne des cuillers. J'ai assez longuement exposé les idées qui m'ont conduit à cette combinaison pour que M. Joulin y puisse être considéré comme complètement étranger.

M. Joulin me reproche encore d'avoir commis un véritable abus de confiance en m'introduisant chez lui sous prétexte de lui faire une visite, mais en réalité pour lui dérober *sa* canule (1).

Lorsque j'ai cru devoir modifier mon premier appareil de traction, j'ai été inspiré par des considérations dont M. Joulin ne pouvait avoir aucune idée. Cet appareil était constitué par une tige cylindrique entraînée dans un mouvement de rotation, par une vis sans fin ; mes cordons de traction s'enroulaient sur cette tige pour entraîner la tête en se raccourcissant. J'ai reconnu bientôt que, dans certaines circonstances, ces cordons se chevauchaient, que le diamètre de la tige se trouvait ainsi inégalement augmenté, et que l'un des cordons était attiré dans des proportions plus considérables que son congénère ; d'un autre côté, reconnaissant un avantage à donner à ces cordons la plus grande longueur possible, j'ai eu la pensée de créer un nouvel appareil qui les entraînât sans les raccourcir, et qui de plus m'offrît l'avantage de tirer sur la partie moyenne d'une anse, de manière à augmenter encore la liberté laissée au forceps, en permettant à l'appareil de tirer spontanément sur l'un des cordons plutôt que sur l'autre, pour attirer la tête dans le sens où elle rencontre le moins de résistance.

J'avoue qu'en faisant construire ce nouvel appareil,

---

(1) M. Joulin, dans une lettre courtoise comme il sait les écrire, me réclamait un document qu'il m'avait confié, et il m'exprimait la crainte de lui voir subir le même sort que ses idées.

j'avais complètement oublié que *l'aide-forceps* de M. Joulin est aussi constitué par un écrou mobile mis en mouvement par une vis tournant également dans une canule ; et d'ailleurs pouvais-je m'attendre à une accusation de plagiat à propos d'un détail d'exécution, à propos de l'emploi d'un moyen si banal et si vulgaire ?

Les principales machines de nos usines ne fonctionnent-elles pas d'après ce principe d'un écrou mobile entraîné par la rotation d'une vis fixe? N'est-ce pas là le mécanisme de certains *aide-tire-bouchons* qui figurent sur nos tables ? Ne voyons-nous pas tous les jours des tonneliers manœuvrer l'outil primitif avec lequel ils rapprochent les douelles de leur tonneau pour faciliter le placement du premier cercle? Et cependant, du sein de ces industriels, aucune voix ne s'est élevée pour crier à la spoliation ; il m'a fallu arriver à M. Joulin pour voir surgir cette exorbitante prétention d'être cité à l'ordre du jour par quiconque, se croyant le droit de choisir parmi les milliers de moyens que l'industrie nous fournit pour tirer sur une corde, se serait un peu trop approché, je ne dis pas du procédé, mais de l'*engin* adopté par notre savant confrère.

Il est bien difficile de traiter sérieusement de semblables prétentions. M. Joulin est trop intelligent pour ne pas en avoir compris toute la puérilité ; il doit savoir que si la vis ne faisait pas mouvoir l'écrou, l'écrou pourrait faire marcher la vis, que la canule n'est qu'un moyen de support, et qu'elle serait facilement remplacée par deux tiges parallèles sur lesquelles on ferait glisser l'é-

crou. On aurait ainsi la reproduction exacte d'une ma -
chine à burin fixe, d'une machine à fileter, à raboter,
à alézer, etc. La vis elle-même pourrait être remplacée
par une crémaillère, par un système d'engrenage, par
un encliquetage, comme dans l'écraseur de Chassai-
gnac, etc., etc. *Sa* canule n'est donc qu'une combinaison banale dont on peut facilement se passer. Mais il
n'en est pas de même des modifications radicales que j'ai
apportées à l'appareil, et dont M. Joulin ne soupçonne
certainement pas l'importance. C'est ainsi qu'au lieu
d'une vis simple, j'ai adopté une vis à trois filets pour
diminuer la force dont peut disposer l'opérateur. Dans
l'aide-forceps l'écrou porte un seul crochet auquel se
fixent les cordons de traction, dans mon appareil ce
crochet est double pour tenir les deux cordons écartés, et
permettre au forceps de passer dans l'intervalle qui les
sépare, afin qu'il puisse obéir en toute liberté aux mouvements que la tête lui imprime, guidée elle-même par
la configuration du bassin, etc., etc. Ce sont là des détails
trop infimes pour que M. Joulin s'en soit préoccupé, *de
minimis non curat....*

M. Joulin, après avoir décrit un bassin artificiel avec
lequel il a exécuté certaines expériences, ajoute :
« M. Chassagny, auquel j'ai montré ce bassin, en a imité
la disposition ; je l'en félicite, mais je ne puis le féliciter de se l'attribuer (1). »

Je comprendrais les récriminations de M. Joulin si,

---

(1) Joulin. *Loco citato.*

en m'abstenant de le citer, je m'étais assimilé des expériences instituées par lui, si je m'étais servi d'appareils créés par lui pour les réaliser, et surtout si nous étions arrivés aux mêmes résultats.

Mais, partis de points de départ très-éloignés, suivant des routes divergentes, nous devions aboutir aux conclusions les plus opposées, et surtout employer dans nos recherches, des procédés essentiellement différents.

Le bassin de M. Joulin est constitué par un squelette de bassin naturel, fixé d'une manière inamovible sur une planche ; le mien est construit de toutes pièces en tôle, il est mobile dans une caisse, il pivote sur des axes plantés dans les fosses iliaques.

Il n'y a donc aucune espèce d'analogie dans le mode de construction, et il y en a bien moins encore dans le but poursuivi par les deux expérimentateurs. M. Joulin, faisant une pétition de principes, considère comme à l'abri de toute attaque, ces croyances séculaires d'après lesquelles on conseille de tirer suivant les axes du bassin ; et, adoptant ces prémisses, il les prend pour point de départ des expériences par lesquelles il recherche quelle est la force nécessaire pour faire franchir un rétrécissement, suivant la direction que l'on imprime à ses efforts. Mon appareil est au contraire construit pour montrer combien ces croyances sont erronées, et combien sont dangereuses les conséquences que l'on en tire ; mes expériences sont instituées pour apprécier les pressions que l'on fait subir aux parois du bassin, suivant les conditions diverses dans lesquelles on se place pour opérer la traction.

M. Joulin a très-exactement décrit ce qui se passe lorsqu'il exerce, ou plutôt lorsqu'il croit exercer ses tractions
dans l'axe du détroit supérieur ; il a fort bien observé
que la région postérieure de la tête s'engage la première,
et se déprime contre l'angle sacro-vertébral, et que la région antérieure s'abaisse à son tour et chemine derrière
la face postérieure du pubis. Si à ce moment M. Joulin
s'était servi de mon appareil, il aurait immédiatement
interprété le résultat qu'il obtenait, il aurait constaté
l'oscillation du bassin sur ses axes, il aurait ainsi apprécié les pressions exercées contre ses parois, et il ne
serait plus aujourd'hui l'éditeur responsable, et le défen-
seur malheureux d'un procédé mort-né qui ne peut rendre à la science d'autre service que celui de se faire
oublier.

Il existe, il est vrai, une disposition commune aux
deux appareils, disposition qui permet de créer des rétrécissements proportionnés au volume des têtes qui doivent les traverser. Mais peut-on penser à construire un
bassin artificiel sans songer en même temps à rendre possible son adaptation à des têtes de diverses dimensions ?
N'est-il pas évident que l'idée de l'un est nécessairement
le corollaire de celle qui a présidé à la conception de
l'autre ? Du reste, le moyen que j'ai employé pour obtenir ces rétrécissements variables, diffère tellement de
celui que MM. Robert et Collin ont imaginé pour le bassin de M. Joulin, qu'il est impossible de suivre entre les
deux idées la moindre trace de filiation, et il ne viendra certainement à la pensée de personne, que mon ap-

pareil serait encore à naître s'il n'avait eu pour ancêtre celui de M. Joulin.

M. Joulin prétend encore au monopole du dynamomètre : après avoir signalé comme une lacune son absence dans mon appareil, « cet inconvénient, dit-il, disparaîtra lorsqu'il m'aura emprunté le dynamomètre, et je l'en féliciterai, quand même il continuerait à ne pas me citer (1). »

Dans le chapitre précédent j'ai prouvé que je connaissais les emplois du dynamomètre, je vais montrer bientôt quelles énormités M. Joulin lui a fait commettre. Mais ce qu'il doit savoir avant tout, c'est que je l'ai de beaucoup devancé dans l'usage de ce précieux instrument. Non-seulement je m'en suis servi dans toutes mes expériences, mais je l'ai surtout employé pour vérifier l'exactitude de mes calculs par rapport à la puissance de mes appareils, et donner à cette puissance des limites telles, que le dynamomètre lui-même ne fût plus nécessaire dans la pratique. De plus, lorsque j'ai eu besoin d'un dynamomètre, je l'ai fait construire d'après mes indications; il n'en existe pas de semblables dans le commerce, et je pourrais dire avec quelque raison, mon dynamomètre. M. Joulin, au contraire, s'est borné à prendre l'ingénieux instrument de Mathieu; il a fait plus, il lui a emprunté même son cliché, et notre confrère, qui est si exigeant et si méticuleux pour les autres, n'a pas cru devoir faire à l'habile fabricant, l'honneur d'une citation.

---

(1) Joulin. *Loco citato.*

Tels sont les griefs que M. Joulin relève contre moi dans son mémoire *Sur l'emploi de la force en obstétrique*. Dans son *Traité d'accouchements* il est beaucoup plus concis, il les résume tous en ces quelques mots :

« Chassagny (de Lyon) a inventé un appareil à tractions dont l'action est analogue à celle du mien, mais il m'a déjà tant emprunté sans citer mon nom, que bientôt il ne restera plus rien de sa première idée (1). »

Comme on le voit, la question de priorité même de l'idée principale est prudemment réservée, et nous sommes bien loin de l'aveu fait d'une manière si nette et si catégorique dans le premier mémoire. Aussi un certain nombre de confrères ont pu prendre le change, et plusieurs m'ont manifesté leur étonnement de me voir disputer la priorité d'une idée qu'ils m'avaient jusqu'alors attribuée. J'ai pu dissiper leur erreur, mais je n'ai certainement pas dû gagner dans l'estime de ceux pour lesquels il n'a pas été possible de remonter à la source, et de s'édifier sur la valeur des réclamations de M. Joulin.

Ces incidents vidés, je reviens au but principal de ce chapitre, à la comparaison de la méthode des tractions soutenues avec l'aide-forceps.

Au moment où a paru le mémoire de M. Joulin, bientôt suivi de son *Traité des accouchements*, l'aide-forceps avait depuis plus de six ans fait sa première appa-

(1) Joulin. *Traité complet d'accouchements.* Paris, 1867.

rition dans le monde scientifique. On pouvait donc à ce moment commencer à juger l'arbre par ses fruits. Or pendant ces six années M. Joulin n'avait eu que deux fois l'occasion d'appliquer son appareil, et depuis cette époque, il n'est pas à ma connaissance que l'auteur ait publié d'autres observations.

Et cependant M. Joulin exerce la médecine sur un vaste théâtre, il est auteur de nombreux mémoires et d'un livre estimé sur les accouchements, il est professeur agrégé à la Faculté et lauréat de l'Institut, et malgré tous ces titres, et quoique son *aide-forceps* ait déjà plus de dix années d'existence, il n'a trouvé que deux fois l'occasion de l'appliquer, sur un enfant *mort* et sur le cou d'un autre enfant, après une version podalique !

Quelles que soient les raisons que M. Joulin puisse se donner à lui-même pour expliquer cette abstention de ses confrères, il est une vérité qui tire les yeux ; c'est que, ne pouvant supposer la sottise de tous, ne pouvant admettre la possibilité d'un consensus universel pour mettre la lumière sous le boisseau, il faut bien arriver à reconnaître que cette réprobation générale est justifiée par la monstruosité du procédé.

D'un autre côté, j'exerce dans une sphère beaucoup plus restreinte, je n'ai point de position officielle, je suis dépourvu de titres scientifiques, la méthode des tractions soutenues est d'une année à peine l'aînée de *l'aideforceps*, et cependant à la même époque j'avais pu faire plus de deux cents applications de mon appareil, et je dépasse aujourd'hui le chiffre de trois cents.

Si donc on ne peut formuler une accusation d'inintelligence à l'endroit des accoucheurs de Paris, qui ont
protesté par leur abstention contre le procédé de M. Joulin, on ne serait pas mieux fondé à incriminer les nombreux médecins lyonnais qui ont réclamé mon concours.
Or, comme il n'y a pas de Pyrénées entre la Seine et le
Rhône, ce qui est vérité à Lyon ne saurait être erreur à
Paris, et l'on est forcément amené à conclure que, si les
choses n'ont pas été considérées au même point de vue
dans les deux villes, c'est qu'il s'agissait d'apprécier
dans l'une, un procédé essentiellement différent de celui
que l'on appréciait dans l'autre.

Je suis certainement bien loin d'accorder à cet argument la valeur d'une démonstration scientifique ; mais
il me paraît cependant devoir tenir une certaine place
dans un calcul de probabilités, qui conduira infailliblement à une certitude absolue, lorsque j'aurai justifié
l'ostracisme dont l'aide-forceps a été frappé à Paris, et
la faveur dont jouit à Lyon la méthode des tractions soutenues, malgré l'opposition violente et quelque fois pas-
sionnée contre laquelle elle a dû se heurter dans ses
débuts.

J'ai trop longuement insisté sur les dangers du forceps
croisé et sur l'aggravation de ces dangers par la méthode
des tractions soutenues, pour avoir à y revenir. Je
pense avoir assez multiplié les expériences et les avoir
rendues assez concluantes pour avoir dissipé tous les doutes. Mais je dois reconnaître que ce n'est pas là une des
raisons qui ont éloigné de l'aide-forceps ; c'eût été au

contraire une de celles qui auraient le plus milité en sa faveur, car c'est à ce propos que j'ai dû soutenir les luttes les plus vives, et que j'ai créé les plus grands obstacles à la vulgarisation rapide de la méthode des tractions soutenues.

Je n'ai pas été beaucoup plus heureux lorsque, m'élevant contre les traditions scientifiques, j'ai soutenu que l'on ne pouvait pas tirer et que l'on ne devait pas chercher à tirer dans l'axe du bassin. Tous ceux qui n'avaient pu juger *de visu*, ne pouvaient admettre une semblable hérésie, et ils étaient d'autant plus affermis dans leurs convictions. Pendant que tous les adversaires de la traction mécanique continuaient de la battre en brèche, c'est contre moi qu'ils dirigeaient surtout l'anathème. D'après MM. Bailly, Putegnat, Delore, etc., M. Joulin avait au moins l'avantage de tirer dans l'axe du bassin ; suivant M. Delore il était le seul qui ait étudié la question à un point de vue véritablement scientifique.

J'étais profondément étonné de voir que ces préférences ne se traduisaient pas par des actes d'acceptation ; j'aurais vivement désiré voir essayer l'aide-forceps par les adversaires de la traction mécanique, tant j'étais convaincu qu'il suffirait de le voir fonctionner pour en apprécier les défauts et être ramené à une pratique plus rationnelle. Mais j'étais bien loin de soupçonner les véritables causes de ce rejet absolu.

Dans mon for intérieur, je blâmais, avec toute l'énergie d'une profonde conviction, le procédé de M. Joulin qui, *réinventant après moi* la traction mécanique, appliquait son *aide-forceps* sur les ischions pour diriger, autant que possible, ses efforts dans l'axe du détroit supérieur. Cependant je m'efforçais d'atténuer les torts scientifiques de notre confrère ; je considérais qu'il n'a pas la prétention de compléter avec son procédé toutes les phases de l'accouchement, qu'il envisage la dystocie au détroit supérieur seulement, que ses manœuvres se bornent à faire descendre la tête dans l'excavation. Je me plaisais à penser, qu'en restant dans ces limites, son forceps étant attaché par la partie inférieure des fenêtres, c'est-à-dire très-près de la tête, quelque vicieuse que soit la direction qu'il tend à lui imprimer, cette direction pouvait encore être rectifiée par le bassin ; et que tout devait se borner à une déperdition de forces, et à une réaction plus ou moins violente contre la tête et contre les organes maternels. Mais je n'avais pu soupçonner toute l'énormité de l'erreur ; il ne me fut donné de l'apprécier tout entière, qu'en lisant son mémoire sur l'*Emploi de la force* et son *Traité complet d'accouchements*, et surtout en voyant consacrée par la gravure, la preuve irrécusable d'un oubli absolu, radical, des lois les plus élémentaires de la mécanique obstétricàle. Cet oubli était tel que je récusai longtemps le témoignage de mes sens et de mon intelligence, tant il me paraissait impossible d'admettre que, non content d'exercer sur un forceps des tractions aussi irrationnelles, un homme de la valeur de M. Joulin ait pu encore concevoir la pensée d'emprisonner cet instrument entre le périnée et la traverse de son *aide-forceps*, de manière à lui ôter toute liberté, et à annuler complètement l'action directrice et rectificatrice du bassin.

Cependant il n'y avait pas à s'y tromper, le dessin et le texte étaient parfaitement d'accord pour rendre la pensée de M. Joulin, qui est tellement dominé par l'idée de tirer en bas et en arrière, qu'il a bien, réellement et intentionnellement, placé la traverse de son instrument au-devant du forceps, pour empêcher, d'une manière absolue, ses manches de se porter en avant:

Cette combinaison en entraîne une autre non moins grave qui va nous montrer que, si M. Joulin est peu familiarisé avec les lois de la mécanique obstétricale, il ne connaît guère mieux les notions de la mécanique ordinaire.

Nous savons que, si le forceps est attaché au-dessous de la tête, le dynamomètre ne nous indique jamais les réactions produites contre les parois du bassin ; il ne peut nous fournir qu'une seule notion, celle de la force avec laquelle on tire sur le forceps ; or M. Joulin s'est privé même de cette notion. En effet, pour aller se relier au tracteur, le lacs attaché au forceps est obligé de se réfléchir sur sa traverse ; de telle façon que le dynamomètre indique, non plus l'effort transmis au forceps, mais bien la tension du lacs entre le point d'attache et celui où se fait la réflexion. Dans ces conditions, aussi bien avec la sensibilité du tact qu'avec le dynamomètre, l'accoucheur ignore absolument ce qu'il fait ; il sait qu'il développe de la force, mais il ne peut savoir quelle portion de cette force produit un effet utile, quelle portion est arrêtée au passage et dépensée en frottements inutiles contre le point où se fait la réflexion de la corde.

Cependant cette notion n'a pas complètement échappé à M. Joulin, il signale ces frottements; mais il ne cherche pas à en apprécier l'importance, il semble ignorer qu'ils croissent dans une proportion presque géométrique avec l'intensité des résistances, qu'ils sont variables suivant la nature des cordes, suivant que les lacs sont plus ou moins rigides, qu'ils sont secs ou mouillés, etc., et par-dessus tout il ne sait pas les faire disparaître par l'emploi de l'un des moyens les plus simples de la mécanique, par l'interposition d'une poulie de renvoi au point de réflexion de la corde. Et voilà l'homme qui croit avoir inventé le dynamomètre, qui veut bien m'octroyer le droit de m'en servir, mais en m'imposant le devoir d'en faire remonter jusqu'à lui tout le mérite!

Cette notion complète de l'aide-forceps a été pour moi toute une révélation; c'est alors seulement que j'ai pu comprendre la cause de la réprobation dont il avait été frappé à Paris. Si pour vaincre les résistances des opposants les plus obstinés il m'a suffi de montrer le forceps suivant toujours une direction plus ou moins différente de celle de la traction, et décrivant du commencement à la fin de l'opération des arcs de cercle qui, malgré l'invariabilité de la direction de la force, portaient ses manches, du périnée jusque sur le ventre de la malade; je comprends quelle impression a dû se produire sur l'esprit de ceux qui ont assisté aux expériences de M. Joulin.

M. Bailly voulait bien que l'on tirât dans l'axe du bassin, mais cependant il était bien près de secouer le joug

classique ; il avait déjà reconnu que, « *quoi qu'on fasse,*
l'axe des tractions est antérieur à l'axe du détroit su-
périeur, et que *tirer en bas et en arrière, c'est simple-*
ment se rapprocher, autant que faire se peut, de l'axe
véritable (1). » M. Bailly n'a qu'un bien faible effort à
faire pour rompre avec la tradition, il doit lui suffire de
comprendre ce que l'on fait lorsqu'on ne peut pas tirer
dans l'axe et que l'on cherche à s'en rapprocher (2), et

---

(1) Bailly. *Thèse de concours,* 1866.

(2) Il est pour apprécier ces effets une expérience que je ne
saurais trop recommander à mes lecteurs, parce qu'elle est d'une
excessive simplicité et qu'elle peut être extemporanément répétée sans aucun préparatif :

Si, saisissant une canne avec la main gauche on cherche à
l'arracher avec la main droite en tirant sur elle dans une direction rectiligne, le glissement se fait sans effort et la pression se
répartit d'une manière égale sur toute la surface palmaire de la
main gauche. Mais si, au lieu de tirer dans la continuité de la
tige, on tire sur l'extrémité du corbin ; on sent immédiatement
ce qui se produit lorsque l'on tend à rapprocher la traction de la
direction de l'axe de la canne, on voit que les pressions ne s'exercent plus que sur les bords radial et cubital de la main, et que,
pour se rapprocher autant que possible de la direction, il faut
au contraire tirer en s'écartant de l'axe de la canne et en s'en
écartant d'autant plus que le corbin a plus de longueur et que la
force est exercée plus en dehors de l'axe.

Dans cette expérience, la main représente mon bassin oscillant,
les muscles pronateurs et supinateurs, par l'effort qu'ils font pour
empêcher la main de se laisser entraîner par l'action excentrique de la traction, représentent les ressorts qui immobilisent ce
bassin. Pour compléter cette expérience, il suffit d'attacher la
canne avec une ficelle à un point correspondant à la partie
moyenne de la main pour constater que, dans ces conditions, lors

il l'a certainement compris aujourd'hui, car même à l'époque où il soutenait sa thèse il recommandait bien de tirer *en bas et en arrière, dans l'axe du détroit supérieur*, mais le bon sens et la logique le rapprochaient bien vite de la vérité, il ne voulait pas qu'on s'attardât dans cette direction, car mieux que personne il a compris *qu'elle doit varier à chaque millimètre dont s'avance la tête fœtale* (1).

Il était facile de prévoir combien, dans ces dispositions d'esprit, les convictions de M. Bailly ont dû être vite formées, et combien elles ont dû être inébranlables lorsqu'il a vu le *carcere duro* dans lequel M. Joulin enfermait son forceps, lorsqu'il a constaté l'impossibilité absolue d'un changement de direction.

Il est fâcheux que M. Joulin n'ait pas compris l'immense portée des objections de M. Bailly, il aurait pu en faire son profit; il n'aurait pas dirigé les plus malveillantes insinuations contre un confrère honorable, en l'accusant d'avoir fait de la stratégie de concours, d'avoir sacrifié les intérêts de la science à ceux du candidat, de s'être fait le *bravo* de certains juges, et d'avoir exécuté par ordre la traction mécanique. Il aurait sur-

---

même que l'on ne tire pas dans la direction de la main gauche, la résultante est cependant parfaitement concentrique. On constate ainsi de la manière la plus simple tous les dangers, toutes les incertitudes de la traction manuelle et toute la sécurité, tous les avantages de la méthode des tractions soutenues.

(1) Bailly. *Loco citato.*

tout évité de se mettre en contradiction avec lui-même en affirmant, d'une part que M. Bailly avait absolument refusé de s'édifier sur la valeur de l'aide-forceps, et de l'autre, en l'accusant de s'être donné comme l'auteur d'expériences auxquelles il avait seulement assisté sur l'invitation de M. Joulin.

Je pourrais encore relever de nombreux défauts de l'aide-forceps ; mais je m'arrête, ceux que je viens de mettre en évidence sont d'une importance assez capitale pour permettre de juger, en parfaite connaissance de cause, le côté théorique de la question.

Nous avons vu qu'au point de vue pratique, c'était surtout par l'absence de documents que l'aide-forceps pouvait être jugé ; cependant il en existe quelques-uns dans la science qui portent avec eux un utile enseignement, et qui, à ce titre méritent un sérieux examen.

Fait du docteur Sibone (de Turin).

Le docteur Calderini a publié un fait d'application de l'aide-forceps recueilli dans la clinique du professeur Sibone (1).

L'enfant est venu au monde vivant, en état de mort apparente ; il a succombé peu après sa naissance.

L'accouchement avait duré 29 heures 5 minutes ;

(1) *Gazetta delle clinichie* (Turin, 1867).

25 heures 30 minutes pour la première période et 3 heures 35 minutes pour la seconde.

Les tractions avec l'aide-forceps ont duré 10 minutes, l'intensité n'en a pas été mesurée, mais on peut supposer qu'elle n'a pas été considérable.

« A l'autopsie on trouva les traces imprimées par les cuillers du forceps, la profondeur et le siége ne sont pas indiqués, une vaste ecchymose au vertex; une grande mobilité des os les uns sur les autres, et nulle lésion dans le cerveau. »

Quelle a été la cause de la mort de cet enfant et des désordres que l'autopsie a permis de constater? Je crois que l'on peut en toute sécurité de conscience en faire remonter la responsabilité à l'aide-forceps.

En effet, la traction n'a duré que dix minutes, l'enfant n'a donc pas été soumis à une pression trop prolongée, il est probable que dans un espace de temps aussi court, le professeur n'a pas dû atteindre à une traction trop considérable. Les considérations auxquelles il se livre sur les avantages de la traction mécanique, prouvent qu'il les comprend trop bien pour ne pas avoir agi avec une sage réserve et une prudente lenteur.

D'un autre côté, le bassin était bien il est vrai, vicié; le diamètre sacro-pubien était réduit à 0,078, mais c'était là un rétrécissement absolu, qui était à peu près nul relativement au volume de l'enfant, dont le diamètre bi-temporal mesurait 0,08, deux millimètres seulement de plus que le diamètre sacro-pubien, et le diamètre bi-temporal 0,76, deux millimètres de moins que le diamètre correspondant du bassin.

Il est évident que les rapports du bassin de la mère et de la tête de l'enfant étaient tels, que l'engagement devait se faire sans trop de difficultés, et que les accidents qui ont amené la mort, peuvent être attribués à l'emploi du forceps croisé qui, comprimant le diamètre oblique ou transverse, augmentait dans une certaine proportion les diamètres bi-temporaux et bi-pariétaux engagés, et s'opposait à l'allongement de la tête. De plus, les tractions étant faites dans une direction vicieuse et invariable, les diamètres étaient engagés suivant une ligne diagonale, au lieu d'être parallèles au plan du détroit avec lequel ils correspondaient; on avait un engagement du diamètre majeur, au lieu du diamètre mineur, d'où, exagération considérable de la compression cérébrale.

Faits du docteur Marchand (de Charanton).

Notre regretté confrère le docteur Marchand a appliqué cinq fois l'aide-forceps ; trois fois l'enfant est mort; *l'un de ces enfants était un avorton de 1,050 grammes,* un quatrième est venu vivant, mais, après deux minutes de traction à 35 kilogrammes, l'auteur avait renoncé à l'aide-forceps pour lui substituer le levier. Quant au cinquième enfant vivant, on trouve seulement les détails suivants : la première fois, j'ai réussi pleinement et sans peine à terminer seul un accouchement sans le moindre préjudice pour la mère et l'enfant.

M. Marchand ne paraît pas croire à une dystocie sérieuse, et je pense que tout le monde sera de son avis, et que cette heureuse application de l'aide-forceps ne saurait être considérée comme un véritable succès de l'instrument. Les autres faits de notre confrère nous fournissent surabondament la preuve de la non innocuité de l'instrument dans les cas de dystocie sérieuse.

« Dans un de ces cas on trouve à l'autopsie, une suffusion sanguine abondante qui pressait sur la substance cérébrale, une dislocation complète de toutes les sutures, articulations, épiphyses de la voûte et de la base du crâne, absence complète de fractures, ce qui s'explique par l'ossification peu avancée des os du crâne, qui ont cédé sans se rompre. »

Les désordres que nous venons d'énumérer pourraient certainement s'expliquer par les rapports excessivement vicieux qui existaient, au dire de l'auteur, entre les diamètres de la tête et ceux du bassin. Suivant M. Marchand le diamètre sacro-pubien aurait mesuré 0,85 et le diamètre bi-pariétal de l'enfant n'avait pas moins de 0,105. Il est difficile de se défendre d'une impression fâcheuse, et de ne pas penser qu'il y a dans cette observation une double erreur d'appréciation. On ne voit pas sans étonnement un diamètre sacro-pubien rétréci à 0, chez une femme forte et ne présentant aucune trace de rachitisme; et un diamètre bi-pariétal de 0,105 ne se rencontre guère avec une ossification peu avancée des os du crâne. D'un autre côté, on a de la peine à comprendre la possibilité de l'accouchement avec une disproportion aussi considérable entre la tête et le bassin, et on la comprend d'autant moins que l'auteur n'a pas signalé ces énormes déformations extérieures que l'on constate ordinairement dans ces cas, même avec la conservation de la vie ; cette réduction de la tête était d'autant moins possible que M. Marchand s'était servi du forceps le plus défectueux. Notre honorable confrère n'ayant pas pu introduire les longues cuillers du forceps démontant, les avait remplacées par les petites, par celles que M. Pajot réserve pour les cas où il ne suppose qu'une très-faible résistance. Or, une tête, comprimée dans un sens par les cuillers du forceps, dans l'autre par les parois du bassin, saisie en outre par un forceps qui s'oppose d'une manière absolue à tout allongement, cette tête, dis-je, ne peut subir d'autre réduction que celle qui résulte du tassement de la pulpe cérébrale, ou de l'effacement des ventricules cérébraux.

Il est vrai que la traction a été considérable, mais en raison du peu de longueur des cuillers du forceps, le point d'attache, avait lieu très-près de la tête ; le forceps était bien converti en levier, mais la puissance était trop près du point d'appui pour que la force de la traction en fût augmentée. Il y avait augmentation de la résistance du chef de l'excentricité de la traction, et diminution de la force.

Dans mon étude sur le dynamomètre, j'ai établi que, toutes les fois que la force est insérée au-dessous de la tête, cet instrument ne saurait indiquer ni l'effet utile produit par la traction, ni les pressions exercées contre les parois du bassin ; mais il doit être bien entendu que, si ces dernières peuvent être plus ou moins exagérées, suivant le plus ou moins d'excentricité de la traction, dans aucun cas elles ne sauraient être atténuées.

Si donc j'ai établi expérimentalement que, à moins de faire aux dépens de la mère de la céphalotripsie déguisée, l'on ne devait jamais, avec une traction parfaitement concentrique, dépasser une force de 60 ou 65 kilogrammes, à plus forte raison devrait-on s'abstenir d'atteindre ce chiffre, lorsque la traction, en s'éloignant de la vraie direction, exagère les pressions contre le bassin.

Je ne saurais donc trop m'élever contre l'énormité du chiffre auquel est arrivé le docteur Marchand. Il est vrai que l'on pourrait se demander s'il a réellement donné à ses efforts cette épouvantable puissance ; et si une grande partie de la force accusée par le dynamomètre n'a pas été annulée par le frottement produit contre la traverse de l'aide-forceps, au point de réflexion des lacs.

Mais on ne saurait admettre cette excuse ; il y a dans le mémoire de M. Marchand des considérations trop judicieuses sur la nécessité de laisser guider la tête par le bassin, pour qu'il soit permis de supposer qu'il a commis l'erreur de M. Joulin, en plaçant la traverse de l'aide-forceps au-devant du forceps lui-même. Il résulte au contraire de la lecture attentive de ses observations que toutes les phases de l'accouchement ont été accomplies sans déplacement de l'appareil qui, par conséquent, avait été placé en arrière, de manière à éviter la réflexion des lacs, et à permettre au bassin de rectifier dans de certaines limites, les fâcheux effets de la direction vicieuse de la force.

Nous devons donc protester contre cet immense abus de la force, et nous le devons d'autant plus qu'il pouvait être plus facilement évité. En effet, si du fait seul de l'absence de déformation de la tête, de pénétration des saillies osseuses du bassin dans sa substance, on peut conclure que ses diamètres n'étaient que de très-peu supérieurs à ceux du bassin, il est évident qu'en la saisissant avec un forceps qui lui aurait permis de s'allonger, de changer de forme sans diminuer de capacité, on aurait facilement obtenu sa réduction, que la résistance aurait été considérablement atténuée, que la compression du cerveau aurait été moins forte et moins prolongée, et que la vie de l'enfant aurait été infiniment moins compromise.

En résumé, il résulte de tout ce qui précède qu'en théorie l'aide-forceps est un appareil essentiellement défectueux et dangereux, et qu'il n'est pas moins condamné par la pratique, puisqu'en dix ans il ne lui a pas été donné de terminer heureusement un seul cas de dystocie, et qu'il n'a pas encore amené un seul enfant vivant.

Si donc le procès instruit contre la traction mécanique peut être considéré comme bien jugé en ce qui concerne l'aide-forceps, il doit être soumis à révision par rapport à la méthode des tractions soutenues. J'espère que M. Bailly, mieux renseigné, n'hésitera pas à modifier ses opinions, et surtout qu'il en retranchera ce qu'elles pouvaient avoir de blessant et de peu conforme à la vérité, lorsqu'après avoir apprécié à son point de vue les instruments de traction, il croyait exprimer une opinion très-générale, et concluait en ces termes : « *Je ne sais s'il existe un seul accoucheur éclairé qui hésite à les repousser* (1). »

(1) Bailly. *Thèse de concours.*

DE LA STATISTIQUE

Ses inconvénients et ses avantages, suivant qu'elle
émane de l'auteur, ou qu'elle est faite en dehors
de son influence.

OBSERVATIONS

*recueillies par des tiers, d'applications faites avec et sans
l'intervention de l'auteur.*

Les nombreux confrères qui ont été témoins de l'application de la méthode des tractions soutenues, me
pressent depuis plusieurs années de publier la statistique des faits multipliés qu'il m'a été donné d'observer.
Suivant eux cette publication devrait constituer un argument irrésistible et le meilleur que je puisse opposer
aux adversaires de la méthode. Ils voudront bien me
permettre de ne pas me rendre à ce conseil et de leur
en exposer les motifs.

Le vénéré professeur Velpeau avait l'habitude de dire que la statistique est, comme les langues d'Ésope, la meilleure et la pire des choses. Cette comparaison, d'une incontestable justesse, est surtout vraie en ce qui concerne les faits de dystocie, avec cette circonstance aggravante que, dans cet ordre de faits, il est à peu près impossible d'en faire de la bonne.

Comment comparer entre eux les faits les plus disparates? Que peut-on espérer d'un classement avec lequel on est exposé à attribuer les résultats les plus heureux aux procédés les plus irrationnels, tandis que d'éclatants revers devront peser sur les méthodes les plus irréprochables? Pour ma part, je ne saurais m'associer à cette décevante glorification du *post hoc, ergo propter hoc*, et lorsque je constaterai des accidents plus ou moins graves produits par une méthode, il me paraîtra toujours plus rationnel de prouver théoriquement ce qu'il peut y avoir de défectueux dans le procédé, que d'opposer des faits qui, se complassent-ils par milliers, et fussent-ils toujours très-rigoureusement observés, ne peuvent jamais dépasser la valeur d'un calcul de probabilité.

Ce n'est pas que je nie l'importance des faits, mais je ne les apprécie pas seulement au point de vue du succès, j'estime qu'ils doivent être, avant tout, confirmatifs des données théoriques; et si la théorie est juste, s'ils en réalisent bien toutes les prévisions, ils n'ont pas besoin d'être très-nombreux pour entraîner les convictions. Les revers eux-mêmes auront leur éloquence, car on saura qu'ils ne pouvaient être évités, et l'on sera certain de les voir largement compensés par des succès, qui ne devront plus être considérés comme des preuves, mais bien comme des corollaires logiques de l'excellence de la méthode.

Si la statistique consiste à grouper et à comparer entre eux des faits offrant une analogie aussi grande que possible, comment établira-t-on ces points de comparaison? Se contentera-t-on, comme on le fait généralement aujourd'hui, de mesurer le détroit supérieur? Mais tout le monde sait ce qu'il faut penser de ces appréciations à un millimètre près; tout le monde sait aussi combien il est impossible de mesurer exactement, et même approximativement les autres diamètres. D'ailleurs est-il rien qui ressemble moins à un accouchement qu'un autre accouchement, même chez la même malade? Ne voyons-nous pas alterner des dystocies avec les délivrances les plus heureuses? M. Bailly ne cite-t-il pas une malade qui, à un huitième accouchement, dut subir la céphalotripsie, après avoir eu sept accouchements naturels? N'y a t-il pas enfin dans la dystocie une foule de nuances qu'il est impossible d'apprécier et de faire apprécier à des lecteurs? Pour ma part j'estime qu'il doit être fait une part si grande au *quid ignotum,* qu'étant donnée une viciation du bassin, si l'accoucheur pouvait ouvrir les parois abdominales et l'utérus, pour explorer à son aise toute la filière du bassin, pour donner au fœtus l'attitude la plus convenable, et présenter la tête dans le sens le plus favorable, il se produirait encore des divergences d'opinion sur la manière de l'engager.

On comprend que cette obscurité qui plane fatalement sur chaque observation, doit nécessairement exercer une très-grande influence sur la manière de les interpréter. Nous sommes, en général, disposés à atténuer les difficultés dont nous n'avons pas été témoins, et l'auteur est toujours plus ou moins soupçonné de les avoir exagérées pour les besoins d'une cause qui serait infailliblement perdue à l'avance, si les convictions des juges n'ont pas été ébranlées par les considérations théoriques, et par les preuves expérimentales que j'ai si laborieusement accumulées.

Cependant, j'aurais pu braver des commentaires hostiles, des insinuations souvent peu bienveillantes, si j'y avait été seul exposé ; mais, dans le plus grand nombre des cas, un ou plusieurs confrères sont en cause avec moi, et il me serait pénible de leur entendre reprocher de m'avoir ménagé des succès faciles et sans importance, dans des cas où il n'existait que des difficultés imaginaires, créées par leur inexpérience. Quelquefois aussi la publication de certaines observations ne saurait être faite sans de graves inconvénients. Si mon intervention n'a été réclamée qu'après des tentatives multipliées, il est évident que je ne saurais accepter toute la responsabilité du fait, et que, dans certains cas, j'aurais à expliquer par les manœuvres faites avant moi, soit la mort de l'enfant, soit des désordres plus ou moins graves chez la mère. Non-seulement ces interprétations pourraient blesser certains confrères, mais elles pourraient encore avoir les conséquences les plus plus fâcheuses, si elles arrivaient à la connaissance des familles.

Telles sont les raisons qui m'ont fait rejeter l'idée de publier moi-même une statistique ; j'ai pensé faire une œuvre plus utile en fondant la méthode sur les bases solides d'une théorie inexpugnable, et surtout en améliorant les procédés opératoires, et en m'appliquant à en faire disparaître les moindres imperfections. Avant d'avoir atteint ce résultat, je m'abstenais de faire appel à mes confrères et de les prier de publier les résultats qu'ils avaient pu obtenir ; mais aujourd'hui je ne suis plus arrêté par les mêmes scrupules, je n'ai plus à me préoccuper des difficultés que pouvaient rencontrer, dans l'application de la méthode, les confrères bienveillants qui avaient bien voulu l'accepter, alors qu'elle était encore dans les limbes, et que je n'avais même pu faire une description complète de l'instrument et du procédé opératoire ; aussi j'espère, en sollicitant le concours de tous, obtenir bientôt tous les éléments d'une statistique comme je la comprends, d'une statistique faite en dehors de l'auteur, et par conséquent à l'abri de toute suspicion.

Du reste, mon appel a déjà été devancé par quelques hommes de la première heure, à la bienveillance desquels je dois, de publier dès aujourd'hui, des observations imposantes déjà par le nombre, mais remarquables surtout par l'importance des faits, par la clarté de leur exposition et par les judicieuses réflexions qui les accompagnent.

Avant de citer ces observations, qu'il me soit permis
de faire une réserve pour le passé et pour l'avenir : on
a vu tous les efforts que j'ai faits pour fixer les principes sur lesquels repose la méthode des tractions soutenues, et surtout pour établir qu'elle ne saurait simplement consister à appliquer un tracteur mécanique sur
un forceps, sans tenir aucun compte des règles que je
me suis efforcé de tracer. On trouvera donc tout naturel
que je récuse tous les faits recueillis en dehors de ces
principes et de ces règles.

En 1865, notre honorable confrère le docteur Berne
lut au congrès médical de notre ville un mémoire sur la
méthode des tractions soutenues. Dans ce mémoire,
M. Berne se place surtout au point de vue pratique, et
c'est par la statistique des faits qu'il a observés, qu'il
s'efforce de juger la méthode. M. Bailly, dans sa *Thèse
de concours*, s'est emparé de cette statististique, et en a
fait la base de son argumentation et de ses appréciations
cliniques.

Cette thèse a eu un très-grand retentissement, non-
seulement à cause de la valeur personnelle de son auteur, mais aussi parce qu'elle était le reflet des opinions
généralement admises à l'école de Paris. Comme elle
constitue, d'ailleurs, le seul travail sérieux qui ait été
fait contre la méthode des tractions soutenues, je dois
suivre notre honorable confrère sur le terrain des faits,
comme je l'ai suivi sur le terrain de la théorie.

M. Bailly soutenait sa thèse en 1866, il y avait à cette

époque, en dehors du mémoire de M. Berne, des observations nombreuses publiées dans plusieurs recueils scientifiques ; j'ai peut-être bien quelque droit de m'étonner que notre érudit confrère n'ait pas poussé plus loin ses investigations. Un journal de Paris, le *Moniteur des sciences*, avait publié, en 1861, deux faits importants ; un autre journal était naturellement désigné pour ses recherches, c'était la *Gazette médicale de Lyon ;* une thèse remarquable avait été soutenue à Montpellier par le docteur Talichet. Je ne reprocherai pas à M. Bailly de ne rien y avoir puisé, mais bien de ne pas en avoir eu connaissance. Peut-être aussi la vérité aurait-elle eu quelque chose à gagner, si l'honorable candidat avait bien voulu me consulter. J'aurais pu lui fournir de nombreux documents qui n'auraient pas été sans quelque valeur ; je l'aurais surtout édifié sur le côté faible de la statistique qu'il allait invoquer ; et il aurait certainement discuté avec moins d'assurance les faits de M. Berne, s'il avait su que ces faits sont du nombre de ceux qu'il m'est impossible d'admettre, et s'il avait connu les raisons que je puis invoquer pour en décliner la responsabilité.

Le mémoire de M. Berne a été lu dans une séance du congrès médical et, guidé sans doute par un sentiment de convenance confraternelle auquel je me plais à rendre hommage tout en regrettant profondément ses conséquences, notre honorable confrère a cru devoir effacer, devant un auditoire en partie étranger à notre ville, toute trace des divergences d'opinion qui nous avaient jusqu'alors profondément divisés.

Certainement je ne saurais contester à un homme de la valeur de M. Berne, au chirurgien chargé d'un service de la plus haute importance, le droit de modifier plus ou moins complètement une méthode, de n'en prendre que telle ou telle partie qu'il juge convenable ; mais lorsqu'il évoque une question devant le tribunal de l'opinion publique, il a le devoir rigoureux de fournir tous les éléments du procès. Dans l'espèce, les juges devaient avant tout savoir qu'on soumettait à leur appréciation, non pas la méthode des tractions soutenues de l'auteur, mais bien un procédé modifié par M. Berne. Cette omission ne devait pas tarder de porter ses fruits, en donnant complètement le change à M. Bailly. En effet, si cet honorable confrère avait connu ces divergences d'opinions et les modifications au procédé opératoire qui en avaient été la conséquence, il aurait certainement changé ses appréciations, et n'aurait pas commis cette faute, de croire qu'il discutait les observations d'un fervent apôtre de la méthode des tractions soutenues, tandis qu'il s'appuyait, en réalité, sur l'un de ses adversaires les plus redoutables.

Les observations de M. Berne ne sont pas, il est vrai, absolument défavorables à la traction mécanique, M. Joulin en trouve même les résultats très-avantageux. Pour moi, si je les compare à ceux que m'a fournis ma pratique, je les considère comme déplorables, je ne saurais en admettre la discussion, et je les récuse de la manière la plus formelle, en m'appuyant sur les considérations suivantes :

1º M. Berne s'est borné à appliquer la traction mécanique à un forceps ordinaire.

Si j'ai été assez heureux pour faire comprendre la différence qui existe entre les différentes variétés de forceps, et l'aggravation des dangers du forceps croisé par le fait de l'adjonction de la traction mécanique, mes lecteurs sont en mesure d'établir un parallèle sérieux entre les deux procédés ; je me borne à signalerc celui qui a été employé dans les observations de notre honorable confrère.

2º La statistique invoquée par M. Bailly repose toute entière sur des faits d'une difficulté exceptionnelle.

M. Berne n'admettant la traction mécanique que comme un pis-aller, ne l'a généralement appliquée qu'après avoir constaté l'impuissance de la traction manuelle, ou bien dans les cas où il avait à l'avance diagnostiqué des difficultés insurmontables. Il suffit de jeter un coup-d'œil sur ses observations pour se convaincre que tous les cas, où il mentionne que la traction mécanique a été appliquée d'emblée, correspondent à des rétrécissements considérables du bassin, à des rétrécissements tellement bien reconnus à l'avance, que le plus souvent les tractions ont été impuissantes, même après la crâniotomie, et que l'extraction n'a été possible qu'avec les crochets et le crânioclaste.

Si l'on pouvait douter un moment de la valeur des arguments que j'ai invoqués contre la statistique, con-

tre ses dangers et contre la possibilité de lui faire dire
ce que l'on veut, suivant la manière dont on l'interprète,
les faits de M. Berne suffiraient pour nous en fournir
une éclatante démonstration. Il est évident qu'on devrait
avant tout, éliminer les cas dans lesquels l'événement
a démontré une impossibilité absolue ; et si un esprit
impartial et rigoureux voulait à tout prix blâmer quelqu'un ou quelque chose, il réserverait certainement ses
rigueurs, non pas pour la méthode, mais pour l'usage
abusif que l'on en a pu faire. D'un autre côté il tiendrait
certainement un grand compte des cas heureux dans
lesquels un succès complet, pour la mère et pour l'enfant, a été obtenu par la traction mécanique la plus rudimentaire et la plus incomplète, intervenant après l'insuccès absolu de la traction manuelle. Cette impression
favorable grandirait surtout en raison directe des défiances de l'auteur, qui reproche à la traction mécanique
de compromettre la vie de l'enfant, et qui, pour rester
conséquent avec ses convictions, n'a dû l'employer qu'a-
près avoir épuisé tous les moyens de s'en passer.

Telle n'a pas été l'appréciation de notre honorable
confrère le docteur Bailly, il se borne à compter les
faits malheureux, et, sans contrôle, sans aucun commentaire, il les place dans un plateau de la balance,
tandis que les faits favorables sont sévèrement com-
mentés, et ne sont jetés dans le plateau opposé qu'a-
près avoir été, autant que possible, amoindris et presque complètement annulés. Tant il est vrai que les esprits les plus élevés ne sauraient se soustraire complètement aux faiblesses de notre humaine nature, et à

ce sentiment qui nous porte à accepter avec plaisir et sans examen tout ce qui nous flatte, et à rejeter impitoyablement ce qui peut porter atteinte à nos idées, souvent à nos préventions.

3° Les observations de M. Berne ne sont à proprement parler que des titres rédigés en quelques lignes seulement; elles sont par conséquent essentiellement incomplètes.

L'auteur se borne à donner la mesure de l'un des diamètres du bassin, puis il constate le fait brutal de l'extraction ou de la non extraction de la tête, sans un mot sur le manuel opératoire, sur l'évolution du forceps dans les différentes phases de l'accouchement. Il cite même une application de forceps dans une présentation de la face en mento-iliaque droite transversale, sans indiquer comment l'enfant a été saisi, comment s'est faite l'évolution de la tête, si les cordons de traction l'ont favorisée ou empêchée, etc. Dans tous les cas il se borne à noter si l'enfant est mort ou s'il a survécu.

Il est bien entendu que si la mort est arrivée le lendemain de l'accouchement, elle ne peut être que le fait de l'appareil, qui reste encore responsable des décès survenus huit jours et même six semaines après la délivrance. On indique avec soin les fractures du crâne, mais sans les expliquer, sans en rechercher l'étiologie, et surtout sans dire si elles ont été produites par le forceps ou par le bassin. En un mot la porte reste ouverte à toutes les interprétations, et l'on peut à volonté en faire

sortir l'apologie ou la condamnation de la traction mécanique, suivant que l'on se place au point de vue de
M. Joulin ou à celui de M. Bailly.

4° Au moment où la statistique de M. Berne a été
publiée, j'ai pu constater qu'elle était bien loin d'être
complète, et qu'il y manquait des observations d'une importance capitale, sur l'existence desquelles je ne pouvais
conserver aucun doute.

J'aurai aimé y rencontrer un fait des plus intéressants
d'accouchement terminé par M. Berne, employant la
traction mécanique, après de puissants efforts de trac·
tion manuelle inutilement tentés par un de nos plus
éminents confrères. J'y ai vainement cherché un cas
pour lequel mon concours avait été réclamé par notre
honorable confrère, un cas que je pouvais discuter en
parfaite connaissance de cause, et dans lequel nous
avions constaté, de chaque côté de la région temporo-
pariétale, une double fracture manifestement produite,
aux points où s'était arrêté le glissement de l'extrémité
des cuillers du forceps croisé.

5° Dès le début M. Berne avait éliminé de la méthode
tout ce qui pouvait être contraire à ses idées, il l'avait
réduite à l'action élémentaire de tirer sur des cordons
placés dans les fenêtres de *son* forceps.

Notre confrère s'était donc systématiquement privé
de faire bénéficier ses malades de toutes les modifications que j'ai successivement apportées, et notamment
de l'attache du forceps au niveau du centre de la tête;

mais il y a plus, convaincu que mes tractions étaient faites dans une direction vicieuse, il était obligé, pour être conséquent avec ses principes et ses conceptions théoriques, d'imprimer aux manches du forceps une direction inverse de celle qui résultait de la traction mécanique, et à ce point de vue encore, c'était de son procédé et non du mien qu'il donnait une statistique.

6° Enfin, dans les observations de M. Berne il en est une contre laquelle je ne saurais trop énergiquement protester ; elle n'a que trois lignes, je la cite textuellement :

« M.... dystocie par le fœtus. Bassin normal. Enfant très-volumineux. 8 ou 9 fois application de l'appareil Chassagny sans succès. Perforation du crâne aussi simple que possible. Extraction facile après. Mort de la malade ! ! »

S'il est vrai qu'un sonnet sans défaut vaut seul un long poème ; pour mes adversaires cette observation est certainement irréprochable, et vaut plus qu'un long volume. Aussi MM. Bailly et Delore se gardent bien d'en affaiblir la portée par des commentaires, ils se bornent à la livrer à l'appréciation des hommes compétents ; quant à M. Putegnat, il s'en empare pour développer son thème favori, pour écraser cet instrument toujours parfait, toujours modifié, et qui glisse neuf fois de suite ! Ces faits ont parlé avec leur irrésistible éloquence. Les convictions de notre honorable confrère ne sauraient plus être ébranlées, ni par les démonstrations théoriques, ni par les observations quelles qu'elles puissent être, *justum et tenacem propositi virum*.......

J'admets bien que M. Bailly interprète dans le sens de ses convictions l'observation de M. Berne, mais je ne puis comprendre comment il a pu ne pas en soupçonner l'invraisemblance. Si mes procédés avaient été assez imparfaits pour atteindre, même le ridicule et le grotesque, comme on pourrait le croire en lisant cette observation, la thèse de M. Bailly n'aurait pas eu de raison d'être, la méthode aurait été depuis longtemps morte de sa bonne mort, sans avoir eu les honneurs de l'enterrement de première classe qu'a bien voulu lui faire mon éminent contradicteur. Comment, même avec l'assertion de M. Berne, a-t-il pu supposer que notre savant confrère aurait pu compromettre une position aussi élevée, une réputation aussi incontestée que la sienne, en réclamant l'intervention d'un instrument aussi défectueux, et en autorisant par sa présence des applications répétées jusqu'à ce que mort s'en suive?

Citer un pareil fait, ce n'est pas seulement faire le procès à une méthode, mais c'est, de plus, formuler une accusation d'incapacité, d'ineptie, et contre l'accoucheur qui aurait fait huit ou neuf applications d'un appareil aussi imparfait, et contre les confrères qui auraient autorisé de semblables manœuvres, dans un cas si peu difficile, qu'une simple perforation du crâne devait suffire pour rendre possible et facile l'extraction de la tête.

Pour compléter cette observation, M. Bailly aurait dû

savoir que ni M. Berne, ni moi n'étions les médecins de la malade, qu'un certain nombre d'applications de forceps avaient été faites par son accoucheur, avant qu'il appelât M. Berne à son aide, et que mon concours avait été réclamé après l'insuccès des nouvelles tentatives faites par ces deux confrères réunis. Si donc il y a eu huit ou neuf applications de forceps, il y en a eu six ou sept avant moi ; car je n'en ai commis que deux, et si je les ai tentées, malgré la gravité de l'état de la malade, c'est qu'il y avait urgence de la délivrer, et que je devais croire le cas très-facile, la tête étant descendue et médiorement serrée dans l'excavation.

L'application fut, en effet, des plus simples, la tête cédant sous un effort très-modéré, fut entraînée en dehors de la vulve, d'où, le forceps ayant lâché prise, elle remonta comme si elle eût été attirée par un ressort ; une seconde tentative eut le même résultat ; le forceps glissait, parce que la tête, pétrie par les applications précédentes, n'offrait plus une prise solide, et surtout parce qu'il y avait une dystocie des épau es ; et, si la crâniotomie a pu sembler faciliter l'extraction de la tête, c'est qu'elle ne fut faite que douze heures plus tard, lorsque la dystocie avait pu être modifiée, soit par un changement de position du fœtus, soit par la flaccidité de ses organes.

En lisant cette observation, je n'ai pu me défendre d'un violent sentiment d'irritation qui m'a empêché de juger impartialement le mémoire de M. Berne, dans lequel je n'ai voulu voir qu'une œuvre d'opposition et de dénigrement systématiques. Depuis cette époque, j'ai relu froidement et avec attention le travail de notre honorable confrère, et je me plais à reconnaître que, si j'y ai trouvé toutes ses défiances contre la méthode des tractions, elles sont exprimées avec la convenance la plus complète, et que la bienveillance témoignée dans plusieurs passages pour ma personne, et même pour quelques-unes de mes idées, exclut de la manière la plus formelle la pensée d'une rédaction faite avec une malveillance calculée. Il est évident qu'il n'y a eu qu'une regrettable confusion de ce que j'ai fait, avec ce qui avait été fait avant moi.

Néanmoins, un fâcheux effet avait été produit ; la statistique de notre honorable confrère avait eu un retentissement plus considérable peut-être qu'il ne l'avait lui-même espéré, et il trouvera tout naturel, sans doute, que dans ce dernier travail, tout en lui laissant sa liberté complète d'appréciation, je m'efforce de réagir contre une impression fâcheuse qui, suivant moi, a fait le plus grand tort à la vulgarisation de mes idées.

APPLICATIONS FAITES AVEC L'INTERVENTION DE L'AUTEUR

Observations recueillies par des tiers.

PREMIÈRE OBSERVATION.

Rétrécissement du détroit supérieur et de l'excavation. — Difficultés exceptionnelles. — Enfant succombant pendant le dégagement des épaules, parallèle entre la traction manuelle et la traction soutenue.

Par le Dr Louis GUBIAN (1).

Madame X..., demeurant à Lyon, impasse Cathelin, âgée de 33 ans, d'une constitution très-bonne, d'une taille au-dessous de la moyenne, est arrivée au terme de sa première grossesse. Le 19 janvier au matin, elle éprouve les premières douleurs, qui se prolongent jusqu'au lendemain matin à huit heures, pour n'amener qu'une dilatation de la largeur d'une pièce de deux francs. A cette époque a lieu la rupture prématurée de la poche des eaux. Le travail continue jusqu'au lendemain matin 22 ; dans l'après-midi, la dilatation n'a encore atteint que la dimension d'une pièce de cinq francs, la tête n'a aucune tendance à s'en-

_____

(1) Communiqué à l'Académie de médecine, séance du 28 mai 1861, *Moniteur des sciences*. Paris, 30 mai 1861.

gager ; c'est alors que la sage-femme réclame mon intervention.

Je constate la position de la tête au-dessus du détroit, en position transversale, l'occiput à droite. Comme les douleurs s'étaient un peu réveillées, nous résolûmes de temporiser, ce qui fut fait jusqu'à deux heures du matin, où je me décidai à tenter une application de forceps, après m'être adjoint le docteur Coutagne et avoir constaté l'état suivant : en général, toutes les dimensions du bassin paraissent plus petites que dans l'état normal ; les hanches sont peu développées, ce qui explique une certaine réduction des diamètres transverse et oblique. L'angle sacro-vertébral s'atteint assez difficilement, et cependant le diamètre sacro-pubien ne mesure pas plus de 9 centimètres. Cette diminution paraît produite moins par la saillie de l'angle sacro-vertébral que par l'enfoncement du pubis, dont la symphyse, de 2 centimètres 3/4 de longueur, est en outre fortement inclinée en arrière, de manière à diriger dans ce sens et d'une manière frappante l'ouverture vulvaire. Cette inclinaison de la symphyse, combinée avec une notable diminution de la courbure du sacrum, réduit considérablement le diamètre antéro-postérieur de l'excavation. L'articulation sacro-coccygienne ne jouit d'aucune mobilité ; les parties molles sont sèches et rigides ; le col est souple et assez dilatable pour permettre d'appliquer le forceps. Cette application est inutilement tentée par le docteur Coutagne et moi : la tête ne peut être solidement saisie ; nos manœuvres n'ont produit d'autres résultats que de réveiller les douleurs et de les rendre assez intenses pour amener un peu d'engagement de la tête. C'est alors qu'avant d'essayer une nouvelle manœuvre, nous nous adjoignons le docteur Drutel, qui tente une nouvelle application. Cette application fut faite très-habilement par ce praticien ; la tête solidement saisie franchit le détroit supérieur et put être sans trop de difficultés amenée dans l'excavation, où elle s'immobilise de la manière la plus complète, sans que les efforts les plus violents exercés successivement par les trois médecins, puis par deux à la fois, puissent lui faire exécuter le moindre mouvement. Sous l'influence de ces efforts, le forceps est faussé et lâche prise.

C'est alors que nous nous décidons à demander l'intervention du docteur Chassagny, et à le prier d'appliquer son forceps et son appareil à traction. Cette application fut faite le 22, à huit heures du matin; les efforts expulsifs avaient tout à fait cessé. La tête est toujours au même point dans l'excavation, où elle n'a exécuté qu'un léger mouvement de rotation pour se placer en position occipito-cotyloïdienne droite; elle est précédée d'un énorme thrombus. Le forceps étant solidement appliqué, le docteur Chassagny place son appareil à traction et commence à tirer lentement et avec les plus grandes précautions. Il constate une résistance énorme et telle, dit-il, qu'il n'en a jamais rencontré de semblable. Cependant nous avons la satisfaction de voir descendre la tête; 2 ou 3 centimètres ont été gagnés, lorsqu'une dent de la roue d'engrenage se fausse, et l'appareil, faisant vis sans fin, nous refuse ses services. Pendant que le docteur Chassagny essaie de resserrer les vis de son appareil, et d'en rétablir la fonction, nous nous livrons à de nouvelles tractions qui, malgré l'énergie de nos efforts, n'amènent aucun résultat. L'appareil est alors remis en place, mais l'imperfection n'a pas été corrigée. Arrivé au point où l'engrenage fait défaut, le docteur Chassagny nous prie de tirer aussi fortement que possible sur le forceps, pour amener un peu de relâchement des cordes, et permettre à la mauvaise dent de passer. Cette manœuvre réussit à souhait; nous avons devant nous un tour complet à exécuter, tour qui nous donnera 3 centimètres de traction. Nous pensons que la résistance sera vaincue, mais il n'en est rien : nous avons fait descendre la tête de ces 3 centimètres, et elle résiste d'une manière tout aussi énergique. Nous renouvelons alors la même manœuvre avec le même succès, et cette fois nous avons la satisfaction de dégager la tête, qui ne complète qu'à la vulve son mouvement de rotation pour sortir en position occipito-pubienne; l'enfant donne quelques légers signes de vie. Cependant notre tâche était loin d'être achevée; le menton, fortement retiré en arrière, empêche la tête d'exécuter son mouvement d'extension; elle reste tellement appliquée contre la vulve qu'il est impossible d'arriver aux épaules, soit pour les dégager, soit pour leur faire abandonner la

position transversale qu'elles occupent. Plus d'un quart d'heure
se passe en tentatives infructueuses, pendant lesquelles l'enfant
ne tarde pas à succomber. C'est alors qu'en désespoir de cause,
une serviette est placée sous le menton ; les deux chefs ramenés
sur la nuque, servent à exercer les tractions les plus énergiques
à l'aide desquelles les épaules se dégagent brusquement et amènent une déchirure du périnée, d'environ 2 centimètres, sans
qu'il ait été possible de faire exécuter au tronc aucun mouvement
de rotation.

L'enfant, qui est d'un volume énorme, ne donne aucun signe
de vie, mais on peut constater que la mort est récente. Les traces
des cuillers sont profondément marquées au-dessus du sourcil
droit et au côté gauche de la région occipitale ; cependant on
ne constate aucune lésion capable d'amener la mort. Le cuir chevelu est très-épais, le crâne est très-ossifié, peu de mobilité
dans les différents os qui composent la voûte crânienne. Les diamètres sont les suivants : occipito-mentonnier 15 centimètres,
occipito-frontal 12 centimètres, le bi-pariétal 10 centimètres, et
le vertical ou trachélo-bregmatique près de 10 centimètres.

J'ai le regret de n'avoir pas constaté le poids de l'enfant et le
volume énorme des épaules et de la poitrine. (Ont signé :
MM. Gubian, ancien chef de clinique médicale, médecin du dis-
pensaire général et spécial; Coutagne, médecin des prisons ;
Drutel, médecin de l'Hôtel-Dieu.)

M. Gubian présente ensuite quelques considérations
relatives à cette observation intéressante; il examine
la nature des obstacles qui ont amené la double dystocie de la tête et des épaules, la facilité avec laquelle la
malade a supporté les tractions; « elle en était certainement moins fatiguée que de celles que nous avions faites à la main. » Enfin, il pense qu'on aurait peut-être

pu sauver la vie de l'enfant, en laissant le forceps appliqué sur la tête lorsqu'elle était à la vulve, et en continuant rapidement les tractions. La résistance offerte par les épaules eût été facilement surmontée et l'extraction du tronc plus rapide.

Il ajoute enfin : « Le rétablissement de la malade a été très-prompt et n'a été entravé que par la déchirure du périnée, déchirure qui, du reste, n'était pas produite par l'instrument. »

Réflexions de l'auteur.

Je n'ai rien à ajouter aux judicieuses considérations dont M. Gubian a fait suivre cette remarquable observation ; j'insisterai surtout sur le parallèle qu'il établit entre la force manuelle et celle produite par la traction mécanique. Il constate que la force développée par les trois accoucheurs réunis était plus considérable que celle de l'appareil, et que cependant elle n'aboutissait pas. Suivant notre judicieux confrère l'imperfection même qui s'est produite pendant la manœuvre, est arrivée juste à point pour établir ce contraste et en faire ressortir la supériorité.

Parlerai-je de l'opinion du mari de la malade qui, en sa qualité de mécanicien, s'indignait que l'on eût un instrument si bien compris et si mal exécuté.

DEUXIÈME OBSERVATION.

Rétrécissement à 8 centimètres du diamètre sacro-pubien.
— Terminaison facile de l'accouchement. — Considé-
rations sur la méthode des tractions soutenues.

Par le Dr CHAPPET, médecin de l'Hôtel-Dieu (1).

Madame V..., âgée de 30 ans, demeurant cours Morand,
n° 6, d'une constitution délicate, d'un tempérament lymphatique un peu exagéré, est arrivée au terme de sa troisième grossesse ; ses deux accouchements antérieurs ont eu lieu, l'un en
1858, l'autre en 1859 : tous deux ont été très-laborieux, très-
longs, mais ils ont pu se terminer sans le secours du forceps. La
malade, accouchant dans la maison de santé de la rue Saint-
Denis, a été assistée, la première fois par le docteur Monod, et
la deuxième fois par les docteurs Monod et Demarquay.

Pendant sa dernière grossesse, la santé de Madame V .. a été
assez satisfaisante ; elle a été troublée seulement dans les derniers
temps par de la toux et de la dyspnée, et une augmentation assez considérable du volume du ventre, coïncidant avec une notable exagération de la cambrure de la taille.

---

(1) Communiqué à l'Académie des sciences, séance du 28 mai 1861,
Moniteur des sciences. Paris, 30 mai 1861.

Ces deux observations ont été interprétées d'une manière tellement
désobligeante par les adversaires que la méthode des tractions soutenues m'avait déjà créés à Paris, que j'ai dès ce moment reconnu le
peu d'influence que la statistique devait exercer sur les oppositions
systématiques. Je n'ai plus eu dès lors d'autre préoccupation que de
perfectionner la méthode, et d'en poursuivre la démonstration théorique et expérimentale.

Le 13 mai, à minuit, après avoir eu quelques légères douleurs, la malade est réveillée par des douleurs un peu plus vives qui ne tardent pas à amener la rupture de la poche des eaux. Les douleurs deviennent de plus en plus intenses. Je suis appelé à trois heures du matin. Je trouve la dilatation assez avancée ; la tête est au détroit supérieur dans lequel elle commence à peine à s'engager. Je constate une position du sommet, mais sans pouvoir la diagnostiquer encore d'une manière plus exacte. Toutes les dimensions du bassin me paraissent à peu près normales, à l'exception du diamètre antéro-postérieur du détroit supérieur, qui ne mesure que 8 centimètres ; ce rétrécissement est constitué par la saillie de l'angle sacro-vertébral, qui s'atteint difficilement avec le doigt ; il est probable, d'après les observations que cette malade a faites sur sa taille, que cette saillie va toujours en s'exagérant. Les douleurs revenant toutes les cinq minutes, la dilatation se complète sous l'influence d'efforts expulsifs les plus énergiques, la tête s'engage un peu plus avant, et je peux constater une position occipito-iliaque gauche se rapprochant beaucoup d'une occipito-postérieure. La tête ne tarde pas à s'immobiliser dans cette position, et les efforts les plus énergiques sont dépensés en pure perte. A huit heures du matin, je me décide à appliquer le forceps, après m'être assuré par l'auscultation que l'enfant est vivant. J'envoie chercher le docteur Chassagny, qui ne peut arriver qu'à dix heures. A ce moment, j'ausculte de nouveau et je trouve les bruits du cœur très-affaiblis et presque imperceptibles. J'applique de suite le forceps, et je sens pendant cette application une procidence du cordon que je n'avais pas reconnue jusque là. Nous plaçons de suite l'appareil à tractions de M. Chassagny. La tête ne tarde pas à s'ébranler ; elle exécute un léger mouvement de rotation qui la place en occipito-postérieure. C'est dans cette position que l'accouchement doit se terminer. Nous aurions vainement tenté de ramener l'occiput sous l'arcade pubienne ; la constriction considérable à laquelle la tête était soumise aurait certainement rendu cette manœuvre tout à fait impossible et dangereuse.

Malgré cette position peu favorable, sous l'influence des tractions modérées et interrompues aussitôt que la résistance paraît augmenter, la tête progresse ; le plancher périnéal, qui doit subir une énorme distension, cède peu à peu, et après environ dix minutes d'efforts, nous amenons, sans avoir produit chez la mère le moindre accident, un enfant très-volumineux que nous ne pouvons ramener à la vie, quoique le cœur fasse sentir quelques battements et que le cordon saigne abondamment.

L'enfant a 35 centimètres de longueur et pèse 4 kilogrammes 500 grammes. Les diamètres du crâne mesurent :

Le bi-temporal 8 centimètres et demi.

Le bi-pariétal 9 centimètres et demi.

L'occipito-frontal 13 centimètres.

L'occipito-mentonnier 14 centimètres.

Le sous-occipito-bregmatique 9 centimètres et demi.

La circonférence de la tête au-dessus des oreilles est de 38 centimètres.

Le diamètre bi-acromial est de 16 centimètres.

Les cuillers du forceps ont saisi la tête vers la joue droite ; l'oreille gauche a été embrassée par la cuiller de la branche gauche (le forceps du docteur Chassagny n'est pas croisé). L'occiput présente une très-forte dépression à droite : c'est sans doute au moment où cette dépression se produisait contre la saillie de l'angle sacro-vertébral que la tête a pu exécuter le léger mouvement de rotation que j'ai signalé plus haut, et qui a rendu complète une position occipito-postérieure.

La nécessité de hâter autant que possible la terminaison d'un accouchement où la vie de l'enfant était si menacée, soit par la longueur du travail, soit par la procidence du cordon, nous a empêché d'essayer à la main combien était grande la résistance de la tête. Tout nous porte à supposer qu'elle devait être considérable, aussi bien l'inutilité absolue des efforts les plus violents de la malade, que la défectuosité de la position et la dépression de l'occipital. En supposant que nos efforts aient été suffisants, il est évident qu'ils auraient dû atteindre une violence extrême' et qu'ils auraient été moins inoffensifs pour la malade que ne pouvaient l'être les tractions si douces, si lentement progressives de l'appareil du docteur Chassagny. La pression considérable que l'occiput et la face ont dû exercer sur la vessie d'une part, de l'autre sur le col de la matrice, aurait certainement été aggravée par les efforts de latéralité, à l'aide desquels nous aurions été forcé de chercher à multiplier nos forces.

Arrivée aujourd'hui au douzième jour de son accouchement, la malade n'a eu aucun accident puerpéral, et son rétablissement serait aujourd'hui complet, s'il n'était survenu de la toux, de l'hémoptysie, complications auxquelles elle était fortement prédisposée, et qui sont tout à fait indépendantes de son état de nouvelle accouchée.

Réflexions de l'auteur.

Quoique l'enfant n'ait pas survécu, l'observation de notre honorable confrère le docteur Chappet, n'en est pas moins concluante. L'affaiblissement des bruits du cœur au moment où a eu lieu l'application, donne, je crois, la véritable explication d'un insuccès qui, d'après les judicieuses considérations de M. Chappet, ne saurait être mis sur le compte de la méthode.

Deux ans plus tard, cette malade, de retour à Paris, a reçu les soins de M. Joulin, qui, grâce à l'accouchement prématuré, a obtenu un succès complet.

TROISIÈME OBSERVATION.

*Bassin vicié, 7 centimètres 1/2 au détroit supérieur. —
Céphalotripsie antérieure à terme. — Accouchement
prématuré artificiel à 7 mois 1/2 : application de forceps. — Premières tentatives assez fortes, infructueuses. — Tractions soutenues à l'aide du système du docteur Chassagny, délivrance rapide. — Suites de couches très-simples.*

(Service chirurgical de l'hospice de la Charité. *Gazette médicale
de Lyon* du 16 juillet 1861).

Il y a quelques mois, M. Chassagny présenta à la Société de médecine de Lyon, puis à l'Académie impériale
de Paris, un mémoire pour faire valoir les avantages
d'un nouveau *forceps à traction soutenue et à pression
progressive.* Il ne m'appartient pas de juger, à l'heure
qu'il est, les diverses questions soulevées dans cet écrit.
Je sais que des autorités obstétricales imposantes se sont
déjà prononcées contre lui ; mais, dans les questions de
pratique, il me semble qu'il est du devoir de chacun
d'apporter le témoignage des faits qu'il a observés. C'est
à ce titre seulement que je publie aujourd'hui la relation
d'un accouchement dans lequel il m'a été donné d'user
des tractions soutenues du docteur Chassagny, et de
réaliser ainsi, je crois, pour ma malade, une délivrance
plus facile et plus prompte.

Le 20 mai 1861, Marie Rabatel entra dans notre service d'accouchement. Cette jeune femme est âgée de 24 ans; d'un tempérament lymphatique, elle présente manifestement des traces
de rachitisme antérieur. Les tibias sont incurvés, ainsi que les
fémurs; la colonne vertébrale est fortement cambrée dans la région lombo-sacrée. La malade se dit enceinte de 7 mois et demi.
Il y a trois ans, elle eut un premier accouchement à terme;
M. Valette, alors chirurgien-major de la Charité, fut obligé,
pour la délivrer, de pratiquer la céphalotripsie.

Le bassin, mesuré, présente à l'extérieur les dimensions suivantes : 22 centimètres entre les deux épines iliaques antéro-su-
périeures; 26 cent. entre les deux crêtes iliaques. A l'intérieur,
l'angle sacro-vertébral, placé bien plus haut que la partie inférieure de la symphyse pubienne, fait une saillie très-prononcée;
le doigt, pour l'atteindre, est obligé de remonter presque verti-
calement dans l'intérieur de l'excavation pelvienne; rarement il
nous a été donné de constater une obliquité si considérable du
bassin sur la colonne vertébrale. Le diamètre antéro-postérieur,
mesuré par divers accoucheurs, est évalué à 7 centimètres et
demi. Les lignes innominées sont atteintes facilement dans toute
leur étendue; du côté droit, la courbe est plus prononcée que
du côté gauche. Au détroit inférieur, le diamètre transverse est
le plus rétréci, il est de 8 centimètres.

Comme la malade nous l'avait affirmé, la grossesse était de
7 mois et demi. Le 9 octobre, les règles avaient paru pour la
dernière fois. Le 22 mars, les premiers mouvements fœtaux
avaient été ressentis; le col était mou, assez largement entr'ouvert pour laisser pénétrer dans son intérieur à peu près la première phalange de l'index. Jusqu'alors aucun accident n'avait eu
lieu.

Heureux, dans l'intérêt de cette malade, de la décision qu'elle
avait prise de réclamer notre secours avant le terme de sa grossesse, nous décidâmes de suite de pratiquer l'accouchement prématuré. Le 30 mai, la malade fut soumise à l'emploi des dou-

ches utérines : dix litres furent injectés le premier jour, l'eau à la température de 38° centigrade.

On continua pendant huit jours consécutifs (31 mai, 1, 2, 3, 4, 5, 6 et 7 juin), en augmentant de quelques litres chaque jour. — Le 8 juin, 4 douches de 10 minutes chacune et de 10 litres. Le col, ce jour-là, se ramollit presque complètement. Le 9, même prescription.

Le 10, à 8 heures et demie du matin, à la suite de la douche, la malade ressent quelques douleurs; elles deviennent de plus en plus violentes dans le courant de la journée, et le soir, à 11 heures, la dilatation était complète, la poche des eaux bombant fortement jusqu'au niveau de la vulve; à ce moment encore, il était impossible de constater aucune présentation. A minuit, la poche des eaux était rompue et la tête tendait à s'engager légèrement. Les douleurs continuent toute la nuit, et le 11 juin, à 10 heures du matin, la tête était cependant encore au détroit supérieur. A 4 heures du soir, 16 heures après la rupture des membranes, même état, à quelque chose près. L'insuffisance de la nature pour terminer l'accouchement étant manifestement constatée, il me sembla nécessaire d'en venir à des manœuvres, dans l'intérêt de la mère et dans l'intérêt de l'enfant qui vivait encore. J'appliquai d'abord le forceps, décidé, après des tractions suffisantes, à pratiquer la céphalotripsie si mes efforts n'aboutissaient pas à terminer l'accouchement : M. Valette, ancien chirurgien-major de la Charité, M. Delore, chirurgien-major désigné, et M. Chassagny, assistaient à l'opération. Les branches de l'instrument placées et articulées, j'exerçai d'abord des tractions, la tête descendit un peu ; mais, au bout de peu d'instants, des efforts plus énergiques devinrent nécessaires, et je priai M. Delore de m'aider. Pendant 12 minutes environ, nous opérâmes ainsi des tractions assez fortes en les alternant avec quelques temps de repos. La tête descendait, mais bien lentement et avec beaucoup de peine. Je reconnais très-certainement que peu à peu nous eussions vaincu la résistance, le résultat déjà obtenu nous permet, je crois, largement de poser cette affirmation. Mais, désireux de soulager plus promptement notre malade et

d'expérimenter un instrument d'obstétrique, destiné peut-être à
jouer, plus tard, un rôle important dans la dystocie, nous décidâmes d'employer les tractions soutenues du docteur Chassagny,
en adaptant son appareil au forceps déjà appliqué.

Une corde à boyau fut placée dans les fenêtres des deux cuillers, et les deux bouts de l'anse ramenés en avant et adaptés à
l'instrument. L'appareil fut mis en mouvement, et quelques minutes après (deux ou trois environ), le dégagement de la tête
s'opérait. Je dois à la vérité d'affirmer que la malade n'a pas souffert davantage pendant cette dernière période de son travail. Les
suites de couches ont été aussi simples que possible, il n'y a eu
qu'une déchirure très-peu étendue de la fourchette ; pas de traces, plus tard, de gangrène même superficielle.

Dix jours après l'accouchement, la malade a pu quitter l'hospice et reprendre ses occupations.

Le succès eût été complet s'il nous eût été donné
d'amener un enfant vivant. Malheureusement il n'en a
pas été ainsi : l'enfant est venu mort, pâle, avec plusieurs circulaires du cordon autour du cou. Il nous a
paru du reste difficile de pouvoir affirmer quelle était
la cause positive de cette mort du fœtus. Peut-être devons-nous l'attribuer aux circulaires nombreuses qui
entouraient le cou ; les tractions ont pu, à un moment
donné, tendre davantage le cordon ombilical et par la
suite suspendre la circulation placentaire.

Peut-être aussi devons-nous accuser la compression
plus forte réduisant davantage les diamètres plus réductibles d'une tête plus molle que celle d'un enfant à
terme. Je crois du reste que l'enfant n'eût pas eu plus

de chances de vivre si le dégagement se fût opéré par
les tractions habituelles ; tout au plus pourrait-on penser qu'en agissant avec les tractions soutenues, les branches du forceps ont dû être plus fortement rapprochées,
et la compression par conséquent plus considérable.

Nous devons mentionner avec quelle facilité, sous
l'influence des tractions, le forceps livré à lui-même, a
exécuté ses divers mouvements d'ascension et de rotation nécessaires pour le dégagement de la tête. La tête
fœtale avait été saisie obliquement au détroit supérieur ;
pour que l'occiput pût se dégager en avant, il était nécessaire qu'un mouvement de rotation s'effectuât ; le plus
souvent, je le sais, ce mouvement de la tête s'exécute
entre les branches du forceps. Dans le cas qui nous occupe, le forceps fortement appliqué suivit la direction
que lui imprimait pour ainsi dire la tête elle-même, et
nous vîmes, pendant que la face regardait directement
en arrière et en bas, la concavité de l'instrument fortement inclinée du côté droit de la mère. Quand on procède au dégagement de la tête dans une application de
fers ordinaire, l'idéal est très-certainement d'opérer ce
temps de l'opération sans prendre avec l'instrument un
point d'appui ni en avant, ni en arrière, ni sur les côtés,
on évite ainsi toute pression dangereuse en tirant du reste
de cette manière, aussi complètement que possible, dans
l'axe du bassin. Peut-être avec ce système des tractions
portant au niveau des cuillers, réalise-t-on mieux cette
indication ?

Telle est l'observation que j'ai cru devoir rapporter.
Sans aucun doute en agissant ainsi que nous l'avons fait,

nous avons obtenu une délivrance plus rapide, la malade
n'a été soumise à aucune souffrance plus grande, et les
suites de couches ont été aussi simples que possible. Il
ne m'appartient pas sans doute, avec un seul fait, de juger l'instrument du docteur Chassagny; mais du moins
un fait heureux nous autoriserait à employer de nouveau ce moyen dans un cas difficile, et à l'heure qu'il
est il me répugnerait beaucoup d'en venir à une céphalotripsie sans avoir essayé des tractions soutenues, surtout si M. Chassagny pouvait faire adapter (comme il me
l'a promis) un dynamomètre à son appareil, de manière
à ce qu'il fût possible, connaissant d'avance d'une manière exacte la force dont on est capable avec le forceps
ordinaire, d'apprécier celle que l'on obtiendrait avec le
nouvel instrument.

Dr A. BERNE,
Chirurgien en chef de la Charité.

Réflexions de l'auteur.

Cette observation est de la plus haute importance;
mais, pour en faire ressortir tous les enseignements qui
en découlent, quelques explications sont indispensables :
A cette époque M. Berne était absolument opposé à la
méthode des tractions soutenues; ses répulsions, du
reste, s'expliquent facilement.

Notre honorable confrère était, bien jeune encore, à
la tête d'un service considérable dont il sentait toute la
responsabilité; son maître, le professeur Pajot, venait

de formuler en ces termes son appréciation : *Jamais, non jamais je n'accoucherai des femmes avec un treuil ou un cabestan, voilà mon dernier mot.* Entre M. Pajot et moi l'hésitation n'était pas possible. Aussi lorsque les médecins consultants réunis auprès de la malade, étaient d'avis d'appliquer de suite le forceps de l'auteur et la traction soutenue, M. Berne dut interposer son autorité de chef de service, et il se prononça pour l'application du forceps ordinaire qu'il pratiqua immédiatement. Après avoir exercé seul des tractions, il réclama le concours de M. Delore, et c'est après avoir constaté l'impuissance de leurs efforts réunis qu'il voulut bien me confier la malade.

M. Berne estime qu'il avait à ce moment abaissé la tête et qu'il aurait certainement terminé l'accouchement. J'en suis convaincu, mais il s'agit de savoir dans quelles conditions. Les tractions avaient été faites *en bas* et *en arrière*, la région antérieure de la tête glissant contre le pubis avait été, autant que possible, abaissée, et, pour l'entraîner plus loin, il eut fallu accentuer davantage le mouvement de luxation et employer une force de plus en plus considérable ; M. Berne ne l'aurait certainement pas fait. Par prudence ou par lassitude il se serait arrêté, quelques douleurs seraient survenues qui, agissant en sens inverse de la traction, auraient redressé la tête et relevé les manches du forceps. A ce moment la difficulté eut été vaincue. C'est ce qui a été fait immédiatement et sans tâtonnement par mon tracteur, à tel point que, dès les premiers efforts, les manches du forceps vinrent s'arrêter contre la traverse de l'appareil,

trop rapprochée par le fait de la brièveté des cuisses de
la malade; il fallut l'enlever un moment pour les laisser
passer au-dessus, et le tout ne dura pas plus de deux
minutes.

M. Berne note bien ce relèvement des manches du
forceps, mais sans apprécier l'importance de ce mouvement, sans reconnaître que c'est là le fait capital de son
observation. Certainement une notion exacte de ce phénomène aurait exercé la plus grande influence sur l'appréciation faite par notre savant confrère, de la portée
de l'observation et des causes qui ont amené la mort
de l'enfant.

S'il attribue cette mort à la compression subie par la
tête pendant qu'elle traversait la filière du bassin, il est
forcé de reconnaître que, le maximum de cette pression
a dû correspondre à la période de traction manuelle, au
moment où le diamètre engagé présentait sa diagonale
au détroit supérieur ; qu'elle a dû, au contraire, considérablement diminuer lorsque la traction mécanique ramenait les coupes de ce diamètre, dans une position parallèle au plan du bassin ; il ne saurait donc être fondé
à dire, même sous la forme dubitative, que l'enfant a
succombé du fait de l'exagération de la pression causée
par la traction soutenue.

Si, en se rapprochant davantage de la vérité, M. Berne
met la mort sur le compte de la brièveté accidentelle du
cordon, par le fait de ses tours multiples autour du
col, il est bien encore forcé d'avouer que cette situation
fâcheuse a été nécessairement aggravée par le retard

que la traction manuelle a apporté à la terminaison de
l'accouchement, et que les chances favorables auraient
été considérablement multipliées par la rapidité avec laquelle la tête aurait été extraite, si la traction mécanique
avait été appliquée dès le début.

Dans tous les cas, notre honorable et consciencieux
confrère aurait donné à la méthode une adhésion plus
complète et mieux motivée, et il n'aurait pas mis, pour
condition des applications ultérieures, l'emploi d'un dynamomètre, en laissant ainsi soupçonner que le succès
n'avait peut-être été obtenu que par *l'exagération de
la force.*

QUATRIÈME OBSERVATION.

*Accouchement laborieux heureusement terminé par le
forceps à traction soutenue de M. Chassagny;*

Par M. BOUCHACOURT, professeur d'accouchements à l'Ecole de
médecine de Lyon.

(Lu à la Société de médecine de Lyon. *Gazette médicale de Lyon*
du 16 avril 1862.)

Une invention de la nature de celle de notre ingénieux
collègue, M. Chassagny, ne doit pas, ce me semble, être
jugée si vite que les modifications de peu d'importance,
apportées à des instruments ordinaires, d'un usage fa-

cile, et pour lesquels la plus grande simplicité constituera toujours le principal mérite. En perfectionnant le forceps, M. Chassagny a non-seulement créé des améliorations, dont la valeur n'a pu être contestée qu'à un examen trop rapide, mais il s'est adressé aux principes mêmes qui font la base de la construction, de l'application et de l'action de cet instrument. Je suis convaincu qu'il en ressortira pour l'avenir, non-seulement des données pratiques utiles, mais des idées théoriques toutes nouvelles, en face desquelles une grande partie de ce que nous connaissions et regardions comme incontestablement acquis sur le mécanisme et l'emploi du forceps, exigera une sérieuse révision.

En attendant le résultat d'une discussion plus approfondie qui demannde nécessairement, pour être profitable, la réunion d'un plus grand nombre de faits, j'ai pensé que l'histoire d'un accouchement récent, dont notre persévérant confrère a bien voulu nous rendre témoin, en excitant votre intérêt, trouverait ici cette bienveillance d'attention et d'appréciation à laquelle depuis longtemps, Messieurs, vous nous avez accoutumé.

Oʙs — *Rétrécissement du bassin, première grossesse. — Accouchement à terme. — Emploi du forceps à traction soutenue. — Enfant vivant. — Guérison de la mère.*

Madame M..., demeurant à Lyon, quai Pierre-Scize, âgée de 24 ans, d'une bonne santé, d'une constitution assez forte, quoique sa taille (1 mètre 35) soit beaucoup au-dessous de la moyenne, et qu'elle ait toute les apparences d'une jeune fille de 14 à 15 ans. Elle est née et a toujours vécu dans un pays de montagnes.

Arrivée au terme d'une première grossesse qui n'a rien présenté de remarquable, Madame M... éprouve les premières douleurs de l'accouchement dans la soirée du 7 février 1862. Appelé auprès d'elle le samedi matin, 8, M. Chassagny trouve le col déjà mou et dilaté de la largeur d'une pièce d'un franc. Il constate une présentation du vertex en position presque transversale, l'occiput à gauche. Les douleurs continuent toute la journée, et le soir à 7 heures la dilatation est complète sans que la tête se soit engagée davantage. La poche des eaux est alors artificiellement rompue et, malgré les douleurs qui continuent avec une très-grande intensité, la tête reste au-dessus du détroit supérieur sans maintenir la dilatation du col, qui se fronce au-dessous-d'elle.

M. Chassagny, constatant un rétrécissement considérable du détroit supérieur, rétrécissement qui doit rendre impuissants tous les efforts de la nature, juge qu'une application de forceps est indispensable, et il convoque, pour nous rendre témoins de cette application, MM. les docteurs Berne, chirurgien en chef de la Charité, Bourland, ancien chirurgien interne, Valette, ex-chirurgien en chef du même hôpital et moi.

A minuit, réunis auprès de la malade, nous constatons un rétrécissement de près de 4 centimètres dans le diamètre sacro-pubien. Nous avions pratiqué la pelvimétrie à l'aide du doigt, et nos appréciations avaient varié entre 8 et 9 centimètres de l'angle sacro-vertébral à la partie inférieure de la symphyse; en déduisant 1 cent. 1/2 pour l'obliquité, il reste donc 6 cent. 1/2 à 7 cent. 1/2 environ, ce qui correspond exactement aux données fournies par la pelvimétrie externe pratiquée plus tard à l'aide du compas de Baudelocque.

Nous fûmes tous d'avis qu'une application de forceps devait au moins être tentée pour terminer l'accouchement.

Ainsi que la chose avait été décidée par les consultants, M. Chassagny appliqua le forceps au détroit supérieur; cette application présenta d'assez grandes difficultés; la main dut être introduite tout entière, soit pour défoncer le col, soit pour repousser légèrement la tête au-dessus de la circonférence du bassin, et permettre l'introduction des cuillers à gauche et à droite de cette circonférence, sens dans lequel elles furent réunies.

Fixant alors son appareil à tractions soutenues, en moins de 20 minutes, il amenait la tête et le reste du corps d'un enfant du sexe maculin, bien conformé, mais presque asphyxié, qu'on ne put ranimer que par des frictions longtemps prolongées, le bain chaud et des tentatives prudentes d'insufflation pulmonaire (1). La délivrance n'offrit rien de particulier; elle ne fut ni difficile ni dangereuse. Les suites de couches ont été des plus heureuses, et Madame M... et son enfant sont aujourd'hui dans les meilleures conditions de santé. Madame M... a quitté le lit au neuvième jour et est sortie le vingtième. — Il n'y a rien eu à noter comme lésion du côté du périnée ; pas de rétention d'urine. Le catéthérisme pratiqué le dimanche matin a été un catéthérisme de précaution. Madame M... n'allaite pas ; son enfant est envoyé en nourrice.

Bien que la mensuration du bassin ait été faite avant d'en venir à l'opération, elle a dû être répétée depuis et vérifiée dans tous ses détails. Voici quels ont été ces résultats auxquels nous joignons ceux fournis par la tête du fœtus.

---

(1) Je suis heureux de constater que l'enfant de Madame M... a été surtout rappelé à la vie par les soins éclairés de notre honorable confrère le docteur Berne. Certainement on ne peut louer un médecin de faire passer les devoirs de l'humanité avant les susceptibilités de la science ; mais c'est aussi pour moi un devoir de reconnaître que je n'ai jamais rencontré un concours aussi empressé et un dévoûment si complet. C'est à cette persévérance que rien ne décourage, et qu'alimente une confiance sans borne dans les ressources de l'art, que j'ai dû les succès complets obtenus chez Madame M..., et dans d'autres circonstances ou j'étais tout aussi engagé au point de vue de la science et de l'humanité.

A. — *Dimension du bassin.*

	BAS. N.	BAS. V.
1° De l'épine iliaque antéro-inférieure d'un côté à celle du côté opposé..................	21cts 1/2	21c
2° De l'épine iliaque antéro-supérieure d'un côté à celle du côté opposé.................	24c	24c
3° Du milieu de la crête iliaque d'un côté au milieu de celle du côté opposé............	27c	27c
4° Du milieu de la crête iliaque à la tubérosité correspondante de l'ischion............	19c	18c
5° De la partie antérieure et supérieure de la symphyse des pubis au sommet de la première apophyse épineuse du sacrum..........	19c	15c
6° De la tubérosité ischiatique d'un côté à l'épine iliaque postéro-supérieure du côté opposé..	17c 1/2	17c
7° De l'épine iliaque antéro-supérieure d'un côté à l'épine iliaque postéro-supérieure de l'autre côté l'étendue moyenne est de.......	21c	21c
8° De l'apophyse épineuse de la dernière vertèbre lombaire à l'épine iliaque antéro-supérieure de l'un l'un et de l'autre côté...........	17c 1/2	14c
9° Du grand trochanter d'un côté à l'épine iliaque postéro-supérieure du côté opposé...	25c	22c
10° Du milieu du bord antérieur de la symphyse des pubis à l'épine iliaque postéro-supérieure droite et gauche...............	17c	15c

Rien à noter du côté du détroit inférieur, qui présente une configuration et des dimensions à peu près normales, sauf une réduction de 5 à 6 millimètres dans le sens transversal et autant dans le diamètre coccy-pubien.

B. — *Diamètres de la tête de l'enfant.*

1º Diamètre occipito-mentonnier,   0 m. 12
2º   —   occipito-mentonnier,   0,14
3º   —   bi-pariétal, (assez réductible) 0,10
4º   —   bi-zygomatique, (assez réduct.) 0,09 bi-auriculaire, id.
5º   —   trachélo-bregmatique,   0,11
6º   —   sous-occipito-bregmatique,   0,10

Pressée fortement entre les branches du forceps, la tête avait pu cependant exécuter son mouvement de rotation ; la pression des cuillers sur le front et l'occiput n'a produit que des lésions insignifiantes dont les traces avaient disparu le lendemain.

RÉFLEXIONS. — Cette observation me paraît féconde en enseignements ; le cas en face duquel nous avait placé M. Chassagny était admirablement choisi pour démontrer l'innocuité de son appareil, et mettre en évidence les précieuses ressources qu'il peut offrir dans certaines conditions de dystocie.

Tout le monde sait les difficultés que présente une application de forceps qui a pour but de faire traverser à une tête de volume ordinaire, un bassin offrant dans un de ses diamètres antéro-postérieurs, un rétrécissement de 6 1/2 à 7 centimètres.

Cette tâche, qui si souvent use en pure perte les forces de l'homme le plus vigoureux, a été facilement accomplie par notre collègue, qui, tranquillement assis, ne faisait intervenir qu'une faible puissance musculaire et conservait toute sa liberté d'action, toute sa présence d'esprit, pour surveiller le travail et en suivre les péripéties diverses.

Il a été évident pour nous que les tractions ont été beaucoup moins prolongées, plus régulières, presque entièrement dépourvues de secousses, et que la femme a moins souffert que si l'on eût eu recours aux procédés ordinaires. Et cependant, malgré le peu de durée de la compression énorme que la tête a dû subir, nous avons vu l'enfant atteindre les dernières limites qui séparent la mort de la vie ; il est donc probable que si l'opération n'eût pas été aussi considérablement abrégée, grâce à l'appareil de notre collègue, l'enfant eût inévitablement succombé.

En présence d'un pareil résultat, je crois être l'interprète de tous les confrères qui l'ont assisté ou qui ont réclamé son concours, en adressant au docteur Chassagny nos sincères félicitations.

Puisse cette appréciation commune avoir assez d'écho, et mon adhésion vous paraître l'expression d'une assez entière conviction pour hâter l'avènement d'une œuvre qui intéresse à un si haut degré l'humanité et la science, — et vous me permettrez d'ajouter : *la médecine lyonnaise.*

Si l'on doit s'estimer heureux au point de vue pratique de constater un succès aussi complet, l'examen de la question théorique ne nous offrira pas un moindre intérêt.

Dès les premières tractions et aussitôt que la tête commençait à s'engager, nous vîmes les manches du forceps descendre, se porter en avant, se relever en suivant une direction diamétralement opposée à celle que nous eussions été tentés de lui imprimer en nous conformant aux préceptes de l'art et aux idées généralement reçues.

De ces deux voies si différentes, quelle était donc la bonne ? Les faits se sont chargés de répondre avec leur irrésistible logique. Il est évident que là où l'opération a été moins prolongée, les souffrances de la mère moins vives, les efforts de l'accoucheur moins considérables, là aussi était la véritable direction. J'ai dit : là où les efforts ont été moins considérables, et je m'explique : C'est en vain que l'on chercherait à représenter le forceps à traction soutenue comme un instrument dont l'action se borne à développer une puissance énorme, capable de triompher de tous les obstacles par la violence. Comme nous savons que l'on ne crée pas de la force, nous ne saurions oublier que, pendant 10 minutes environ, le docteur Chassagny n'a agi qu'avec la plus grande lenteur, avec trois doigts seulement, et cela, en faisant une part de temps à peu près égale au repos et à l'action. Il n'a donc pu exercer sur son forceps qu'une puissance égale à la somme des petits efforts développés pendant ce court espace de temps. Or, n'est-il pas évident que tous ces petits mouvements ne sauraient équivaloir à la force développée pendant un temps plus considérable par un ou deux accoucheurs employant toute leur puissance musculaire, et mettant tout en œuvre pour éviter les chances d'une céphalotripsie.

Si donc on veut expliquer les succès obtenus à l'aide de l'appareil à traction, on peut bien en attribuer une

partie à la nature de la force employée, à la continuité de son action, mais jamais ou rarement, à son
intensité. Et pour quiconque a lu le mémoire de notre
confrère et sa lettre à M. le docteur Pajot, il est hors de
doute que ces succès sont dus surtout à la bonne direction imprimée aux efforts.

Depuis que cette communication, rédigée à la hâte, a
été faite à la Société de médecine, notre collègue ayant
exposé le résultat d'études et d'expériences nouvelles sur
ce sujet, il m'a semblé que l'occasion était bien choisie de
soumettre à la savante compagnie des réflexions et des
observations qui, je l'espère, seront plus utiles que contraires à la généralisation de sa méthode. Avec un aussi
bon esprit que le sien, M. Chassagny ne repousse pas la
lumière, elle est trop avantageuse à ce qui est vrai pour
qu'il ne la désire pas aussi complète qu'une discussion,
provoquée devant ses confrères, peut la donner. Les résultats de cette dernière et intéressante communication,
(séance du 7 avril) ont développé et confirmé de tout
point ceux que je n'avais qu'annoncés ou fait pressentir.

Réflexions de l'auteur.

Cette observation est accompagnée de détails si précis, de considérations si judicieuses, elle est entourée de
garanties si sérieuses que je pouvais la croire à l'abri
de toute attaque ; je me trompais : après avoir trouvé

auprès de la mère et de l'enfant le concours si dévoué de M. Berne, je devais bientôt sur le terrain de la science retrouver l'adversaire avec toute ses préventions ; il fallait une ombre au tableau saisissant de notre éminent confrère le docteur Bouchacourt.

J'aurais compris que, pour infirmer la valeur d'un fait aussi concluant, on entrât franchement dans le domaine de la théorie, pour prouver que la pression subie par la tête de l'enfant avait été aggravée du chef du forceps de l'auteur et du manuel opératoire employé ; mais jusqu'ici j'ai vainement convié mes adversaires sur ce terrain ; c'est du résultat lui-même que M. Berne ne se montre pas satisfait.

Le vrai peut quelquefois n'être pas vraisemblable. Je cite textuellement :

« Dans un cas personnel à M. Chassagny, il lui fut possible, à un premier accouchement, d'extraire un enfant vivant, chez une femme dont le bassin était déformé au point de n'avoir plus que 7 centimètres et demi à 8 centimètres au diamètre sacro-pubien ; cet enfant mourut, du reste, quelques semaines après (1). Un an plus tard, à un nouvel accouchement, M. Chassagny échouait complètement dans ses tractions, et ne parvenait à amener l'enfant qu'au moyen d'une version dans laquelle il le voyait succomber (2). Je le demande, n'eût-il pas

---

(1) L'enfant a été emmené en nourrice où il a joui pendant *six semaines* de la santé la plus florissante.

(2) A un second accouchement une procidence du bras empêcha d'appliquer le forceps. Je fus obligé de pratiquer la version

mieux valu soumettre cette malade à un accouchement prématuré ? N'aurait-on pas été autorisé à le faire, par la facilité et l'innocuité avec laquelle on arriva à provoquer l'accouchement prématuré dans une seconde grossesse (1). Avant de me prononcer, du reste, je crois prudent d'attendre de nouveaux faits. Je me contente aujourd'hui de rappeler le jugement porté déjà par un de nos confrères : »

« L'application du forceps au détroit supérieur ré-
« tréci est, sans aucun doute, une conquête précieuse
« de la science moderne, mais elle ne conservera ce ca-
« ractère qu'à la condition d'être faite avec beaucoup
« de réserve et beaucoup de ménagement. Dès qu'elle
« entraîne des dépressions, des fractures du crâne, la
« satisfaction d'extraire un enfant entier est illusoire et

---

et, malgré la rapidité avec laquelle elle fut exécutée, l'enfant succomba pendant la période d'extraction de la tête. Je n'ai donc pas échoué dans des tractions que je n'ai pas pratiquées. Ce second accouchement ne peut donc prouver qu'une chose : la supériorité du forceps et surtout du forceps de l'auteur sur la version. Il établit d'autant mieux cette supériorité que Madame M..., depuis cette époque a eu quatre autres enfants, tous amenés par la méthode des tractions soutenues et qui tous sont une protestation vivante et bien portante contre le pessimisme de notre honorable confrère.

(1) L'accouchement prématuré n'a jamais été pratiqué chez Madame M..., et je ne sais comment M. Berne pourrait se mettre d'accord avec lui-même, en me faisantr éussïr si facilement par l'accouchement prématuré, dans le même accouchement où il me fait échouer complètement par la méthode des tractions soutenues.

« achetée trop cher ; car cet enfant est presque toujours
« mort, et si l'on parvient quelquefois à le ranimer, ce
« n'est le plus souvent que pour quelques heures ou
« pour quelques jours. »

« Il est inutile d'exposer pour un si pauvre résultat la
vie de la mère aux plus grands dangers. Dans les cas
difficiles et périlleux, il n'y a rien de bon à gagner pour
la vie de l'enfant dans ces tentatives, et pour la mère il
existe quelque chose de préférable à une traction irrésistible, quelque douce et graduée qu'elle soit, c'est la
crâniotomie, c'est la céphalotripsie (1). »

Ainsi pour justifier ses préventions contre la méthode,
des tractions soutenues, notre honorable confrère est
amené à conclure que, dans un cas où il n'y a point eu
d'accidents chez la mère, où l'enfant a survécu six semaines en parfaite santé, il eût mieux valu faire l'accouchement prématuré ou, à son défaut, pratiquer la crâniotomie ou la céphalotripsie.

En présence de semblables disposition d'esprit, la statistique est-elle possible? L'auteur pouvait-il en espérer
autre chose qu'amertume et découragement?

(1) Berne. Du forceps à tractions soutenues, *Congrès médical
de France,* 2ᵐᵉ session. Lyon, 1865, page 575.

CINQUIÈME OBSERVATION.

Accouchement laborieux. — Rétrécissement du diamètre sacro-pubien. — Application de l'appareil à tractions soutenues du docteur Chassagny. — Terminaison heureuse. — Enfant vivant. — Rétablissement rapide de la mère.

Par M. le Dr TALLON.

(*Gazette médicale de Lyon* du 1er avril 1863.)

Madame X... est âgée de 20 ans, elle est de très-petite taille, plus petite que sa mère, qui n'a eu que cette seule enfant après un accouchement très-laborieux terminé par le forceps. Devenue elle-même enceinte peu de temps après son mariage, elle a eu une grossesse des plus heureuses.

Le 31 décembre, à six heures, elle est prise des premières douleurs de l'enfantement. Ces douleurs durent toute la nuit, ce n'est qu'à neuf heures le lendemain que le col commence à se dilater. A midi son ouverture est à un franc. Madame X... souffrant beaucoup, on la met au bain à deux heures. Elle y demeure une heure à peine et sans trop de résultat. Les coliques sont toujours fréquentes ; et à cinq heures la dilatation est à peu près complète. A sept heures, la malade perdant ses forces et la tête ne s'engageant pas, je réclame l'assistance de M. le docteur Chassagny.

Après avoir constaté une position transversale, l'occiput à gauche, j'applique le forceps sur les cotés du bassin, une branche sur le front et l'autre sur l'occiput. Les tractions sont faites avec les plus grands ménagements à l'aide de l'appareil tracteur. Dès le début les manches du forceps se relèvent et la tête commence à s'engager. Au moment où elle descend dans l'excavation, elle exécute son mouvement de rotation entre les branches de l'instrument, qui alors n'ayant de prise que sur la partie moyenne des pariétaux, échappe, mais sans secousse, les deux cuillers restant à l'entrée de la vulve.

Alors le temps le plus difficile de l'opération était accompli : le forceps est réappliqué sur les pariétaux, et après quelques légères tractions, les manches se relevant de manière à former un angle droit avec le corps de la malade, il ne nous reste plus qu'à les renverser sur le ventre, en prenant un point d'appui sur les cordes et en soutenant en même temps le périnée, que nous laissons intact, nous amenons un enfant plein de vie, malgré la lésion que nous relaterons plus bas.

Pendant la délivrance, nous complétons la mensuration du bassin que jusque-là nous n'avions pas pu faire d'une manière aussi exacte. Il est en général petit, mais on aurait pu espérer un accouchement normal s'il n'eût existé un rétrécissement très-marqué du diamètre sacro-pubien.

Cette mesure est prise de la manière la plus exacte à l'aide de la main portée de champ entre le sacrum et la symphyse pubienne. Dans cette position l'angle sacro-vertébral correspond au milieu de la deuxième phalange du doigt annulaire, et la partie inférieure de la symphyse repose sur la tête de la première phalange de l'indicateur. L'espace compris entre ces deux points est de 8 centimètres 1/2 ; ce qui, en déduisant de 6 à 10 millimètres pour l'obliquité, nous donne un détroit supérieur de 7 1/2 à 8 centimètres. Dans les mesures de la tête nous allons voir l'influence qu'a exercée ce rétrécissement.

Cette tête, bien conformée et mesurée trois jours après l'accouchement, offrait les diamètres suivants :

Diamètre bi-pariétal,	11
Diamètre occipito-mentonnier,	15 1/2
Diamètre bi-temporal,	9
— occipito-frontal,	12 1/2

Nous devons noter que la déformation énorme qu'elle présentait au moment de l'accouchement avait, grâce à l'élasticité des tissus, presque entièrement disparu, et la mesure de ces diamètres n'est certainement pas celle que nous eussions notée trois jours auparavant.

Mais ce que nous pouvions surtout constater, c'était un enfoncement à la partie moyenne du pariétal gauche, enfoncement de forme arrondie, ayant une base de 4 centimètres de diamètre et une profondeur d'un centimètre, et qui fut spontanément comparée par les assistants à la cupule représentée par la moitié d'une coquille de noix. Aujourd'hui, près de trois mois après l'accouchement, cette dépression n'a pas encore disparu. Elle se rapproche d'une surface presque plane formant un contraste frappant avec la convexité du côté opposé.

Cette observation est féconde en enseignements. Non-seulement elle prouve tous les avantages de la méthode des tractions soutenues, mais elle bat en brèche des préceptes que notre éducation médicale nous avait habitués à considérer comme des axiomes.

D'abord elle consacre de tous points la théorie du docteur Chassagny qui, contrairement à toutes les idées reçues, pense que la tête ne descend jamais parallèlement entre l'angle sacro-vertébral et la symphyse pubienne, mais que toujours elle pivote sur cette dernière, pour exécuter en arrière un arc de cercle très étendu contre les dernières vertèbres lombaires et l'angle sacro-vertébral, sur lequel elle se moule, se lamine, se déprime et s'écrase au besoin, suivant la gravité des cas, en n'exerçant que des pressions modérées sur les points où la nature n'a pas organisé des moyens de résistance aussi énergiques.

A ce propos, il ne sera pas sans intérêt de comparer ce que nous avons observé pendant l'application de l'appareil du docteur Chassagny avec ce qui se serait passé si nous avions appliqué le forceps ordinaire, en nous conformant aux préceptes qui ont cours dans la science.

La tête, avons-nous dit, se présentait au détroit supérieur en position transversale, l'occiput à gauche, mais elle s'y présentait dans la direction de la force qui lui communiquait son impulsion, c'est-à-dire, suivant l'axe de la matrice qui offre, comme on le sait, une inclinaison très-marquée de haut en bas et d'avant en arrière, de telle façon que la suture sagittale, comme on l'observe toujours au début du travail, était située très en arrière, que l'on sentait en avant une grande partie du pariétal droit, et en arrière une très-petite partie du pariétal gauche dont la saillie était retenue au-dessus de l'angle sacro-vertébral.

Dans cet état, la région latérale droite de la tête reposait sur le bord du segment antérieur du bassin, les bosses frontales et occipitales en rapport par leur partie externe, la première avec la branche horizontale droite, la seconde avec la branche horizontale gauche des pubis, la partie moyenne du pariétal écartée du milieu de la symphyse de tout l'espace qui est constitué par la différence de courbure que présentent la tête et la face postérieure du pubis, de manière à préserver d'une trop grande pression la vessie et le canal de l'urèthre.

Pour se convaincre de l'exactitude de ces dispositions, il suffit de placer une tête de fœtus au détroit supérieur

d'un bassin relativement trop étroit, pour voir qu'elle
ne repose que sur les trois points que je viens d'indiquer, et que, à moins de créer des résistances considérables, la descente n'est possible qu'à la condition de lui
faire exécuter un mouvement de pivot, qui a pour centre les bosses frontales et occipitales, s'appuyant sur les
branches horizontales du pubis, et pour circonférence
la bosse pariétale du côté opposé, roulant sur l'angle
sacro-vertébral. Si alors on saisit la tête avec un forceps,
on peut s'assurer que lors même que les choses se passent sous les yeux de l'opérateur, il éprouve une certaine difficulté à faire exécuter à la tête ce mouvement,
qui s'opère seul et comme par enchantement si on
exerce les tractions à l'aide de la corde, c'est-à-dire si
l'on emploie une force qui laisse le forceps complètement
libre, et qui lui permette de s'orienter lui-même.

Tel est le programme qui a été rigoureusement accompli pendant l'accouchement de Madame X..., dans lequel nous avons vu le forceps se relever et décrire d'arrière en avant, et de bas en haut, un arc de cercle qui
dans tout son parcours n'a pas été moindre de 90 degrés,
dessinant ainsi au-dehors le mouvement que la tête exé-
cutait à l'intérieur, et nous montrant la manière dont
elle devait se réduire contre l'angle sacro-vertébral,
qui, de son côté, stéréotypait, en signe ineffaçable sur le
pariétal gauche, l'étendue du rétrécissement et les difficultés d'une situation que, sans le secours de l'appareil du docteur Chassagny, nous n'aurions pu certainement dénouer d'une manière aussi facile et aussi
heureuse pour la mère et pour l'enfant.

En effet si, appliquant le forceps ordinaire, et me con_
formant aux préceptes de la science et aux leçons de mes
maîtres, j'avais porté aussi *en arrière que possible* les man_
ches de l'instrument, afin de *tirer en bas et en arrière,* le
mouvement aurait eu pour résultat de faire remonter la
bosse pariétale gauche au-dessus de l'angle sacro-vertébral, et de rendre impossible l'engagement de la tête, à
moins que le forceps, médiocrement serré, ne lui permît
de pivoter entre ses cuillers, et que l'effet produit lorsque l'on porte les manches en arrière ne fût ainsi annulé, de manière que les tractions en bas soient seules
utilisées. Dans ce cas, l'engagement pourrait, il est vrai,
s'effectuer ; mais si l'on se reporte, par la pensée, à
cette phase de l'accouchement où l'angle sacro-vertébral
est en rapport avec la cavité qu'il vient de se creuser
dans la région pariétale ; si dans ce moment, soit par le
fait de l'augmentation du diamètre occipito-frontal, sous
l'influence de la réduction du diamètre bi-pariétal, soit
par l'effet de la pression des côtés du bassin sur le forceps, si, à ce moment, dis-je, le forceps fait corps avec
la tête, et si je porte ses manches en arrière, n'est-il
pas évident que les conditions du problème vont être
changées, qu'au lieu de faire de la paroi antérieure du
bassin le centre du mouvement de la tête, c'est contre
l'angle sacro-vertébral qu'elle va pivoter, pour décrire
sa circonférence contre la symphyse pubienne, dont la
partie moyenne est toujours plus rapprochée de cet angle
sacro-vertébral que la partie supérieure ? N'est-il pas évident que dans ces nouvelles conditions, l'accouchement
ne peut se faire qu'en augmentant d'une manière notable
la dépression du pariétal ? Et si nous ajoutons à cela les

39

mouvements de latéralité, si vantés et si indispensables dans la méthode ordinaire, ne voyons-nous pas l'angle sacro-vertébral agir dans cette dépression comme un pilon dans un mortier, et en augmenter d'autant la profondeur ?

Si nous ajoutons encore les interruptions qu'amèneront nécessairement la lassitude de la malade et celle de l'accoucheur, qui oserait nier l'aggravation de toutes les chances défavorables pour la mère et pour l'enfant ?

Tel est le contraste frappant qui existe entre les deux méthodes. D'une part nous avons une opération réglée, mathématique, offrant un caractère de précision aussi rassurant pour les assistants que pour l'accoucheur lui-même qui, n'étant plus physiquement surmené, conserve toute la plénitude de ses facultés, peut toujours se maintenir à la hauteur de la situation et surveiller avec intelligence l'action du précieux instrument qui, dans un cas dont personne ne nous contestera la gravité, nous a permis d'extraire en quelques minutes un enfant vigoureux, en pleine possession de la vie, tout en laissant la mère tellement indemne de traumatisme et de complication, que son rétablissement a été aussi prompt que s'il se fût agi de l'accouchement le plus facile et le plus naturel.

D'un autre côté, nous voyons un accoucheur luttant sans guide et sans boussole contre d'épouvantables difficultés matérielles, usant ses forces en pure perte, compromettant sa dignité devant des assistants effrayés auxquels il donne le plus triste spectacle et, en fin de compte, courant grands risques d'aboutir à une impasse dont il ne pourra sortir qu'en pratiquant la céphalotripsie, et en faisant avec sa conscience une déplorable transaction.

Dr TALLON.

Réflexions de l'auteur.

Je n'ajouterai rien au tableau tracé de main de maître par le docteur Tallon. Si les observations doivent être pesées plutôt que comptées, le fait de notre honorable confrère pèsera certainement d'un grand poids dans la balance.

S'il s'était borné à nous dire qu'une tête avait, sous l'influence de la traction soutenue, franchi un bassin plus ou moins rétréci, et qu'elle avait conservé l'empreinte des saillies osseuses, on pourrait ne voir là qu'un phénomène banal qui se retrouve après un grand nombre d'applications de forceps, et même quelquefois après les accouchements naturels; mais, par une saisissante photographie, il nous fait assister à toutes les phases de l'opération, et nous démontre que la tête n'a réellement subi que le minimum de dépression qui devait se produire. S'il nous fait voir le pariétal postérieur se laminant contre la saillie de l'angle sacro-vertébral, il nous laisse en même temps la certitude absolue qu'il ne s'y lamine qu'à la profondeur rigoureusement nécessaire pour permettre le passage; cette pittoresque comparaison du sacrum agrandissant, sous l'influence des mouvements de latéralité, la dépression du pariétal, et se comportant dans cette dépression comme un pilon dans un mortier, fait mieux comprendre que tous les raisonnements la funeste influence de ces mouvements.

SIXIÈME ET SEPTIÈME OBSERVATIONS.

Rétrécissement du bassin, saillie exagérée du promontoire. — Premier accouchement : travail prolongé de quarante heures ; enfant mort. — Deuxième et troisième accouchements : applications de l'appareil à tractions soutenues ; deux enfants vivants.

Observations recueillies par le Dr BOURLAND.

(TALICHET, *Thèse inaugurale.* Montpellier, 1863.)

Madame X..., âgée de 30 ans, taille moyenne, bonne constitution, mariée depuis dix ans, enceinte pour la première fois, est prise de douleurs le 10 juin 1861 à neuf heures du matin : les eaux s'écoulent vers deux heures de l'après-midi, sans que la tête soit notablement engagée. La dilatation presque complète permet de constater à ce moment une première position du vertex ; l'accouchement marche lentement et se termine naturellement, le 11 juin à minuit, par l'expulsion d'un enfant qui respire deux ou trois fois et meurt. La tête, d'un volume ordinaire, présente un allongement considérable et le chevauchement des pariétaux porté à l'extrême.

Le 14 avril 1862, cette dame, enceinte pour la deuxième fois, sent les douleurs sur les quatre heures du soir. Prévenu presque immédiatement, le docteur Bourland peut constater une dilatation de 2 centimètres environ ; sur les deux heures, les eaux s'écoulent, les douleurs marchent, et vers les six heures du matin on constate, en même temps qu'une première position du vertex, une procidence du cordon.

La terminaison funeste du précédent accouchement rendait la position embarrassante. Le forceps, proposé et refusé la première fois, est accepté par la malade, après beaucoup d'hésitations. Le docteur Chassagny prévenu applique son appareil et opère des tractions modérées, tandis qu'un doigt introduit dans le vagin permettait au docteur Bourland de constater les pulsations du cordon. A peine la tête était-elle descendue dans l'excavation, que les pulsations cessent ; des tractions plus précipitées terminent alors l'accouchement en moins d'une minute et donnent la satisfaction aux deux médecins réunis d'extraire une enfant vivante. Averti par la lenteur du premier accouchement, le docteur Bourland avait cherché à se rendre compte des obstacles à la marche du travail; une saillie exagérée du promontoire en était la véritable cause. Il est à regretter que des difficultés inhérentes à la pratique privée aient empêché la mensuration exacte du bassin.

Le 6 septembre 1863, à cinq heures du matin , le docteur Bourland est prévenu que Madame X..., enceinte pour la troisième fois, fait les eaux. Il peut constater quelques instants après, une dilatation commençante sans douleurs appréciables. La tête placée au-dessus du détroit supérieur appuie sur la saillie du promontoire. La main introduite tout entière dans le vagin, le docteur Bourland reconnaît que cette saillie a augmenté et constate une deuxième position du vertex. Les douleurs, qui ont pris successivement de l'intensité, ont amené alors une dilatation presque complète; dans la soirée, le col revient sur lui-même, malgré la persistance des douleurs, et la tête reste dans la même situation. La nuit et la journée du 7 septembre se passent ainsi ; dans la soirée, les douleurs prennent une telle intensité qu'une véritable crise éclamptique, légère il est vrai, en est la conséquence.

L'impossibilité de l'engagement de la tête étant alors démontrée, et le péril devenant imminent aussi bien pour la mère que
pour l'enfant, le docteur Bourland se décide à appliquer lui-
même l'appareil de M. Chassagny.

La tête, saisie un peu obliquement du front à l'occiput, descend avec peine ; néanmoins, au bout de trois minutes, elle appa-
raît à la vulve. L'extractionse termine facilement ; cette fois encore, l'enfant était vivant.

Réflexions de l'auteur.

Dans la première de ces remarquables observations,
e docteur Bourland a signalé un fait de la plus haute
mportance qui prouve mieux que tous les raisonnements ce qu'il y a de précis, de réglé, de mathématique, dans la méthode des tractions soutenues. Il suffit
d'avoir assisté à une application de forceps ordinaire
pour comparer l'attitude de l'accoucheur faisant des
efforts désespérés pour engager la tête dans un rétrécissement, avec celle du médecin qui, tranquillement assis,
parfaitement maître de sa force, la dépense lentement
et amène progressivement la réduction de la tête tant
qu'il a la certitude que la circulation fœtale est assurée,
attendant que la vie de l'enfant soit menacée pour préci-
piter ses mouvements et conjurer brusquement le danger.

Dans la seconde observation du docteur Bourland,
notre habile confrère a pu dénouer seul, sans le concours d'un aide intelligent, et par l'emploi d'un appareil
dont la manœuvre est, dit-on, si compliquée, une situation dont la difficulté était démontrée par le rétrécisse-

ment du bassin, par le résultat des accouchements antérieurs, et devait l'être bien plus péremptoirement encore par ceux dans lesquels il nous a été donné plus tard d'intervenir.

Deux ans plus tard, Madame X... était arrivée au terme de sa quatrième grossesse. Les mêmes difficultés qui s'étaient manifestées aux accouchements précédents se reproduisirent encore, mais aggravées par l'augmentation progressive de la saillie de l'angle sacro-vertébral. Le col, complètement dilaté au moment de la rupture de la poche des eaux, se referma par le fait de l'absence d'engagement de la tête, et l'application du forceps dut être faite au-dessus du détroit supérieur. Malheureusement la résistance était beaucoup plus considérable ; des tractions très-énergiques furent nécessaires, et l'enfant ne pût être ramené à la vie ; nous n'eûmes que la consolation d'avoir laissé la mère indemne de tout accident.

Dans la prévision d'accouchements ultérieurs, nous prîmes avec exactitude, au moment de la délivrance, les dimensions du diamètre sacro-pubien qui constituait l'obstacle sérieux à l'accouchement ; il ne mesurait pas plus de 7 centimètres.

En présence de ces données pelvimétriques et des difficultés que nous avions eu à surmonter, notre conduite à l'avenir était toute tracée.

Madame X... ne devait plus porter d'enfant à terme, l'accouchement prématuré artificiel devrait être pratiqué avant que le volume de la tête et son ossification avancée puissent reproduire les mêmes difficultés.

Cette éventualité ne devait pas tarder de se réaliser, et,

à la fin du huitième mois d'une nouvelle grossesse de Madame X..., nous crûmes prudent d'intervenir. L'accouchement prématuré fut provoqué à l'aide de la double ampoule de l'auteur; malheureusement la tête était déjà trop volumineuse et trop ossifiée, elle resta sans engagement au-dessus du détroit supérieur. Une application de forceps dut être tentée; mais pendant l'introduction des branches il se produisit une procidence d'un bras qui nous mit dans le cas de recourir à la version. Cette manœuvre fut exécutée avec la plus grande rapidité jusqu'au dégagement des bras, mais à cette période de l'opération, nous rencontrons les plus grandes difficultés pour l'extraction de la tête qui ne pouvait être engagée dans le rétrécissement; des tractions durent être faites avec un lac passant sur les épaules et relié à l'appareil tracteur; toutes nos précautions avaient été insuffisantes pour sauver l'enfant.

Il importait, je pense, d'appeler l'attention sur les résultats fâcheux de ces deux derniers accouchements et sur l'issue non moins funeste du premier, pour établir l'utilité de l'intervention de la méthode des tractions soutenues, dans les deux cas où les efforts du docteur Bourland ont été couronnés d'un succès si complet.

HUITIÈME OBSERVATION.

*Primipare. — Bassin barré. — Rétrécissement : diamè-
tre sacro-pubien, 7 1/2 à 8 centimètres. — Rapprochement des tubérosités ischiatiques : diamètre transverse du détroit inférieur, 7 1/2 à 8 centimètres. —
Application de l'appareil à tractions soutenues, enfant
vivant. — Guérison de la mère.*

Observation recueillie par le Dr TALICHET.

(TALICHET, *Thèse inaugurale*. Montpellier, 1863.)

Madame X..., âgée de 28 ans, primipare, d'une taille au-dessous de la moyenne, d'une constitution frêle et délicate, n'a jamais eu de maladies sérieuses ; elle est sujette seulement à des
blépharites fréquentes. Rien, dans sa démarche ou dans son aspect, ne fait soupçonner un vice de conformation.

Le 17 octobre, époque qu'elle considérait comme le terme de
sa grossesse et sans ressentir aucun malaise, elle commence à
perdre les eaux. Ce n'est que onze jours après, dans la nuit du
28 au 29 octobre 1863, qu'elle est prise des douleurs de l'enfantement. Le matin à dix heures, M. le docteur Boussuge trouve
une dilatation de 1 centimètre à peine ; le col n'est pas effacé
complètement, le doigt ne sent pas de poche des eaux, il tombe
immédiatement sur une tumeur arrondie et trouve vers la fosse
iliaque droite une fontanelle, mais il est impossible de préciser
si c'est la grande ou la petite. En même temps, M. Boussuge reconnaît à la symphyse une longueur et une obliquité très-gran-
des ; le bord inférieur est situé très-bas, dirigé en arrière et
très-tranchant. Le jour suivant, les douleurs continuent avec in-

tensité. Le 30, à midi, l'ouverture du col était à cinq francs ; à minuit seulement, la dilatation était complète.

Le 31 au matin, malgré l'énergie et la persistance des contractions, la tête était encore au-dessus du détroit supérieur et ne paraissait pas devoir s'engager. Déjà, plus de cinquante heures s'étaient écoulées depuis le commencement du travail, et la malade perdait ses forces. M. Boussuge se décida alors à faire appeler M. Chassagny, qui eut l'obligeance de me faire prévenir. A huit heures, le forceps est appliqué, les deux cuillers correspondant chacune à un côté du bassin. Dès le commencement des tractions, les branches se relèvent insensiblement, en se portant vers le ventre de la mère et en s'inclinant vers la cuisse gauche ; la tête descend peu à peu jusqu'au détroit inférieur ; là, l'occiput est ramené sous la symphyse des pubis ; les branches du forceps sont verticales, leur cavité regardant fortement à gauche ; quelques tractions achèvent le dégagement. M. Chassagny saisit l'enfant par les épaules et extrait le reste du tronc.

Dans les premiers instants l'enfant donnait à peine quelques signes de vie. Peu à peu et sous l'influence de soins prolongés, frictions, bain chaud, aspersions, respiration artificielle ménagée, les mouvements respiratoires devinrent plus apparents et plus réguliers, et l'on fut bientôt rassuré. On put alors examiner plus attentivement la déformation considérable qu'avait subie la tête.

Elle n'était plus symétrique ; le côté droit était aplati, diminué ; la bosse pariétale droite avait disparu et, à sa place, existait une dépression légère, rendue plus apparente par la saillie d'une tumeur sanguine volumineuse, située à la partie supérieure du pariétal droit. Malheureusement la mensuration ne put être pratiquée que trois heures après l'accouchement : à ce moment déjà, la déformation était moins grande. La tumeur sanguine avait presque disparu et la dépression pariétale était presque effacée ; néanmoins, le défaut de symétrie persistait toujours d'une manière évidente. Ainsi, le diamètre bi-pariétal était divisé en deux parties inégales par une ligne partant de la racine du nez et aboutissant à la nuque. La partie droite n'avait que 4 centimètres, celle du côté gauche en avait 5 et demi. L'ossification était avancée ; peu de mobilité des os, traces à peine sensibles de la petite fontanelle.

Voici les résultats fournis par la mensuration :

<pre>
Diamètre occipito-frontal........ 12ᶜ
   —   bi-pariétal...........   9 1/2
   —   bi-zygomatique.......   8 1/2
</pre>

Rien de particulier du côté de la mère, soit pendant, soit après l'application. Bien que les tractions fussent très-puissantes, elle les supporta sans se plaindre. La délivrance fut faite artificiellement, et l'on profita de ce moment pour reconnaître le rétrécissement avec plus de soin. La main, portée de champ entre l'angle sacro-vertébral et la symphyse, permit de s'assurer que le diamètre sacro-pubien avait de 7 et demi à 8 centimètres. Le diamètre bi-ischiatique fut mesuré par l'écartement du pouce et de l'index ; on lui trouva également de 7 et demi à 8 centimètres.

Les suites de couches furent normales. Aujourd'hui, près d'un mois après l'accouchement, la femme et l'enfant se portent bien.

Réflexions de l'auteur.

Il est si difficile d'obtenir une mensuration exacte du bassin, qu'il est toujours possible d'admettre une erreur dans les appréciations de ses différents diamètres ; mais il est un signe qui ne saurait laisser aucun doute dans l'esprit, c'est, après l'accouchement, la déformation plus ou moins considérable que la tête a dû subir pour s'accommoder aux différents diamètres de la filière pelvienne. A ce point de vue, il serait difficile de trouver une observation plus concluante que celle de notre honorable confrère le docteur Talichet.

Lorsque nous voyons un côté d'une tête solidement ossifiée présenter un effacement complet de la saillie pariétale, lorsque l'on ne constate aucun traumatisme du chef du forceps, il faut bien conclure que cet instrument a agi de la manière la plus inoffensive et la plus rationnelle, en permettant à la voûte crânienne de changer de forme sans diminuer de capacité ; en atténuant, par la possibilité de l'allongement du vertex, les conséquences d'une réduction si considérable du diamètre bi-pariétal. Si malgré ces dispositions favorables du forceps, malgré la sûreté de la direction des tractions, l'enfant est arrivé presque complètement asphyxié, il est certain que la mort aurait été infailliblement le résultat d'une compression moins méthodique, dont la durée et l'intensité auraient été augmentées par une traction insuffisante et irrationnelle.

Ce fait est pour moi d'une incontestable évidence, et je vais plus loin : les difficultés ont été telles que je ne crains pas d'affirmer, qu'un accoucheur livré aux seules ressources de la traction manuelle eut été dans l'impossibilité d'extraire la tête, et qu'en poursuivant à outrance ce résultat, il aurait infailliblement renouvelé une de ces scènes lugubres dont M. Putegnat nous a tracé le saisissant tableau.

J'espère qu'à la lecture de cette observation et de celles qui précèdent, mon savant et bienveillant adversaire, le docteur Bailly, s'empressera de revenir sur l'appréciation qu'il formulait implicitement dans sa

thèse, sur la valeur intellectuelle des adhérents de la
méthode des tractions soutenues.

APPLICATIONS FAITES SANS L'INTERVENTION DE L'AUTEUR

PREMIÈRE OBSERVATION.

*Note sur un accouchement difficile terminé heureusement
à l'aide du forceps Chassagny ;*

Par le Dr DUPLAIN.

Lu à la Société de médecine de St-Etienne, séance du 28 octobre 1868.)
Annales de la Société de médecine de Saint-Etienne et de la Loire,
tome IVᵉ, page 205.

Marie ..., ourdisseuse, demeurant à Saint-Etienne, rue d'An-
nonay, d'un tempérament lymphatique, est âgée de 24 ans. Élevée par sa tante, de qui je tiens ces renseignements, elle n'a pu
marcher qu'à l'âge de 3 ans. Elle est d'une petite stature ; elle
offre dans la figure un caractère que l'on sent plutôt qu'on ne le
définit, et qui est très-expressif, caractère que l'on trouve chez
les femmes qui ont des rétrécissements pelviens. L'habitude extérieure du corps ne fait rien découvrir de particulier à la poitrine ; les membres inférieurs paraissent relativement plus courts
si on les compare au trone. La malade offre dans sa démarche
une sorte de balancement ; une longue course lui est difficile
par suite de la fatigue qui en résulte pour elle:
Marie ... s'est mariée en juillet 1866 ; douze mois après son
mariage, elle me fit appeler pour l'assister dans son accouche-

ment. L'examen de la malade me fit constater une présentation du sommet en position occipito-cotyloïdienne gauche. Le travail fut très-long dans la première période ; je fis prendre à la malade un grand bain; ce moyen n'eut pas une influence notable. La période de dilatation accomplie, le travail ne faisant aucun progrès, la malade perdant ses forces, je dus intervenir dans son intérêt et dans celui de son enfant. Avec l'aide de mon honorable confrère, le docteur Cordier, dont la famille avait sollicité le concours, je tentai une application du forceps au détroit supérieur. Elle fut pénible, la difficulté venait de ce que l'angle sacro-vertébral faisait une saillie assez prononcée, qui était surtout évidente à droite ; la courbure du sacrum était plutôt augmentée que diminuée, de sorte qu'il en résultait au détroit supérieur un rétrécissement dans le diamètre antéro-postérieur. Après des tractions modérées, je délivrai la malade ; la tête s'était pour ainsi dire moulée dans son passage à travers la filière du bassin ; elle était très-allongée. Malgré son accouchement long et laborieux, la malade se rétablit promptement ; son enfant jouit d'une bonne santé.

Je fus mandé de nouveau pour Marie ..., le 3 octobre, à cinq heures du matin, quatorze mois après sa délivrance. Je trouvai cette femme au terme d'une nouvelle grossesse, peu rassurée sur l'issue de son accouchement; elle se rappelait combien le premier avait été long et douloureux. Après avoir fait renaître chez elle l'espérance en l'encourageant, je procédai à son examen. Ma première tentative ne put aboutir, j'arrivai avec peine à toucher la partie qui se présentait avec l'indicateur de la main droite ; néanmoins, je fus rassuré en entendant les battements du cœur du fœtus en bas du ventre, en avant et à gauche. Lorsque j'examinai de nouveau la malade, je pus reconnaître une présentation du sommet en première position. Sous l'influence d'un travail régulier, à onze heures du matin, les membranes se rompirent; à midi, la dilatation était complète. Une heure après, la tête ne s'étant pas engagée au détroit supérieur, me rappelant la viciation du bassin de cette femme, n'espérant pas une délivrance naturelle, je me décidai à la provoquer en faisant une ap-

plication du forceps. Malgré mes efforts, après d'énergiques tractions, je n'arrivai pas à faire progresser la tête. Trouvant, tout
en étant utile à une cliente, une occasion favorable d'appliquer
le forceps du docteur Chassagny, je demandai à la famille de
m'adjoindre, pour cette opération, mon confrère le docteur Riem-
bault. Mon avis ayant été partagé par notre collègue, nous pro
cédâmes à l'application de cet ingénieux instrument. Nous ren-
contrâmes de sérieuses difficultés; la seconde branche fut introduite très-péniblement, ce qui tenait probablement au vice de
conformation du bassin; néanmoins, avec l'aide de mon habile
confrère, j'arrivai à faire cette application. La suite de l'opération fut très-simple; en procédant avec lenteur et en développant une force relativement considérable, la tête s'engagea, et
l'accouchement put se terminer sans accident. L'enfant, du sexe
féminin, s'était présenté dans un état de mort apparente; nous
dûmes lui donner des soins pendant une demi-heure pour le
faire respirer. L'enfant pesait trois kilogrammes et demi; il présentait, du sommet à l'ombilic, vingt-huit centimètres; de l'ombilic à la plante du pied, vingt-deux centimètres; les diamètres
de la tête étaient ceux d'un fœtus à terme. Les suites de couches
furent des plus simples et des plus heureuses; la mère, qui nour-
rit son enfant est entièrement rétablie.

Il manque un détail important dans cette observation,
la mesure du rétrécissement du bassin constaté chez Marie ...; elle s'est refusée, par un sentiment de pudeur, à
se laisser examiner après son rétablissement.

Il nous est néanmoins permis de conclure que le forceps de notre savant confrère de Lyon, est appelé à rendre de grands services, lorsque le fœtus a un volume
considérable, lorsque la femme présente un bassin rétréci dans une certaine mesure.

Nous croyons qu'avec l'application opportune de cet

instrument on doit arriver à assurer le salut de la mère
et surtout de l'enfant. Il est plus compliqué et plus difficile à manier que le forceps ordinaire ; il faut s'en servir
avec circonspection, car on peut développer une force
considérable, et une force que l'on ne peut mesurer, employée inconsidérément, pourrait amener des résultats
regrettables.   Dᵣ DUPLAIN.

Réflexions de l'auteur.

Il serait difficile de trouver une observation plus probante que celle de notre honorable confrère ; elle est
d'autant plus concluante que l'on constate chez l'auteur moins d'entraînement, et moins d'optimisme. A
voir les réserves qu'il fait, les défiances qu'il conserve
après un succès aussi complet, on est surabondamment
convaincu qu'il n'a dû recourir au forceps de l'auteur,
qu'après avoir épuisé les ressources que pouvait lui
fournir le forceps ordinaire. D'un autre côté, on ne saurait alléguer que l'habileté d'un accoucheur est venu
suppléer à l'insuffisance d'un autre, c'est le même
homme qui a échoué avec l'instrument qui lui était fa-
milier et qui a réussi avec un autre dont il se servait
pour la première fois ; il est donc absolument impossible
de ne pas reconnaître que cet enfant doit réellement la
vie à la méthode des tractions soutenues.

Dans l'intérêt de la démonstration que je poursuis,
cette observation ne laisse rien à désirer ; mais au point

de vue de l'humanité notre honorable confrère voudra
bien me permettre quelques réflexions : il se range *im-
pliticement* à cette opinion émise par quelques confrères, que la méthode des tractions soutenues ne doit
être employée qu'après des tentatives infructueuses faites avec le forceps ordinaire. M. Delore surtout a formulé cette idée de la manière la plus explicite. Dans
une séance de la Société de médecine de Lyon, « Il insiste sur ce point : que si le nouveau forceps est préférable à l'ancien, le seul moyen de démontrer sa supériorité serait de ne l'employer que dans les cas où l'on aurait échoué par l'emploi des moyens ordinaires ; il
regrette que M. Chassagny n'ait pas procédé ainsi dans
les accouchements laborieux pour lesquels son intervention a été réclamée (1). »

Je comprendrais très-bien ce raisonnement, si la
preuve de l'impuissance de la traction mécanique pouvait s'acquérir sans aggravation de péril pour la mère
et pour l'enfant. Mais, s'il est vrai que le principal avantage du forceps de l'auteur consiste à opérer une réduc-

---

(1) Société de médecine de Lyon, séance du 1er août 1864.
Conséquent avec ses principes, M. Delore a employé deux fois
la méthode des tractions soutenues pour des malades amenées
mourantes de la ville, ou elles avaient subi les tentatives les plus
multipliées de forceps et de version ; il y avait chez l'une
procidence de trois membres ; le forceps de l'auteur ne put résoudre le problème ; le morcellement du fœtus fut pratiqué avec
les plus grandes difficultés, les malades succombèrent et la responsabilité incomba naturellement au malencontreux instrument.
Et c'est ainsi que se formulent les jugements basés sur le témoignage irrécusable des faits !

tion plus rationnelle et plus inoffensive de la tête, et à lui faire franchir avec moins de frottements la filière du bassin, peut-on admettre que l'on emploie d'abord l'instrument le plus défectueux? N'est-il pas évident, qu'au moment où l'on sera forcé d'y recourir, la mère aura déjà subi, en pure perte, un traumatisme plus ou moins violent, et que la vie de l'enfant sera déjà plus ou moins compromise? Et alors, à moins de s'infliger à soi-même un blâme justement mérité, on devra mettre la mort sur le compte de la traction soutenue; l'on dira avec ses adversaires qu'il ne fallait pas, pour un aussi mince résultat, compromettre la vie de la mère, et l'on exprimera le regret de n'avoir pas fait la crâniotomie.

D'un autre côté, si l'on tient compte de l'excessive rareté des cas où l'extraction de la tête est impossible, on voit que la comparaison ne se fera jamais que dans des circonstances exceptionnelles, toujours dans les conditions de la plus excessive difficulté, et le plus souvent dans des cas d'impossibilité absolue.

Il est vrai que jusqu'à présent un certain nombre d'accoucheurs n'ont voulu voir dans la traction soutenue qu'une exagération de puissance, contre laquelle on doit soigneusement se mettre en garde; j'ai fait complètement justice de ces craintes chimériques, non seulement en établissant les véritables principes sur lesquels repose la méthode, mais encore en justifiant que l'appareil tracteur ne peut jamais développer qu'une force inférieure à celle d'un homme d'une vigueur moyenne.

Dailleurs, en se plaçant à ce point de vue d'une puissance énorme, on pourrait donner de très-bonnes raisons pour le rejet absolu de la méthode, mais on ne
saurait, sans manquer de logique, la restreindre à des
cas exceptionnels. Comment pourrait-on admettre le déploiement de cette force considérable, dans les cas où
l'on sait d'avance qu'elle est absolument indispensable,
et la rejeter dans ceux où l'on ne devra en dépenser
qu'une faible partie? Si au lieu d'un cheval on en attèle
quatre, ils ne feront jamais que la force nécessaire pour
entraîner la voiture; mais ils seront prêts à tout événement, ils la retiendront aux descentes et l'enlèveront
sans peine aux montées. Reconnaître que l'on peut avoir
besoin de cette force et ne pas tout préparer pour l'avoir
à sa disposition, le cas échéant, c'est faire preuve d'imprévoyance. Que penserait-on d'un voiturier qui, arri-
vant au pied d'une montée avec un cheval, ne se déciderait à prendre du renfort qu'après avoir expérimentalement constaté son impuissance? C'est en vain qu'il soutiendrait que ses efforts ont été seulement inutiles ; le sol
profondément labouré, la voiture plus ou moins dislo-
quée, le cheval fourbu seraient là pour en démontrer les
dangers.

Il est vrai qu'en appliquant à tous les cas la traction
soutenue, on terminerait avec elle un grand nombre d'accouchements qui se seraient très-bien faits avec le forceps ordinaire; mais où donc serait le mal, si, même
dans les cas les plus simples, les souffrances de la mère
ont été atténuées et abrégées, si l'enfant a subi une
pression moins forte et moins prolongée, et enfin si

l'accoucheur a eu moins de fatigue, s'il a conservé plus de prestige ?

L'habitude d'employer la méthode d'une manière courante a l'immense avantage de conduire le praticien, par une initiation lente et graduée, de la pratique des cas simples à celle des cas les plus difficiles. Si notre honorable confrère avait eu fait seulement deux ou trois applications ordinaires, il n'aurait certainement pas rencontré chez sa malade les difficultés qu'il a signalées. Je sais que le forceps de Saint-Etienne est lourd, épais, qu'il est loin d'être aussi facile à manier que les derniers modèles, mais cependant, je ne pense pas que l'on soit fondé à dire qu'un instrument est d'une manœuvre difficile lorsque, s'en servant pour la première fois, on réussit à l'appliquer dans un cas exceptionnel. Je crois que, dans les mêmes conditions, un accoucheur quelque habile qu'il soit, qui n'aurait jamais manié que le forceps droit, éprouverait bien plus de difficultés pour appliquer le forceps croisé.

D'un autre côté, c'est surtout par la pratique des cas de moyenne difficulté que se forment les convictions solides. Si l'on n'agit qu'après avoir constaté l'impuissance du forceps ordinaire, on ne sait jamais au juste si l'on est en présence d'une insuffisance de l'instrument, ou d'une impossibilité absolue, on risque d'être découragé par un revers, et, même en cas de succès, on peut se dire à soi-même, et surtout on peut s'entendre dire qu'on a été plus heureux que sage.

Cette interprétation n'est plus possible pour celui qui s'est édifié par des applications multipliées, et qui a pu apprécier la douceur, l'innocuité de l'appareil et les immenses avantages qui en résultent pour la mère, pour l'enfant et pour l'accoucheur.

On me permettra de citer à ce sujet un fait qui m'est personnel :

Il y a deux ans, une de mes clientes me pria de venir en aide à sa concierge souffrant depuis trois jours, et abandonnée, disait-elle, par la sage-femme qui l'assistait.

Cette femme primipare, âgée de 35 ans, présentait un de ces cas classiques pour lesquels les partisans de l'idée que je combats, n'auraient certainement jamais eu la pensée de recourir à la méthode des tractions soutenues. La tête, en première position était descendue à la partie moyenne de l'excavation où elle était immobilisée, malgré les douleurs expulsives les plus énergiques ; l'intensité des battements du cœur prouvait que l'enfant était vivant et qu'il n'avait encore que très-peu souffert. Le bassin, régulièrement conformé, ne semblait pas devoir apporter d'obstacle sérieux à l'accouchement.

Je ne pouvais en ce moment disposer de mon forceps, que j'avais confié à un confrère des environs, et, je dois l'avouer, j'étais bien aise de me trouver en présence d'un de ces cas simples, bien propre à me démontrer à moi-même, si je ne me faisais pas illusion sur la valeur de la méthode, si je ne m'exagérais pas les fatigues que j'avais autrefois ressenties.

J'appliquai donc mon vieux forceps de Hatin ; la tête fut saisie avec la plus grande facilité et de la manière la plus solide, dans le sens de son diamètre bi-pariétal ;

mais à la période d'extraction, je rencontrai des difficultés bien plus grandes que celles que j'avais pu prévoir,
je dus m'y reprendre à trois fois, et, lorsque brisé de fatigue, je triomphai de la résistance, j'eus le regret d'a-
mener un enfant qui, après quelques inspirations, succomba malgré tous les efforts que je pus faire pour le
rappeler à la vie.

A ce chagrin je dus ajouter plus tard celui de savoir
que ces braves gens m'avaient accusé d'avoir manqué
d'humanité, et de n'avoir pas employé des moyens que,
suivant eux, je réservais pour les *riches*.

Certainement, pour les sceptiques, cette observation
ne prouve rien, mais elle ne saurait laisser aucun doute
dans l'esprit de ceux qui ont l'habitude des tractions
soutenues. Pour moi, je suis certain que l'opération
n'aurait duré que quelques minutes, et que la compression aurait été trop faible et de trop peu de durée pour
amener la mort de l'enfant.

Mon honorable confrère voudra bien me pardonner
d'avoir pris sa remarquable observation pour point de
départ d'un réquisitoire en règle contre les partisans
des demi-mesures. Ce n'est pas à lui que s'adressent ces
réflexions, j'ai eu le plaisir de les lui soumettre de vive
voix, et il ne m'a pas été difficile de le rallier complètement ; aussi comprendra-t-il combien il m'importait de
saisir l'occasion de traiter à fond cet important sujet.
C'est de là que dépend, je ne dis pas l'avenir, il est assuré, mais l'avénement plus ou moins rapproché de la
méthode.

OBSERVATIONS

d'accouchements laborieux faits au moyen du forceps
à tractions soutenues de M. Chassagny;

Par le Dr Schœllhammer (de Mulhouse).

(*Gazette hebdomadaire*, 1869, page 840.)

Depuis quelques années, les médecins accoucheurs ont
mis à l'étude la question de la force mécanique dans
son application à la pratique obstétricale. Divers appareils ont été mis en usage à cet effet ; je n'ai pas l'intention d'en faire la description, ni d'entrer dans les détails
de la théorie qui a présidé à leur invention et à leur
application.

Je me sers depuis bientôt trois ans de l'appareil de
M. Chassagny, de Lyon. Je lui donne la préférence
parce que c'est celui qui me paraît remplir le plus avan-
tageusement toutes les conditions exigibles pour ce genre
de manœuvres.

La méthode des tractions soutenues au moyen de machines, ne mérite pas tous les reproches qu'on lui a
adressés, mais il est évident qu'elle a besoin d'être consacrée par une longue pratique pour être admise par le
grand nombre. C'est pour cela que je demande à rela-
ter ici quelques observations intéressantes, choisies au
milieu d'un grand nombre d'autres, observations pou-

vant servir à quelques conclusions en faveur de la méthode nouvelle et à donner une idée de sa valeur, car elles sont choisies de telle façon qu'on peut établir un terme de comparaison avec la méthode commune, qui s'est trouvée défectueuse et insuffisante.

Obs. I. — Femme Dur..., trente-six ans, bien constituée, mais un peu petite de taille. Aucune déformation osseuse. Elle a eu quatre grossesses ; chaque fois elle a été accouchée aux fers. Les trois premières applications de forceps ont été faites par des confrères, la quatrième par moi ; les 4 enfants sont venus morts au monde. Le quatrième accouchement, dont je puis parler en parfaite connaissance, était des plus pénibles. La position de la tête était en occipito-iliaque gauche *postérieure* convertie pendant l'engagement en occipito-antérieure, ce qui fit subir au cou de l'enfant un certain degré de torsion sans que pour cela l'occiput fût complétement amené derrière la symphyse pubienne. La tête était volumineuse, je fus appelé un peu tard, alors que le travail durait depuis longtemps déjà. J'appliquai les fers avec un peu de peine à cause de l'engagement et de la position, qui était plus transversale qu'antéro-postérieure, et au bout de trente minutes environ, avec des efforts extraordinaires, j'amenai un enfant qui donna quelques signes de vie et mourut

Le 7 mars 1867, je fus de rechef appelé auprès de la femme Dur..., qui était à terme et en travail. Lorsque j'arrivai, la tête était au détroit supérieur et en position transversale. Je laissai le col s'effacer complètement et attendis que la tête s'engageât, ce qui se fit par un mouvement de rotation de l'occiput vers le pubis. Quand il fut bien certain pour moi que cette fois-ci encore les efforts de la nature seraient insuffisants pour faire descendre la tête, avec une attente de dix heures après la rupture des membranes, j'appliquai le forceps de M. Chassagny sur les côtés du bassin. Au bout de huit minutes, la tête était dans l'excavation, et trois minutes après hors de la vulve. L'instrument enlevé, la face, par un mouvement de restitution, se tourna en haut, ce qui prouve que nous avions encore affaire à une position occipito-postérieure convertie en occipito-pubienne par les efforts du travail naturel aidés de l'instrument. L'enfant, fort et bien portant, avait une tête volumineuse ; il se porte encore bien aujourd'hui. La mère n'éprouva aucun accident.

Ce résultat doit-il être attribué au forceps ? En quoi consiste l'avantage qu'il a présenté sur les autres instruments employés quatre fois sans succès ? Il est permis de supposer que les conditions dans lesquelles s'est trouvée cette femme pour accoucher sont identiques dans les cinq cas. Ce qui diffère, c'est la manœuvre, c'est son influence sur la mère et l'enfant.

D'abord, la violence a été beaucoup moindre ; le temps employé à l'opération a été beaucoup plus court ; la tête, saisie par une machine qui ne présente pas l'angle formé par le croisement des anciens forceps, a pu subir un allongement favorable ; la force de traction employée à faire cheminer la tête a été appliquée en deux points d'une ligne passant par le centre de l'ovoïde, qu'il s'agissait de faire passer par le canal courbe *si connu*, et cette force, au moyen des cordons, a permis à la tête de suivre l'impulsion que lui communiquaient les parois de la filière avec lesquelles elle s'est successivement trouvée en contact, c'est-à-dire, qu'elle s'est bornée à agir comme puissance de traction ou de progression, abandonnant la direction aux seuls efforts de la nature. Que de résistances inconnues ont dû être vaincues de la sorte sans grand déploiement de forces ! Combien de déviations de cette force, combien par conséquent de lésions des organes, tant de la mère que de l'enfant, ont dû être évitées! En cela, l'appareil de M. Chassagny diffère des autres forceps à traction mécanique, car ce n'est pas une puissance aveugle, une machine brutale ; c'est un adjuvant utile des procédés de la nature.

Enfin la traction, au lieu d'être irrégulière, tantôt dans une direction, tantôt dans une autre ; au lieu d'être interrompue et reprise plusieurs fois, tantôt avec une violence qui dépasse le but, tantôt avec une faiblesse vague; cette traction, dis-je, a été lente, *soutenue*, progressive, et portée exactement au point voulu pour amener la sortie de la tête.

Je serai bref pour les autres observations. Le lecteur pourra tirer lui-même les conclusions, et établir un terme de comparaison entre les résultats dus à la méthode de la traction soutenue et l'ancienne.

Obs. II. — Femme Hof..., de Pfastadt, âgée de vingt-cinq ans. Cette femme, d'une complexion délicate, d'une constitution lymphatique, est petite de taille, mais sans présenter de disproportions. Lorsque j'arrivai chez elle, le 16 janvier 1867, je trouvai une primipare chez laquelle la tête, en première position occipito-iliaque gauche antérieure, avait subi un commence- ment d'engagement, mais ne voulait pas bouger depuis huit heures. Au toucher, je trouvai le bassin rétréci dans son diamè- tre antéro-postérieur. J'appliquai le forceps croisé sur les parties latérales de la tête avec assez de facilité, mais il me fallut, pour faire descendre la tête dans l'excavation, des efforts prodigieux et un temps considérable. Pendant une heure et dix minutes, je tentai tout ce que la prudence permet en ces circonstances. J'amenai enfin un enfant qui ne donnait aucun signe de vie, que je ranimai au moyen de l'insufflation et qui mourut au bout de quelques heures. Il portait sur le pariétal gauche une dépression profonde qui avait servi de *moule* à l'angle sacro-vertébral proéminent. La femme se remit sans accidents.

Le 25 juin 1868, je fus rappelé auprès de la même femme en travail. Je trouvai le col incomplètement dilaté ; je pu constater l'étroitesse du diamètre antéro-postérieur et, sauf la tête qui était moins engagée, les choses étaient absolument dans le même état que lors de la première grossesse. J'attendis deux heures environ que le col me permît de passer avec les fers ; la tête s'étant engagée, j'appliquai l'appareil. de M. Chassagny. Au bout de quinze minutes naquit un enfant bien vivant, mais qui présente également entre le pariétal et le frontal à gauche une vaste dépression produite par la pénétration de l'angle sacro-vertébral. Il fallut une certaine force pour faire franchir à la tête cet obstacle, mais cela se fit sans la moindre violence et sans secousses. Les suites furent bonnes pour la mère et pour l'enfant, qui se portent très-bien.

Obs. III. — Cette observation ressemble beaucoup à la précédente. Il s'agit d'une femme Sac..., âgée de trente-trois ans, forte et bien constituée. Trois grossesses ayant nécessité toutes les trois l'emploi du forceps. Rétrécissement du diamètre antéropostérieur. Deux accouchements aux fers croisés. Deux enfants morts. Le deuxième portait une dépression du crâne correspondante à la saillie de l'angle du sacrum et ne put être amené au dehors qu'au prix d'efforts considérables soutenus pendant une heure et demie. La troisième fois, au moyen du forceps Chassagny, qui fut appliqué avec quelque peine, l'enfant vint au monde bien vivant au bout de vingt minutes. La proéminence de l'angle sacro-vertébral put être constatée, mais l'enfant, qui vit encore, ne présenta rien sur le crâne.   Dʳ S.

« A propos de ces deux observations, une courte réflexion. Les médecins qui ont accouché aux fers des
femmes à bassin rétréci dont les enfants présentaient cet
enfoncement d'une partie du crâne, produit par la pénétration de l'angle sacro-vertébral, peuvent se rendre
compte des efforts prodigieux et de la violence qu'ils ont
été obligés de mettre en pratique pour faire (qu'on me
permette l'expression) démarrer la tête et franchir l'obstacle qui la maintenait comme calée dans le détroit.

Avec l'appareil à tractions soutenues, la manœuvre
est extraordinairement simplifiée ; on emploie bien entendu la force nécessaire, mais on est étonné de la facilité avec laquelle tout s'accomplit, et cela sans qu'il en
résulte plus de préjudice pour la mère et pour l'enfant,
au contraire. »

Obs. IV. — Femme P..., âgée de vingt-sept ans, troisième
grossesse. Les deux premiers accouchements, terminés par l'application des fers croisés, deux enfants morts. Cette femme est
en travail depuis quinze heures, elle a pris du seigle ergoté. Un
confrère a tenté pendant la journée plusieurs applications de
forceps. Il a tiré sur son instrument, aidé par une sage-femme,
au moyen d'une serviette. La femme était sur le point d'entrer à l'hôpital, le médecin trouvant que la crâniotomie était sa
dernière ressource.

Je trouvai la tête enclavée avec une force extraordinaire dans
l'anneau du détroit supérieur. La femme était épuisée, les parties externes tuméfiées et violacées. La position était difficile à
constater. J'appliquai les fers Chassagny avec un peu de difficulté à cause du resserrement de l'ensemble. La traction fut assez énergique, mais la tête descendit lentement dans l'excavation. Le forceps se tourna tout seul, de façon que la branche

gauche vint se placer sous le pubis, et je fus obligé de le dégager en cette position.

L'enfant était mort, il avait une tête énorme, la femme me parut avoir un bassin trop étroit dans son ensemble; toute l'opération avait duré seize minutes. L'accouchée se remit sans accidents.

Obs. V. — Femme D..., âgée de quarante-sept ans, pluripare, trois grossesses terminées par l'application du forceps; un seul enfant a vécu quelques heures. La tête se trouve au-dessus du détroit supérieur en position transversale. Le toucher permet de constater une étroitesse marquée du diamètre antéro-postérieur produit par la saillie de l'angle sacro-vertébral. La femme est en travail depuis sept heures du matin; il est neuf heures du soir; le col est effacé, les contractions utérines, après avoir été très-violentes, ont complètement cessé; la tête ne s'engage *pas du tout*. Un confrère qui, pendant la journée, a essayé deux fois d'appliquer les fers croisés, m'a fait appeler à son aide. Après examen, je proposai l'application du forceps Chassagny. La tête se trouvant au-dessus du détroit supérieur, j'appliquai les cuillers sur les côtés du bassin. La tête saisie, je procédai d'abord avec une *grande* lenteur, à cause de l'absence totale d'engagement. Mais, une fois la tête prise dans l'anneau du détroit, j'appliquai le tracteur, et la tête ainsi que les fers suivirent un mouvement *spontané* de rotation et de progression, de telle sorte que l'occiput vint se placer sous l'arcade pubienne (première position) et les manches du forceps sur l'aine droite de la femme. Cette évolution se fit absolument seule sous l'influence des cordons. L'enfant est encore aujourd'hui très-prospère; la femme n'éprouva aucun accident.

Je pourrais citer encore un grand nombre de cas d'accouchements laborieux, heureusement terminés par

l'application de l'ingénieux appareil de M. Chassagny.
Mais je serais obligé de me répéter. J'ai choisi ces cinq
observations au milieu d'une cinquantaine de cas de
l'emploi de cette méthode, parce qu'elles se rapportent
à des causes variées de dystocie et qu'elles présentent
un terme de comparaison avec la méthode ancienne;
en effet, chaque fois le forceps croisé avait été employé
précédemment sans succès. Pour ce qui me concerne, je
n'hésite plus; dès que je prévois quelques difficultés,
j'applique l'appareil à tractions soutenues, que je regarde comme une invention très-utile destinée à une
application d'autant plus étendue que l'expérience et
la pratique en définiront plus nettement l'emploi en
proclamant ses heureux résultats.

Réflexions de l'auteur.

En adoptant la méthode des tractions soutenues, notre honorable confrère, le docteur Schœllhammer, n'a pas
cédé à cet engouement passager que l'attrait de la nou-
veauté peut faire naître chez quelques esprits superfi-
ciels; son choix a été complètement mûri, et en lisant
ses judicieuses réflexions sur le mode d'action du forceps et de la traction, on comprend qu'il n'a pas dû
être étonné de ses succès, qu'il a dû les considérer
comme la conséquence logique d'une méthode dont il
avait parfaitement apprécié tous les avantages.

M. Schœllhammer n'a pas montré moins de sagacité
dans le choix des observations qu'il a bien voulu pu-

blier dans l'intérêt de la traction soutenue. Il a très-bien apprécié le peu de valeur de la méthode numérique, il a compris que ses observations capitales perdraient toute leur importance au contact des cas insignifiants, et il s'est borné à signaler les faits absolument probants qui permettent d'établir les termes d'une comparaison sérieuse et irrécusable, entre les résultats fournis par les anciens procédés et ceux que l'on obtient par la méthode nouvelle.

Je n'ajouterai rien aux judicieux commentaires dont M. Schœllhammer fait suivre ses observations, pour établir que les quatre succès qu'il a obtenus par rapport aux enfants, sont bien réellement l'œuvre de la méthode; je ferai seulement observer que, deux fois, notre honorable confrère s'est trouvé, par la force des choses et par le hasard des circonstances, dans les conditions exigées par ceux qui n'admettent l'intervention de la traction soutenue, qu'après avoir constaté l'impuissance du forceps ordinaire. Dans l'un de ces cas, l'enfant est venu vivant et vit encore, dans le second il était mort. On comprend très-bien que M. Schœllhammer se soit abstenu de conclure; mais si l'on réfléchit à la multiplicité des tentatives faites avec le forceps ordinaire, si d'un autre côté, on constate que l'œuvre de la délivrance a été obtenue par une application qui n'a duré, en tout, que seize minutes, ne sera-t-on pas en droit de penser, que la méthode aurait compté un succès de plus si elle était intervenue dès le début.

Je possède un grand nombre de faits analogues à ceux du docteur Schœllhammer, j'ai exposé plus haut les raisons qui m'ont empêché de les publier ; je ne saurais trop remercier notre éminent confrère de m'avoir si bien suppléé dans cette partie de ma tâche ; j'espère, qu'à l'avenir, les frontières nouvelles qui nous séparent ne me priveront pas de sa précieuse collaboration.

———

Au moment où je touchais à la fin de mon travail, j'ai eu l'honneur d'en soumettre les dernières épreuves au docteur Passot. Le lendemain, j'ai reçu de cet excellent ami la lettre suivante (1) :

« Très-cher confrère et ami,

« Vous avez bien voulu me montrer quelques épreuves du livre auquel vous avez consacré des veilles prolongées, une infatigable persévérance et des aptitudes spéciales hors ligne. Ce livre fera époque dans la science et il marquera, j'en suis certain, une des plus glorieuses étapes de l'obstétrique. Au moment où vous touchez le but et où vous allez pouvoir dire avec le poète, *exegi*

———

(1) Le docteur Passot est un habile accoucheur de notre ville, il est auteur d'un travail plein de faits intéressants, intitulé : *Études et observations obstétricales*, in-8° de 100 pages, Vingtrinier, Lyon, 1853.

monumentum..., permettez-moi de vous rappeler les quelques vers que je vous ai consacrés dans cette bluette poétique où j'ai fait défiler les silhouettes de nos confrères et amis, les membres de la Société de médecine de Lyon, et que j'ai intitulée *La Lanterne magique*.

« Je vous serais très-reconnaissant si vous vouliez bien les reproduire à la fin de votre œuvre à laquelle je serais si heureux de m'associer, et dont je serais fier de pouvoir dire *cujus pars parva fui*.

« Je ne sais si je m'abuse, mais je crois qu'ils n'y seraient pas déplacés, et qu'ils y rempliraient un rôle d'une certaine utilité.

« Il n'est pas de grande vérité que la poésie n'ait consacrée ; un de ses mérites, d'après Voltaire, c'est de condenser les idées et de dire plus, et en moins de mots que la prose. Grâce à la mesure et à la rime, elle les grave plus facilement et plus profondément dans la mémoire, elle est véritablement la mnémonique de l'esprit, c'est par elle que toutes les grandes découvertes, les sentences, les préceptes, les proverbes se perpétuent d'âge en âge.

« C'est à ce titre que je réclame pour mes vers l'hospitalité dans votre travail ; veuillez les accepter comme l'expression de ma vive sympathie et de ma sincère amitié ; je n'ai qu'un regret, c'est que leur valeur littéraire ne soit pas à la hauteur de ma bonne volonté et de mes profondes convictions.

« Veuillez agréer, etc.

« Ph. PASSOT »

Ce n'est pas une demande que m'adresse notre cher
confrère, le docteur Passot, c'est une offre qu'il me
fait avec trop de bienveillance pour que je ne l'accepte
pas avec le plus vif empressement. Ses vers seront un
oasis pour mes lecteurs fatigués de la sécheresse des sujets que j'ai si longuement déroulés devant eux. Ils
retrouveront sous la forme la plus séduisante, un résumé
fidèle et un tableau saisissant de la méthode des tractions soutenues.

Il ne fallait rien moins que la finesse et la subtilité de
la muse du médecin poète pour aborder, dans le langage
des dieux, un sujet si scabreux et si bien placé aux anti-
podes de la poésie. Notre cher confrère a voulu prouver
qu'Esculape est bien réellement le fils d'Apollon, et qu'il
n'est pas de sujet qu'un véritable poète ne puisse rendre
attrayant.

Nil intentatum nostri liquêre poetœ.

. . . . Dans l'art de l'obstétrique,
Où l'accoucheur doit vaincre un rétrécissement,
Et plus souvent encore attendre patiemment,
Allant, venant, bâillant, lisant, frottant le ventre,
Qu'il plaise au chérubin de sortir de son antre,
Comptons Berne, Delore et maître Bouchacourt,
Mais surtout Chassagny, ne restant jamais court.
Il me plaît d'admirer cet accoucheur habile,
Inventeur d'un forceps très-connu dans la ville,
Connu même à Paris. Ce long forceps ma foi,
A ceux qui sont plus courts fera toujours la loi.

Le professeur Pajot protestera sans doute ;
Je soutiens que Pajot est vaincu dans la joute,
Qu'il a brisé sa lance, et qu'il commet l'erreur
De prendre pour brutal un agent de douceur.
Honneur à Chassagny ! Victoire à sa *ficelle*,
Que tire un pas de vis, grâce à la *manivelle*.
On la tourne au moyen de deux doigts seulement,
Et la tête aussitôt, docile à l'instrument,
Sans danger se réduit et passe à la filière,
Et le fœtus vivant paraît à la lumière !
D'un si beau résultat comme on est satisfait !
Point d'efforts, point de cris, la machine a tout fait,
Par une *traction* qu'on nomme *continue*,
Et que l'auteur lui-même appelle *soutenue*.
Écoutez de sa part une comparaison
Que je trouve frappante et pleine de raison ;
Vous savez qu'il connaît les lois de la physique,
Et que, surtout il est très-fort en mécanique :
De même, vous dit-il, qu'en halant un bateau,
Docile au gouvernail, il suit le fil de l'eau
Sans souci du cheval, de même aussi la tête
Suit l'axe du bassin. Je suis un interprète
Moins sensible à l'esprit que lui qui parle aux yeux
Avec ses appareils des plus ingénieux.
Je voudrais exposer leur parfait mécanisme,
Mais je n'ai pas assez le don du réalisme.

Chassagny, ton forceps à jamais doit rester,
Et s'il n'existait pas il faudrait l'inventer.

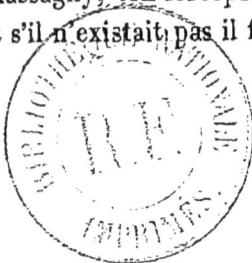

FIN.

TABLE DES MATIÈRES

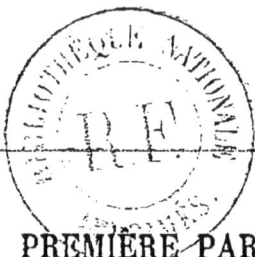

DEUXIÈME PARTIE.

TROISIÈME PARTIE.

QUATRIÈME PARTIE.

CINQUIÈME PARTIE.

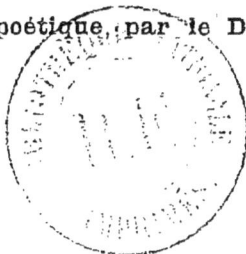

FIN DE LA TABLE.

Lyon. — Imp. d'Aimé Vingtrinier.

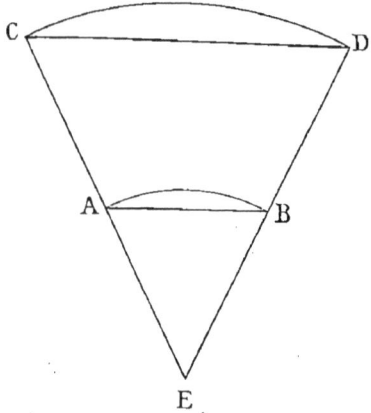

Fig. 1.

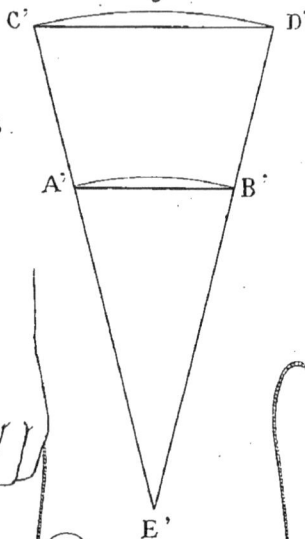

Fig. 2.

Page 56.

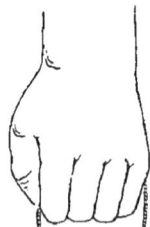

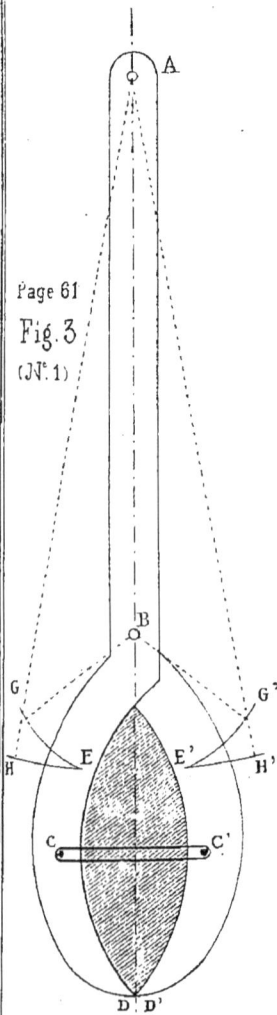

Page 61

Fig. 3.
(N° 1.)

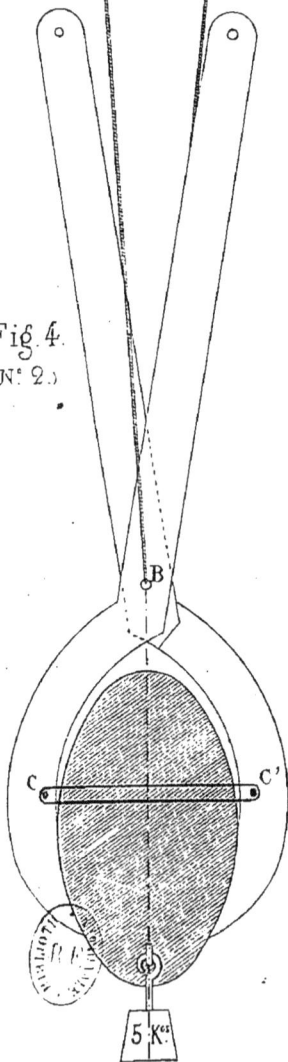

Fig. 4.
(N° 2.)

5 K^{os}

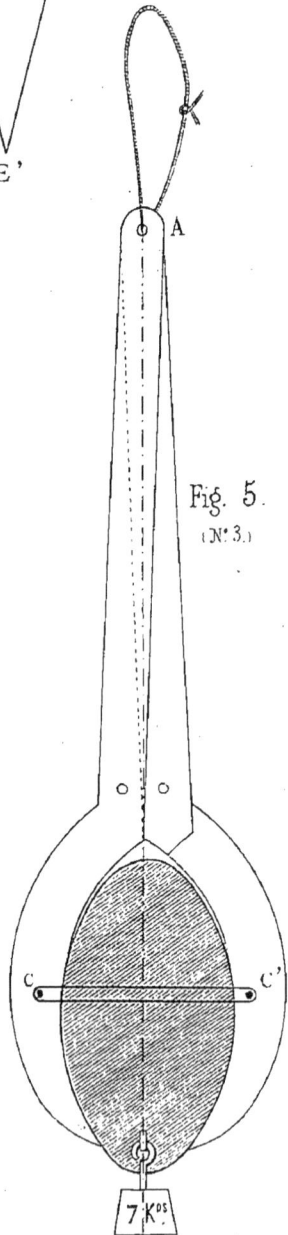

Fig. 5.
(N° 3.)

7 K^{os}

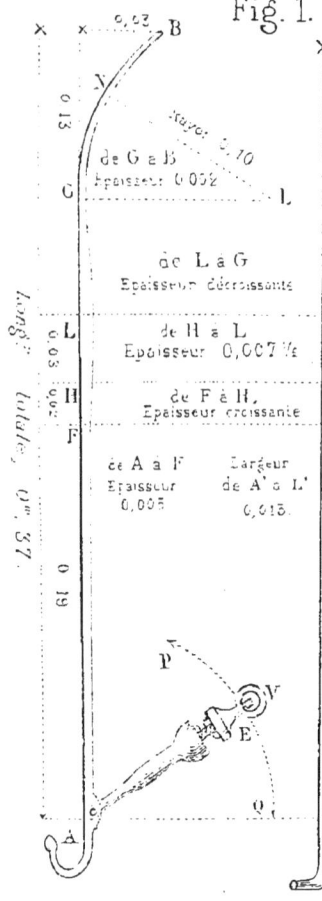

Fig. 1.

de G a B
Epaisseur 0,002

de L a G
Epaisseur décroissante

de H a L
Epaisseur 0,007 ½

de F à H,
Epaisseur croissante

de A à F
Epaisseur
0,005

Largeur
de A a L'
0,013.

P
V
E
Q
T
A

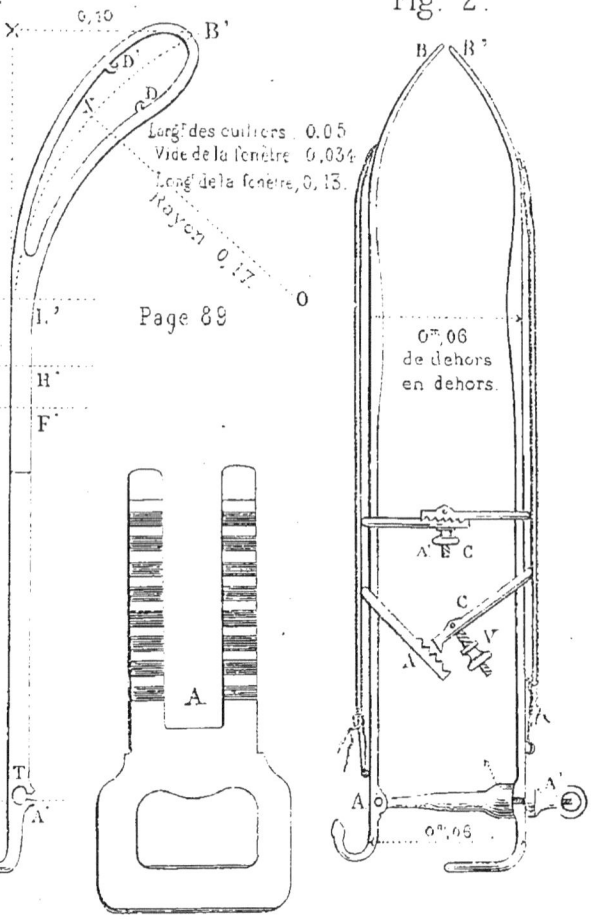

Fig. 2.

Larg.ᵉ des cuillers . 0,05
Vide de la fenêtre 0,034
Long.ᵉ de la fenêtre, 0,13.

Rayon 0,17

Page 89

0ᵐ,06
de dehors
en dehors.

A' F C

0ᵐ,06

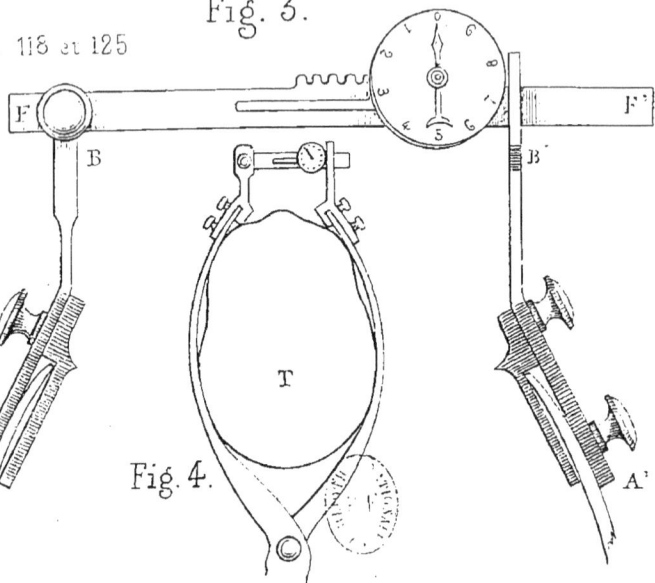

Fig. 3.

Pages 118 et 125

F
B
F'
B'
A
A'

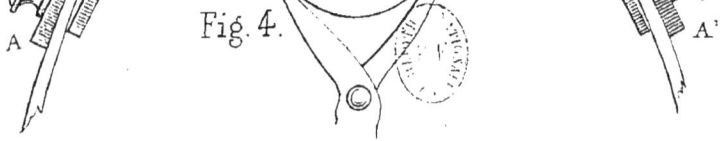

Fig. 4.

T

Planche III.

Fig. 5.

Fig. 1.

Fig. 1bis

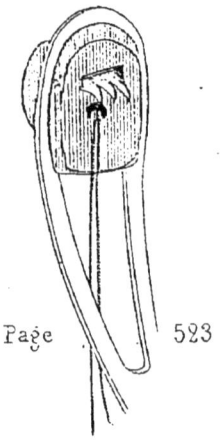

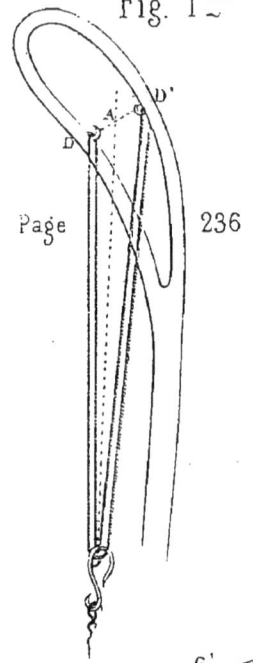

Page 523

Page 236

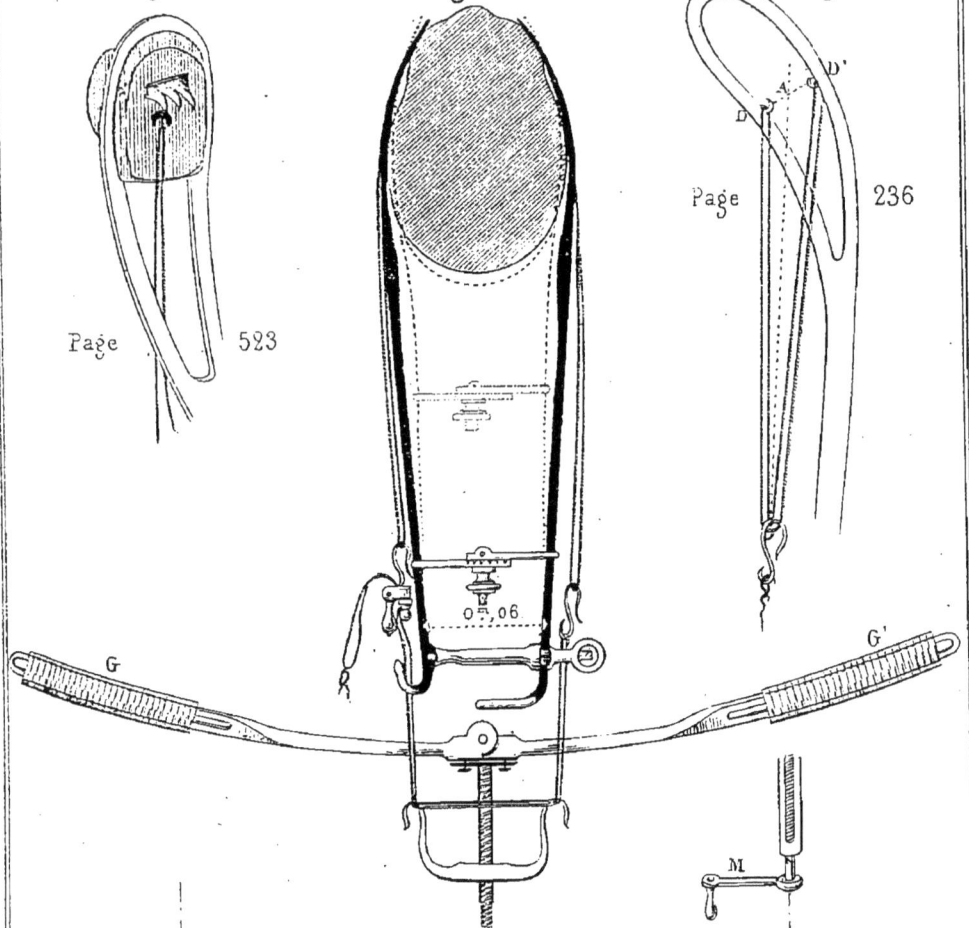

0^m,06

G G'

M

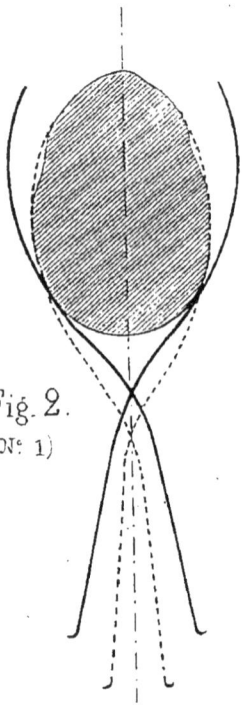

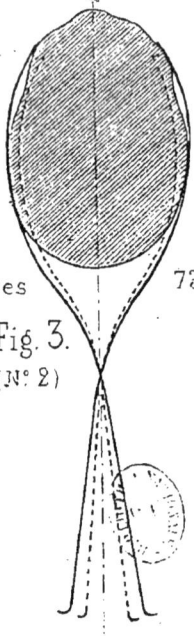

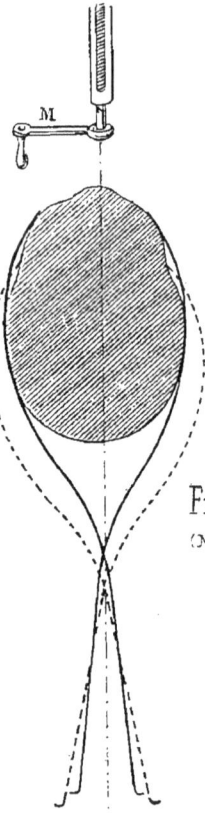

Pages 73 et 107

Fig. 2.
(N° 1)

Fig. 3.
(N° 2)

Fig. 4.
(N° 3)

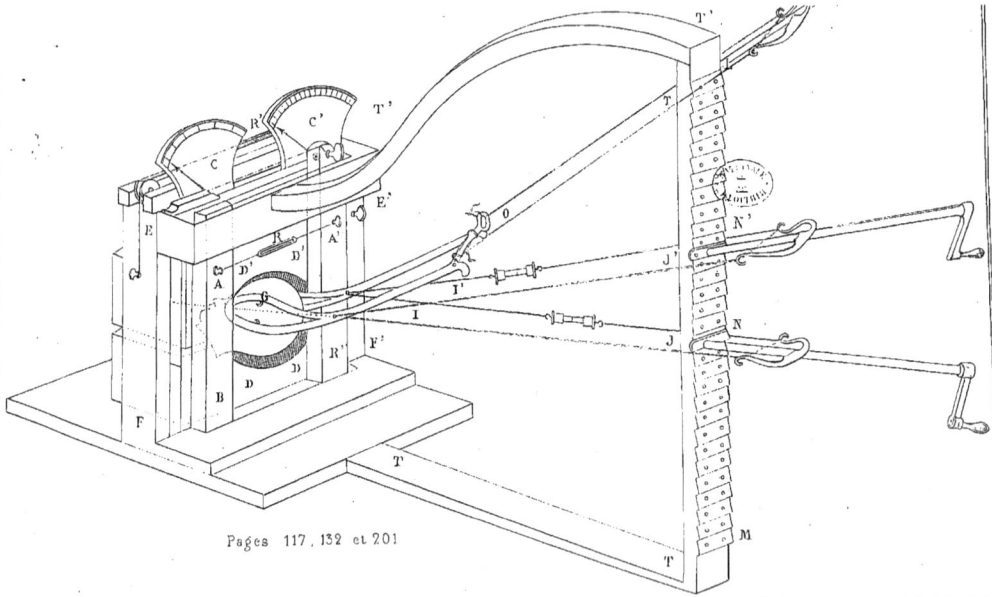

Planche IV.

Pages 117, 132 et 201

Fig. 1.

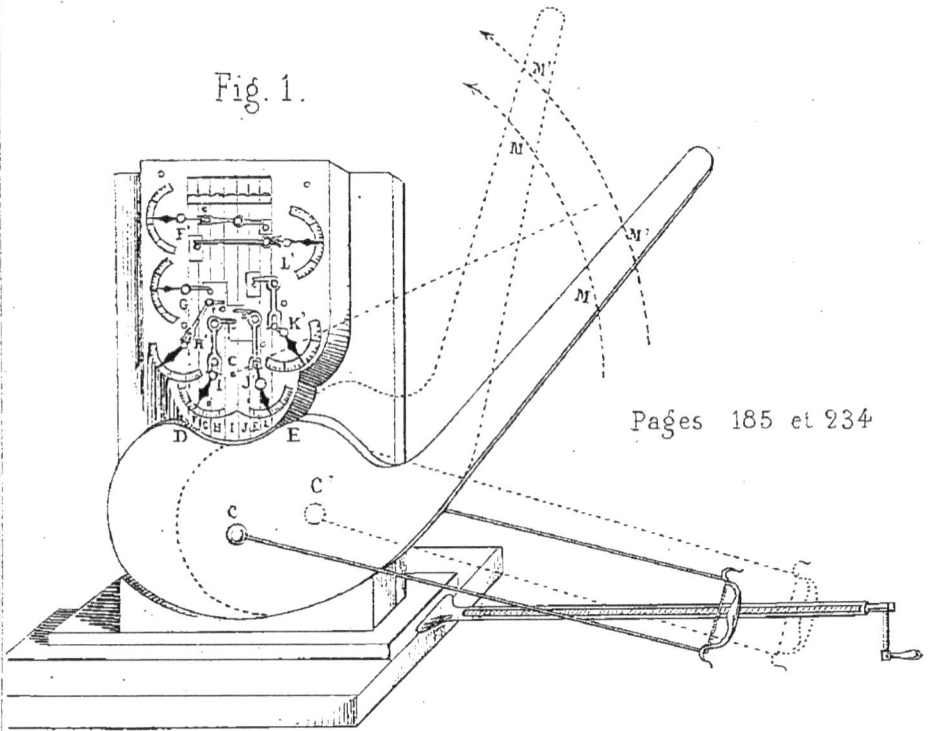

Pages 185 et 234

Fig. 2.

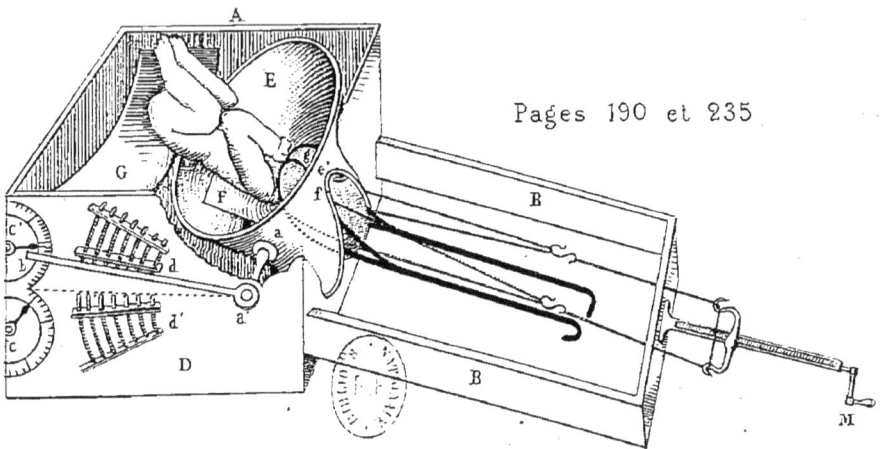

Pages 190 et 235

Fig. 1.

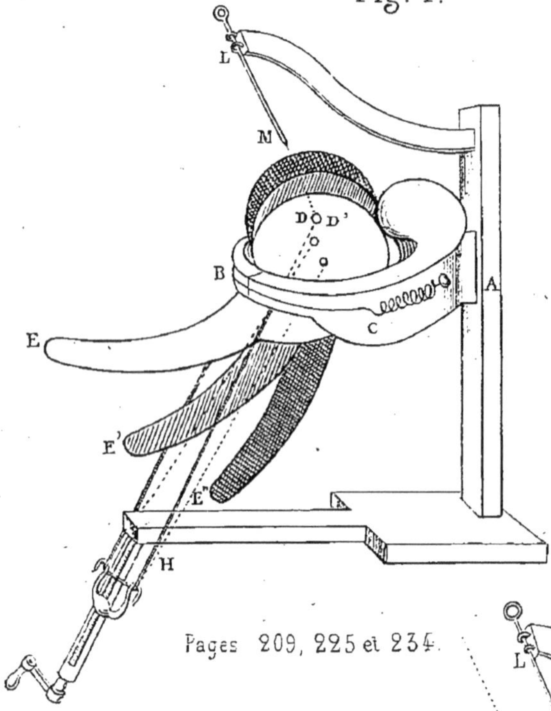

Fig. 2.

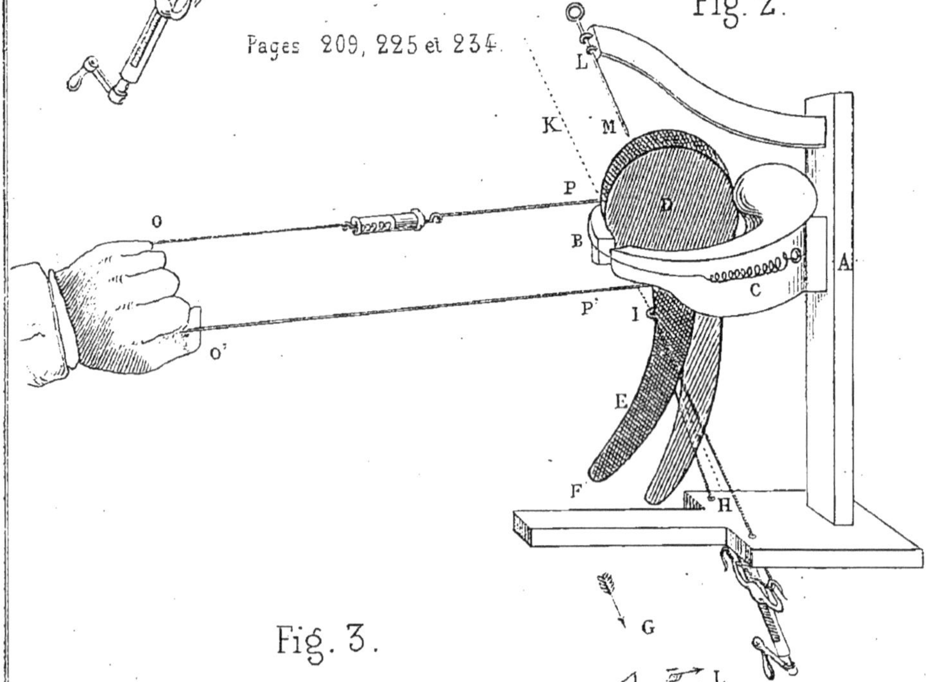

Pages 209, 225 et 234.

Fig. 3.

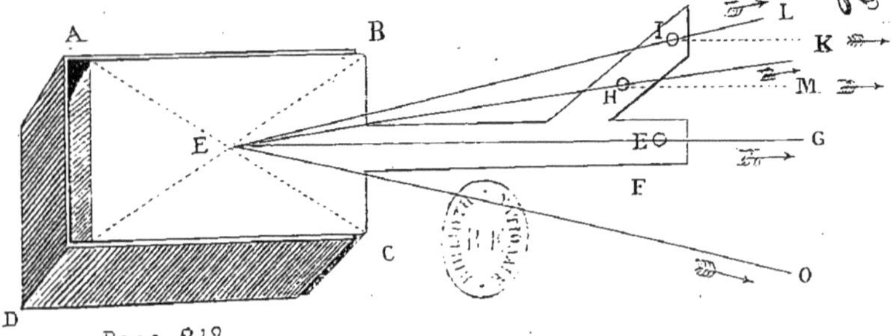

Page 212

www.ingramcontent.com/pod-product-compliance
Lightning Source LLC
Chambersburg PA
CBHW031446210326
41599CB00016B/2133